Das Ayurveda-Praxisbuch
für Frauen

Kerstin Rosenberg

Das Ayurveda-Praxisbuch für Frauen

Gesund, schön und sinnlich

AT Verlag

Die in diesem Buch wiedergegebenen Informationen, Rezepte und Methoden sind nach bestem Wissen und Gewissen dargestellt; sie sollen und können aber Rat und Hilfe eines Arztes nicht ersetzen. Autorin und Verlag übernehmen keinerlei Haftung für Schäden oder Folgen, die sich eventuell aus dem Gebrauch oder Missbrauch der hier vorgestellten Rezepte und Methoden ergeben können.

Die Originalausgabe dieses Buches ist 2000
im Verlag Hermann Bauer, Freiburg i. B. erschienen.

2. Auflage, 2006

© 2004
AT Verlag, Baden und München
Lektorat: Karin Breyer, Freiburg i. B.
Lithos: AZ Grafische Betriebe AG, Aarau
Druck und Bindearbeiten: Appl, Wemding
Printed in Germany

ISBN 3-85502-976-8
ISBN 987-3-85502-976-1

www.at-verlag.ch

Inhalt

Einführung

Ayurveda, die klassische altindische Heilkunde und »Wissenschaft vom langen, gesunden Leben«, befasst sich insbesondere mit Gesund-

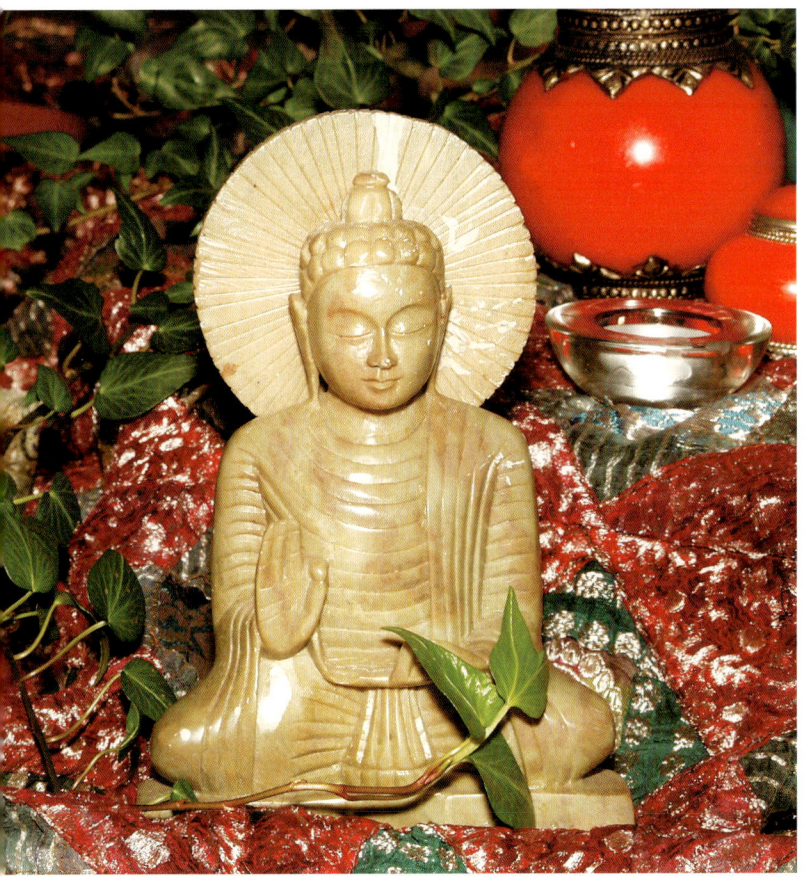

heitsvorsorge, sinnvoller Lebensgestaltung und Heilung. In diesem umfangreichen Ayurveda-Praxisbuch für Frauen erfahren Sie, wie Sie sowohl körperliche als auch seelische Gesundheit erlangen können. Spezielle Behandlungsmethoden und Ernährungsrichtlinien bei frauenspezifischen Beschwerden (Menstruation) und während biologischer Phasen (Schwanger-

schaft, Klimakterium) werden vorgestellt. Mit Ayurveda können Sie lernen, in Einklang mit den monatlichen Zyklen zu leben; des Weiteren lernen Sie wirkungsvolle Rezepturen und Behandlungsmöglichkeiten für Ihre Gesundheit sowie zur Steigerung Ihrer Vitalität und Lebensfreude kennen. Die große Auswahl ayurvedischer Schönheitsrezepturen zur Entspannung, Verjüngung und Körperpflege schenkt jeder Frau neue Lust und Inspiration, sich selbst zu pflegen. Baden Sie in »einem Meer von Öl«, massieren Sie sich sanft mit duftenden Essenzen, und genießen Sie den eigenen Körper mit allen Sinnen!

Die über fünftausend Jahre alte indische Philosophie und Heilkunst des Ayurveda lehrt, in Harmonie mit der eigenen ursprünglichen Natur zu leben. Mithilfe der ganzheitlichen Diagnose- und Behandlungsmethoden können Sie mühelos Ihre konstitutionsgerechte Lebensweise, Ernährungsform und Schönheitspflege bestimmen. Gleichzeitig erhalten Sie einen tiefen Einblick in die individuellen Ausdrucksformen der weiblichen und männlichen Natur. Das Wissen um die grundlegenden Eigenschaften und Konstitutionsmerkmale der einzelnen Geschlechter ermöglicht es Ihnen, mit Leib und Seele »Frau zu sein« und sich mit dem Strom der Schöpfung zu verbinden. Sie entdecken neue und zugleich alte Wege, Ihre Weiblichkeit bewusst zu erleben. Gewinnen Sie Vertrauen in Ihre eigenen Fähigkeiten, und erspüren Sie ihre tiefsten Bedürfnisse.

Eine tiefe innere Herzensverbindung schenkt spirituelle Weisheit, Lebenskraft und Motivation für den Alltag. Auf einfühlsame Weise lernen Sie, der Botschaft Ihres Herzens zu lauschen. Insbesondere Frauen haben die

Gabe, Schönheit zu kreieren, sei es in Räumen, mit Farben, sei es mit dem eigenen Körper. Und diese äußere Schönheit können Frauen mit wahrer Liebe und Herzenskraft füllen.

Für viele Frauen ist es nicht einfach, ihr inneres Frauenbild mit den äußeren Herausforderungen in Einklang zu bringen. Durch ein begrenztes Weltbild und einengende Erziehungsideale innerhalb der Familie, Gesellschaft und Kirche entfernen sich Frauen allzu leicht von ihrem ursprünglichen Naturell, welches ihrer Persönlichkeit und Konstitution zugrunde liegt. In meiner Ayurveda-Praxis konnte ich immer wieder feststellen, wie wenig Frauen über ihre weibliche Natur Bescheid wissen. Zahlreiche Frauen besitzen keine weiblichen Identifikationsfiguren und sind auf der Suche nach selbstbewussten, kraftvollen Vorbildern. Gerade mit dem differenzierten System des Ayurveda haben Frauen die Möglichkeit, ein positives Selbstbild zu kreieren. Zunächst müssen wir die Ursachen für unsere Probleme und Beschwerden erkennen. Auf sanfte Weise befreien wir uns schließlich von schmerzhaften Erfahrungen, sodass unser Potenzial zum Ausdruck kommen kann.

Die vielen praktischen Gesundheitsempfehlungen des Ayurveda werden Ihr Wohlbefinden im Alltag bereichern und Ihnen als wirkungsvolle Hausapotheke dienen. Genießen Sie die reinigende Wirkung während Ihres Menstruationszyklus, die sanften Berührungen bei einer ayurvedischen Massage und die Leben spendende Kraft beim Zubereiten köstlicher und heilsamer Speisen!

Während meiner fünfzehnjährigen Arbeit mit Ayurveda habe ich am eigenen Leib erfahren dürfen, wie sehr die ayurvedische Betrachtungsweise das tägliche Leben und Handeln bereichern kann. Ich habe gelernt, meine vielschichtigen Bedürfnisse zu erkennen und anzunehmen: mich in meinem Körper wohl zu fühlen, Berührung und Sinnlichkeit offen und sensibel zu erleben, Kontakte zu Freundinnen und Seelengefährtinnen liebevoll zu pflegen, mit meinem Mann und drei Kindern ein erfülltes Familienleben zu führen – und weiterhin meinen inspirierenden Beruf mit begeisterter Kraft zu genießen.

Mit Ayurveda erleben Sie jeden Tag erneut, wie schön es ist, eine Frau zu sein! Frauen haben aufgrund ihrer natürlichen Weiblichkeit und Intuition eine ständige »Verbindungstür« zum göttlichen Kosmos, wodurch sie mit allem versorgt sind, was sie brauchen. In Liebe und Gelassenheit gelingt es Frauen, ein erfolgreiches Berufsleben mit einer erfüllten Partnerschaft und geistigem Wachstum zu verbinden.

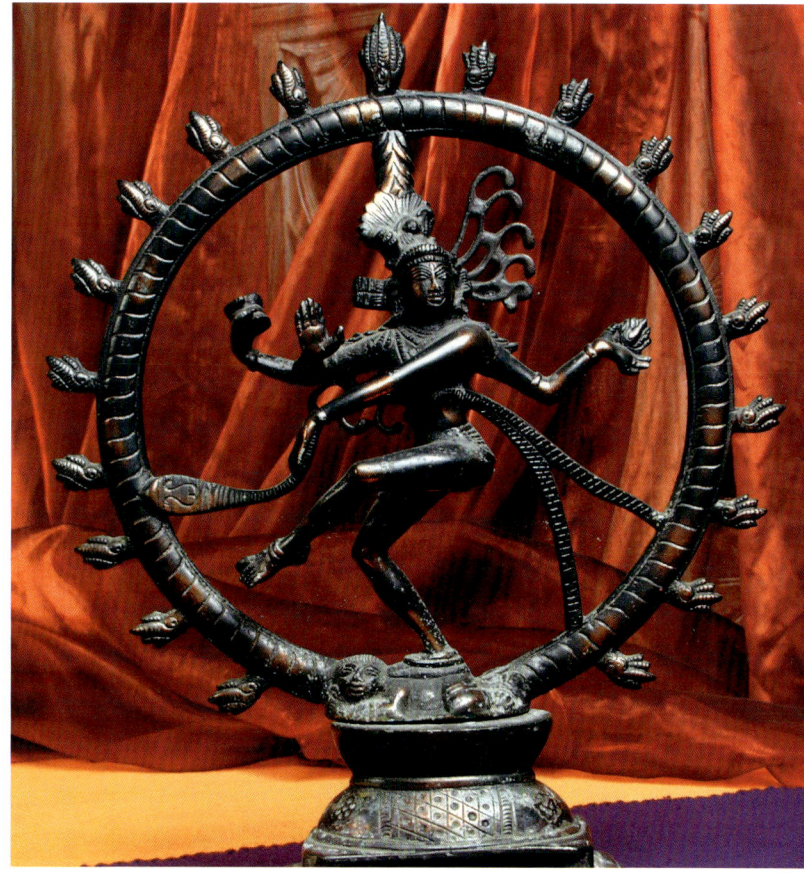

Mit diesem Buch möchte ich Sie einladen, Ayurveda in seiner lebensbereichernden Kraft kennen zu lernen und die Schätze des alten Indien in Ihrem modernen Leben zu genießen. Lassen Sie sich von den vielfältigen Möglichkeiten des Ayurveda inspirieren.

Viel Freude wünscht Ihnen

Kerstin Rosenberg

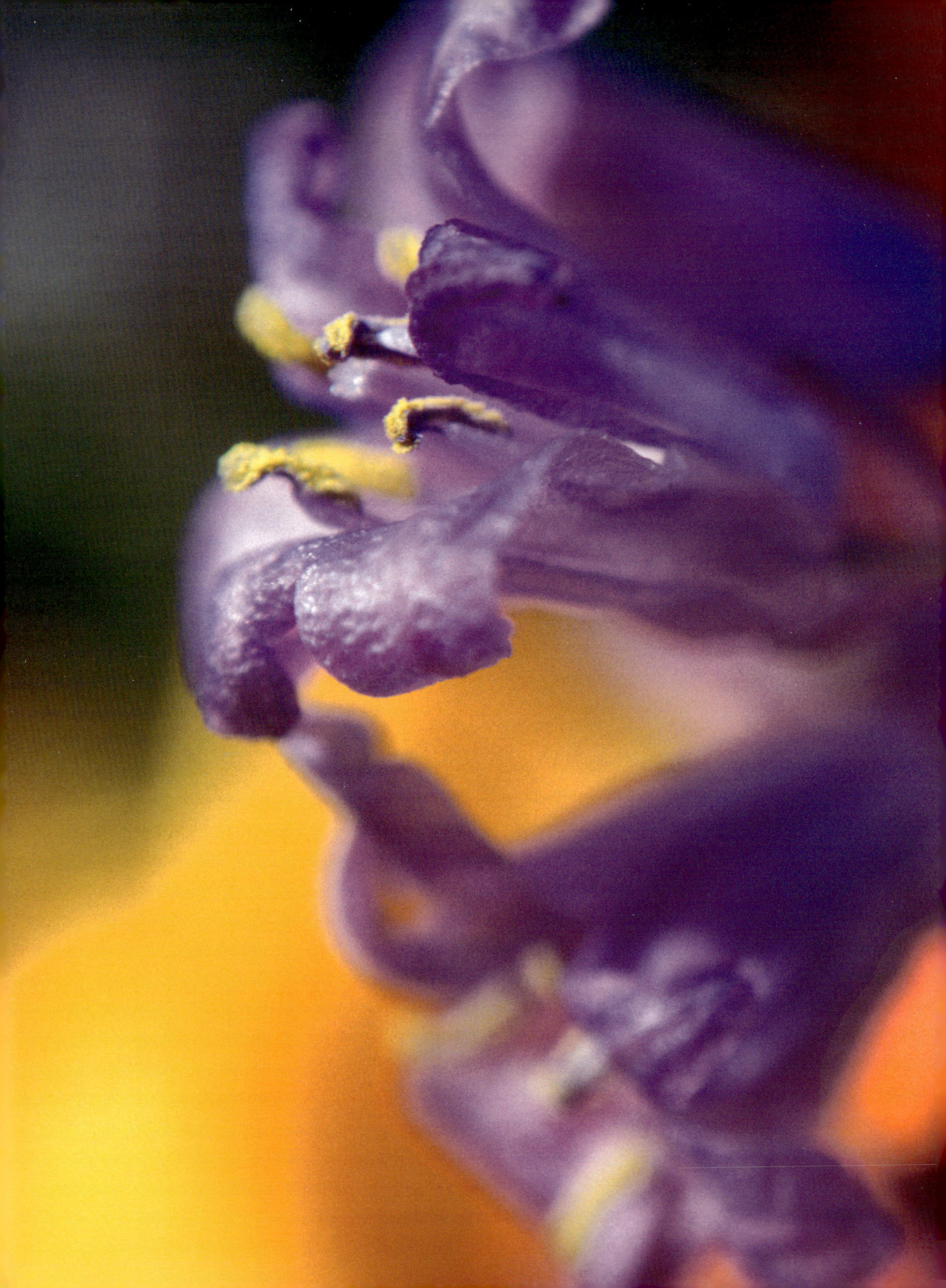

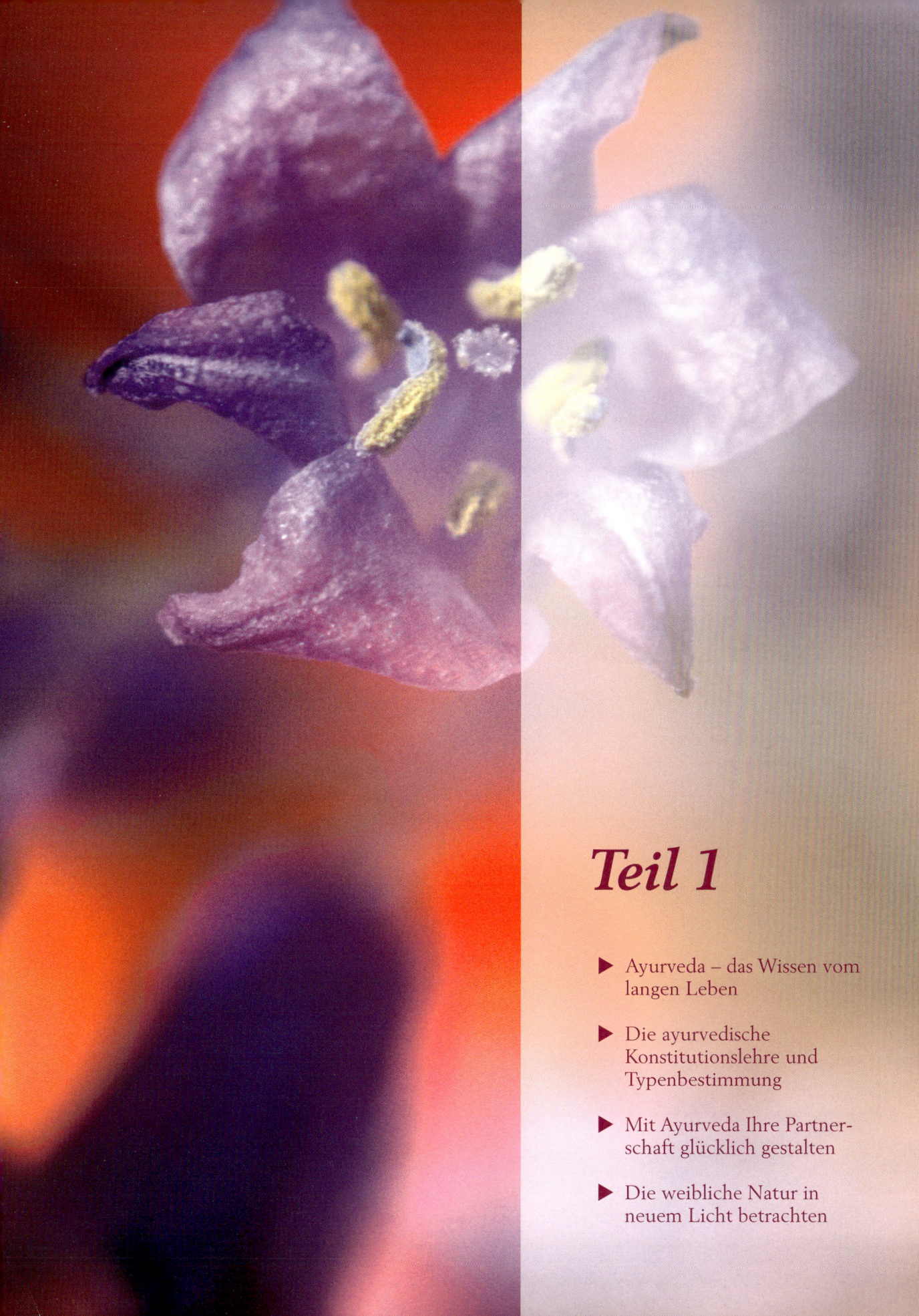

Teil 1

- ▶ Ayurveda – das Wissen vom langen Leben

- ▶ Die ayurvedische Konstitutionslehre und Typenbestimmung

- ▶ Mit Ayurveda Ihre Partnerschaft glücklich gestalten

- ▶ Die weibliche Natur in neuem Licht betrachten

Ayurveda – das Wissen vom langen Leben

Ayurveda, der älteste überlieferte Wissensschatz über Gesundheit und Heilung, entspringt der altindischen Hochkultur der Veden. Er gilt als »Mutter aller Heilkünste«, da er allen anderen Ansätzen ganzheitlicher Medizin vorausging und sie beeinflusste. Mit seinen wunderbaren Synchronmassagen und entspannenden Ölbehandlungen, den hochwirksamen Pflanzenheilmitteln und den vielen praktischen Empfehlungen für die tägliche Lebens- und Ernährungsweise stellt Ayurveda für jeden Menschen ein ganzheitliches Heilsystem dar, durch das er seine Gesundheit, Vitalität und Lebensfreude erhalten und verstärken kann.

Die Wissenschaft vom langen Leben, wie Ayurveda aus dem Sanskrit übersetzt wird, befasst sich mit allen Aspekten des Lebens. Sie untersucht, was das Leben fördert und was ihm schadet. Durch eine genaue Betrachtung sowohl äußerer Lebensumstände als auch innerer Prozesse kann die Verbindung von Körper, Geist und Seele positiv beeinflusst werden. Dies wirkt sich auf die Lebenslänge und -qualität sowie die Gesundheit und das Glück des Einzelnen aus.

Vergleichen wir Ayurveda mit einem Baum, könnte man seine Wurzeln als die Kenntnisse der Schöpfungsgesetze und die daraus erwachsenen Lebensweisheiten bezeichnen, den Baumstamm als die daraus entsprießenden Erkenntnisse der Lebensführung und die Äste als die verschiedenen Richtungen der Heilkunst.

Im Gegensatz zur westlichen Medizin steht im Zentrum dieses vielschichtigen Heilsystems die Gesundheit, welche untrennbar im Einklang mit spirituellem Wachstum betrachtet wird. Gesundheit ist im Ayurveda eine der wichtigsten Voraussetzungen zur Erfüllung des höheren Zwecks unseres Daseins – nämlich die Erkenntnis unserer wahren Natur und dadurch die Verwirklichung von Glückseligkeit.

Die richtige Körperpflege ist im Ayurveda Grundlage für ein langes, gesundes und glückliches Leben. Ein ayurvedisches Gesundheits- und Schönheitsprogramm besteht aus einer individuell abgestimmten Haut- und Körperpflege, einer konstitutionsgerechten Ernährungs- und Lebensweise sowie aus speziellen Körperübungen, Massagen und Ölbehandlungen zur Tiefenreinigung, Zellerneuerung und Körpermodellierung.

Ayurvedische Grundbegriffe

Aus ayurvedischer Sicht ist jeder Mensch ein einzigartiges Individuum mit göttlichem Ursprung. Ziel des Lebens ist es, diesen göttlichen Ursprung wieder zu entdecken und sein Leben positiv zu gestalten. Die ayurvedische Medizin dient als natürlicher Weg, den Körper von Krankheiten und inneren Disharmonien zu befreien, sodass der Mensch körperliches und seelisches Gleichgewicht erlangt.

Um die Konstitution und deren Abweichungen zu benennen, bedient sich Ayurveda des Konzepts der *Doshas*. Die drei Doshas *Vata*, *Pitta* und *Kapha* sind Körpersäfte oder Bioenergien auf der grob- und feinstofflichen Ebene der menschlichen Natur und bilden sich aus den fünf Elementen *(Mahabhutas)* Äther, Luft, Feuer, Wasser und Erde. In jedem Mensch wirkt nun eine bestimmte Konstellation der Doshas, die seine körperlichen Eigenarten, sein Aussehen und die persönlichen Neigungen, Abneigungen sowie die Anfälligkeit für Krankheiten prägt.

Vata

Vata ist das Bewegungsprinzip im menschlichen Organismus und setzt sich aus den Elementen *Akasha* (Äther) und *Vayu* (Luft) zusammen. Vata ist eng mit dem Nervensystem verbunden und entspricht auch dem Geist- und Energiekörper. Sein Prinzip ist Beweglichkeit und sein Hauptsitz im Körper unterhalb des Nabels im Bereich des Dickdarms. Die zugeordneten Attribute sind: leicht, beweglich, kühlend, trocken, rauh, schnell, veränderlich und fein. Menschen, bei denen Vata vorherrscht, bewegen sich rasch und reden schnell, sind unruhig bis nervös und unstetig. Sie können ungeduldig und unzuverlässig sein, aber auch sehr wach und aktiv. Diese Menschen haben oftmals eine rauhe bis rissige Haut, Schuppen, brüchige, starre Haare und Fingernägel sowie deutlich hervortretende Venen.

Pitta

Pitta wird dem Prinzip Umsetzung zugeordnet und setzt sich aus den Elementen *Agni* (Feuer) mit einem kleinen Anteil *Jala* (Wasser) zusammen. Pitta hat Verbindung zum Drüsen- und Enzymsystem und regelt damit den Stoffwechsel. Es befindet sich vor allem zwischen Herz und Nabel. Seine Attribute sind: heiß, scharf, flüssig, feucht, sauer, bitter, leicht, sich gut verteilend und plötzlich auftretend. Menschen, bei denen Pitta überwiegt, sind hitzig, vertragen aber keine Wärme. Häufig haben Menschen mit ausgeprägter Pitta-Konstitution eine gelbliche bis kupferfarbene Haut, die zu früher Faltenbildung und Hautunreinheiten neigt. Ihre Haare ergrauen vorzeitig, und ihr inneres Feuer bringt sie zum Schwitzen mit Körpergeruch.

Der Pitta-Typ ist intelligent und hat ein gutes Gedächtnis; häufig erscheint er dominant in Gesprächen und Begegnungen. Er ist selten ängstlich und meist unbeugsam, auch im positiven Sinn: Bei starker Belastung bleibt er stabil.

Kapha

Kapha repräsentiert das erhaltende und stabilisierende Prinzip des Körpers und setzt sich aus den Elementen Wasser *(Jala)* und Erde *(Prithivi)* zusammen. Es hat seinen Sitz im Oberkörper, oberhalb des Herzens; Kapha trägt die Funktion des Lymph- und Immunsystems und ist über das Skelett und die Zellstruktur an der Formbildung des Körpers beteiligt. Seine Eigenschaften sind: süß, schwer, beständig, weich, kalt, ölig, fettig, träge, trüb und weiß. Menschen mit einem hohen Kapha-Anteil sind meistens geduldig, stark, selbstkontrolliert, verzeihend, pflichtbewusst und nicht selbstsüchtig. Sie sind aufrichtig und konstant in ihren

Elemente (Mahabutha)	Bioenergie (Dosha)	Funktion	Eigenschaften (Guna)
Äther/Luft	**Vata**	Bewegung, Nerven	beweglich, kühlend, trocken, flink, leicht, hart, rauh, klar, fein
Feuer/Wasser	**Pitta**	Umsetzung, Verdauung	heiß, feucht, sich gut verteilend, leicht ölig, sauer, scharf
Wasser/Erde	**Kapha**	Stabilität	ölig, kalt, feucht, statisch, schwer, weich, fettig, süß, schleimig, träge

Elementare Anteile der Doshas mit ihren Funktionen und Eigenschaften.

Beziehungen, aber manchmal auch etwas schwerfällig und langsam. Man erkennt sie an ihrem wohlproportionierten, schönen Aussehen und ihrer kühlen, oft bläulichen Haut.

Agni, das Verdauungsfeuer

Agni wird von Pitta produziert und hat seinen Hauptsitz im Oberbauch, aber als »Lebensfeuer« ist es auch in jeder Zelle vorhanden. Dieses Feuer ist für alle Lebensfunktionen unentbehrlich, und wir müssen es hüten wie das »ewige Licht« an einem Altar. Agni verleiht dem Körper seine Wärme und hilft mit seiner Hitze, aufgenommene Speisen aufzuschließen und Krankheitserreger zu vernichten. Es hat eine zentrale Bedeutung für alle Stoffwechsel- und Lebensprozesse, was uns oft erst auffällt, wenn es aus dem Gleichgewicht gebracht ist. Seine Eigenschaften sind: heiß, trocken, leicht, klar, wohlriechend und rein.

Die ayurvedischen Schönheitslehre schenkt Agni sehr viel Aufmerksamkeit. Durch eine ausgeglichene Verdauungskraft wird die gesamte Körpersubstanz gebildet und die Hautbeschaffenheit reguliert. Durch Agni stehen den verschiedenen Körpergeweben alle Nährstoffe zur Verfügung, Toxine werden ausgeschieden, der Geist wird klar und diszipliniert, und der gesamte Körper strahlt Frische, Vitalität und innere Schönheit aus.

Damit Agni jedoch in richtigem Maß entstehen kann, ist ein Gleichgewicht der Doshas erforderlich. Ist diese Harmonie nicht vorhanden, wird entweder zu wenig Agni gebildet und selbst die edelsten Speisen passieren den Verdauungstrakt nahezu ungenutzt, oder es entsteht zu viel Agni, was ständigen Hunger und Unausgeglichenheit zur Folge hat.

Malas und Ama, die Ausscheidungen und Abfallprodukte

Unter *Malas* versteht man die Ausscheidungen des menschlichen Körpers. Dazu gehören die grobstofflichen Abfallprodukte, wie Stuhl, Urin und Schweiß, sowie die feinstofflichen Ausscheidungen, welche der Körper über die Haut, Augen, Nase, Mund, Ohren und Geschlechtsorgane absondert. Die ayurvedische Medizin schenkt der Begutachtung der Malas große Aufmerksamkeit, da Gesundheit von der richtigen Beschaffenheit und Ausleitung der Abfallprodukte abhängt.

Ama heißt wörtlich »nicht gekocht« und besagt, dass Teile unserer Nahrung nicht oder nicht ausreichend von Agni transformiert wurden und so keinen Eingang in den Stoffwechsel- und Energiekreislauf der Körperkanäle und -gewebe (*Shrotas* und *Dhatus*) gefunden haben. Da sie sich aber dennoch im Körper befinden, stellen sie eine Belastung dar und können deshalb als Schlacken bezeichnet werden. Schlacken können verdauungsbedingt oder als nicht vernichtete und abtransportierte Zellgifte und -trümmer anfallen. Sie können sich mit jedem Dosha verbinden und so den Grad der Belastung erhöhen oder Krankheiten verursachen.

Da Ama kalt, feucht, schwer, trübe, übelriechend und unrein ist, hat es dem Agni diametral entgegengesetzte Eigenschaften; es vermag Agni in seiner Tätigkeit stark einzuschränken – gleichgültig, mit welchem Dosha es verbunden ist. Das führt wiederum dazu, dass sich noch mehr Ama bilden kann, wenn diesem Kreislauf kein Ende gesetzt wird.

Wird jedoch Agni völlig unterdrückt oder sind alle drei Doshas gleichzeitig gestört, liegt meist ein derart schweres Krankheitsbild vor, dass es zwar noch gelindert, aber nur sehr selten völlig ausgeheilt werden kann. Die intensiven Reinigungskuren und medikamentösen Behandlungen der ayurvedischen Medizin zeigen hier große Erfolge und bewirken eine effektive Regeneration für Körper, Geist und Seele.

Bei der Therapie einer Erkrankung, an der Ama beteiligt ist, steht die Reinigung und Ausleitung von Ama an erster Stelle. Erst dann sind Heilung und Wiederaufbau der Kräfte möglich. Das geschieht einerseits über die Anregung von Agni und andererseits über die Ausscheidung von Ama, wobei die Entschlackungsmaßnahmen immer von dem mitgestörten Dosha abhängig sind. Fasten, nicht belastende Diät und Arzneigaben können diesen Prozess unterstützen – am besten ist es jedoch, durch eine dem eigenen Konstitutionstyp entsprechende, moderate Lebensweise derartige Belastungen so gering wie möglich zu halten.

Dhatus, die sieben Körpergewebe

Der menschliche Körper besteht aus verschiedenen Geweben, die im Ayurveda *Dhatus* genannt werden. Dhatu bedeutet »aufbauendes Element« und stellt die Manifestation der Elemente und Doshas im menschlichen Körper dar. Ayurveda beschreibt sieben verschiedene Gewebearten, die durch bestimmte Agni-Funktionen nacheinander gebildet werden und je nach Stoffwechselbeschaffenheit mehr oder weniger ausgeprägt sind.

Ein gut funktionierender Zell- und Gewebeaufbau entscheidet primär über die Gesundheit, Jugendlichkeit und Vitalität unseres Körpers. So benötigen wir in der ayurvedischen Gesundheits- und Schönheitslehre das Grundwissen um die sieben Körpergewebe, damit wir dem Körper gezielt die Nährstoffe zuführen können, die er für seinen individuellen Erneuerungsprozess benötigt. Ebenso hängen viele psychosomatischen Beschwerden mit dem Aufbau der Dhatus und ihrer Speicherung zusammen. Im Ayurveda sagt man: »Gefühle sind körperlich« und bringt damit zum Ausdruck, dass sich bestimmte Emotionen und Erfahrungsmuster in den einzelnen Körpergeweben abspeichern. Durch eine Erneuerung der Gewebe werden diese aufgelöst, und die betreffende Person erfährt einen umfangreichen Lösungs- und Transformationsprozess.

Auf diese Zusammenhänge gehe ich im dritten Teil des Buches noch genauer ein, wo ich präzise Anleitungen für die individuelle Ernährung und Erneuerung jedes einzelnen Körpergewebes gebe.

Die sieben Körpergewebe (Dhatus) lauten im Einzelnen:

- *Rasa* (Plasma)
- *Rakta* (zellulärer Blutanteil, rot)
- *Mamsa* (Muskel)
- *Meda* (Fettgewebe)
- *Ashti* (Knochen)
- *Majja* (Knochenmark)
- *Shukra* (Samen, Fortpflanzungsgewebe)

Aus Shukra wird die feinstoffliche, ganz subtile Essenz *Ojas* abgesondert, welche auf subtilster Ebene den grobstofflichen Körper energetisch unterhält und ihm Kraft und Gesundheit verleiht. Wird dieser Kreis an irgendeiner Stelle gestört, können zunächst einmal die nachfolgenden Dhatus nicht gebildet werden, was sich spätestens als ein Fehlen von Ojas auf die Arbeit der vorangehenden Dhatus negativ auswirkt. Die Essenzen in diesen Körpergeweben sammeln sich an, weil sie zu den nachfolgenden Dhatus nicht weiterverarbeitet werden können. Deshalb ist es notwendig, durch ausgewogene Ernährung und ausreichend Körperbetätigung diesen Zyklus störungsfrei zu halten und optimal mit Nachschub zu versorgen.

Marmas, die Vitalpunkte im menschlichen Körper

Marmas sind wichtige Druckpunkte am ganzen Körper, an denen Fleisch, Venen, Arterien, Sehnen, Knochen und Gelenke zusammenlaufen. Es sind Vitalpunkte, deren Aktivierung zur Heilung und deren Verletzung zur Tötung von Menschen eingesetzt werden kann. Besonders viele Marmas befinden sich an: Kopf, Gesicht, Ohren, Schultern und Füßen.

In der ayurvedischen Massage werden die Marmas mit speziellen Techniken behandelt, um innere Spannungen zu lösen und dem Organismus neue Energie zuzuführen. Zahlreiche unterdrückte Gefühle und Erinnerungen sind ebenfalls in den Marmas gespeichert und werden durch gezielte Behandlung transformiert.

Die ayurvedische Konstitutionslehre und Typenbestimmung

Ayurveda betrachtet jeden Menschen als göttliches Individuum. Zur Bestimmung der menschlichen Vielfalt und Komplexität bedient sich die ayurvedische Heilkunst des Konzepts der Doshas.

Doshas, die Körpersäfte oder Bioenergien, setzen sich aus den fünf Elementen zusammen und bilden die Konstitution eines jeden Menschen. Wir alle bestehen aus einer einzigartigen Mischung von Vata, Pitta und Kapha.

Als Grundkonstitution (Prakriti) wird der Zustand bezeichnet, der uns als Kind zu Eigen war. Die Erbinformationen beider Elternteile sowie die geistig-seelische Verfassung der Mutter während der Schwangerschaft legen die persönliche Grundkonstitution fest. Wir werden als einzigartiges Individuum geboren und mit allen Werkzeugen ausgestattet, die wir für unseren Lebensweg benötigen. Je nach Persönlichkeit und Lebensaufgabe ist uns von Gott eine optimale Mischung körperlicher und geistiger Fähigkeiten mit auf den Weg gegeben worden. Prakriti prägt sich während der ersten Lebensjahre aus und zeigt die wahren Aspekte unserer Persönlichkeit.

Bereits bei einem Baby lassen sich konstitutionsbezogene Eigenschaften und Merkmale auf körperlicher, seelischer und geistiger Ebene erkennen. Je nach Ausprägung der Doshas ist ein Kind kräftig oder drahtig gebaut, lebhaft oder ruhig, willensstark oder nachgiebig. Im indischen Ayurveda sind körperliche Aspekte Hauptmerkmal der Konstitution. In unserer westlichen Welt hingegen, in der Selbstverwirklichung und persönliche Entfaltung von zentraler Bedeutung sind, spielen die Eigenschaften und Ausdrucksformen des Charakters bzw. Persönlichkeitsprofils eine größere Rolle.

Das gesamte Persönlichkeitspotenzial liegt in unserer Grundkonstitution. Doch wer von uns lebt seine ursprüngliche Natur und die ihm innewohnenden Fähigkeiten in vollem Umfang? Meist haben wir uns aufgrund einengender Erziehungsideale, unpassender Ernährungs- und Verhaltensweisen, persönlicher Ängste und schmerzhafter Erfahrungen von unserer ursprünglichen Natur entfernt. Vergleichen wir unsere heutige Persönlichkeit mit dem Potenzial, das in unserer Kindheit sichtbar wurde, zeigt sich häufig eine Diskrepanz zwischen Anlage und Verwirklichung. Das heißt, wir haben uns von unserer Grundkonstitution entfernt und ein neues Dosha-Verhältnis aufgebaut. Diese Dosha-Konstellation prägt jetzt unsere körperliche Beschaffenheit, unsere Beschwerden und Lebensgewohnheiten sowie unser Verhalten. Leben wir nach ayurvedischen Richtlinien, so ist das Ziel, wieder in Einklang mit unserer ursprünglichen Natur Prakriti zu kommen. Allerdings wollen wir nun Prakriti nicht – wie einst als Kind – unbewusst leben, sondern durch bewusste Lebensweise zurückgewinnen.

Wie können wir jedoch wieder in Kontakt kommen mit unseren ursprünglichen Bedürfnissen und unser Verhalten neu ausrichten? Für eine ganzheitliche Gesundung im ayurvedischen Sinne sollten Sie sich zuerst zurückerinnern: »Wie war ich als Kind? Wie habe ich die Welt und mich selbst erlebt?« Denn der wichtigste Schritt auf dem Weg zurück zur eigenen Grundkonstitution ist ein positives und differenziertes Selbstbild. Schauen Sie sich alte Fotos und Filme an. Fragen Sie Familienmitglieder, und vergleichen Sie deren Wahrnehmung mit Ihren eigenen Erinnerungen. Dann fragen Sie sich: »Wer bin ich heute?

Fühle ich mich wohl in meiner Haut? In welcher Form lebe ich meine Dosha-Anteile? Unter welchen Beschwerden leide ich?«

Meiner Erfahrung nach liegt die Ursache für körperliche Störungen neben der Überhöhung und Ansammlung eines Doshas im Körper in der Unterdrückung von Emotionen. Angenommen, eine Frau verfügt in ihrer Grundkonstitution über einen hohen Pitta-Anteil, der sich in ihrer Kindheit auf psychischer Ebene mit einer überragenden Intelligenz und Willensstärke bemerkbar gemacht hat. Wurden diese Anlagen untergraben statt in ihrer freien Entfaltung unterstützt, ist der Nährboden für typische Pitta-Beschwerden, wie beispielsweise Hautausschläge, Entzündungen oder Fieberanfälle, gelegt worden.

Meistens entsprechen wir in unserer Grundkonstitution einem Elternteil, der seine Anlagen an uns weitergegeben hat. Mit großer Wahrscheinlichkeit wird die im Beispiel erwähnte Pitta-Person auch einen Pitta-Vater oder eine Pitta-Mutter haben. Nun entsteht ein Machtkampf, denn ein Grundbedürfnis von Pitta ist es zu dominieren und die eigenen Vorstellungen durchzusetzten. Das Kind will mit dem Kopf durch die Wand, während der Pitta-Elternteil weiterhin seine Stärke behaupten möchte. Einer gewinnt diesen Machtkampf. Meist erfährt das Kind: »Du bist schwächer, du hast hier nichts zu sagen« und lernt, dass es mit angepasstem Verhalten mehr Liebe erhält. Die Pitta-geprägten Anlagen werden unterdrückt und es versucht, gehorsam und fügsam zu sein.

Ich bezeichne dieses Phänomen »gedeckeltes Pitta«. Sehr häufig erlebe ich, wie Menschen nach außen hin eher ruhig, zurückhaltend und schüchtern wirken, aber in ihnen ein feuriger Vulkan brodelt. Dieses unterdrückte innere Feuer wird sich früher oder später körperlich manifestieren. Pitta-Störungen wie Übersäuerung, Entzündungen und Verdauungsbeschwerden können nur ein körperlicher Ausdruck emotionaler Unterdrückung sein.

Ebenso ist es, wenn eine Kapha-betonte Persönlichkeit permanent in Hetze gerät.

Kapha ist das beständige und erhaltende Prinzip im Körper. Menschen mit hohem Kapha-Anteil sind ruhig, gefühlvoll und ausgeglichen. Sie lieben es, die Dinge ordentlich und gründlich zu tun. Müssen sie sich jedoch immer beeilen, kommen sie automatisch aus ihrem Rhythmus und geraten sowohl innerlich als auch äußerlich in Stress. Gewichtszunahme und ein träger Stoffwechsel sind die Folge, da der Körper versucht, den inneren Verlust an Ruhe auszugleichen.

Wenn eine kreative und das Neue liebende Vata-Persönlichkeit in einer von Konventionen und Traditionen bestimmten Welt lebt, so wird dies ebenfalls über kurz oder lang seine Auswirkungen zeigen. Ich kenne einige Menschen mit Vata-Konstitutionen, die Buchhalter oder Beamter geworden sind und damit sehr viele Probleme haben. Die Leichtigkeit und Visionskraft ihres Luft- und Ätheranteils können in diesem Tätigkeitsfeld nur schwer ausgedrückt und gelebt werden; die Folge sind Trägheit, Schweregefühl und Antriebslosigkeit. Chronische Verdauungsstörungen, Blähungen und ein labiler Kreislauf zeigen ebenfalls die blockierte Vata-Energie in ihrem Störfeld.

Um die eigene Grundkonstitution zu erkennen, bedarf es einer subtilen Wahrnehmung der Dosha-Eigenschaften auf körperlicher, geistiger und seelischer Ebene. Mit den folgenden Konstitutionsbeschreibungen möchte ich die wesentlichen Persönlichkeitsmerkmale der einzelnen Doshas aufzeigen. Sicherlich werden Sie viele Verhaltensmuster von Vata, Pitta und Kapha wiedererkennen. Je vielfältiger Ihre individuelle energetische Mischung ist, umso gleichmäßiger verteilen sich die drei Doshas. Das ist auch gut so, denn Ziel im Ayurveda ist es, allen Bioenergien Ausdruck zu verleihen und die Energie des gesamten Dosha-Potenzials zu entfalten.

Ihre körperlichen und geistigen Anlagen müssen nicht immer übereinstimmen. So können Sie ohne weiteres einen Kapha-geprägten Körperbau und Vata-Pitta-geprägte Charaktereigenschaften besitzen. Aus diesem Grund ist eine umfassende Konstitutionsdiagnose mittels Fragebogen auch sehr schwierig und unvollständig. Nur durch Beobachtung und sensible Selbstwahrnehmung können wir unsere wahre Natur erkennen und den Unterschied zwischen geistigen und körperlichen Anlagen sowie Dosha-Störungen herausarbeiten.

Die Vata-Energie

Vata repräsentiert das Bewegungsprinzip in jedem menschlichen Organismus. Alles, was sich in uns bewegt, ist von Vata bestimmt, so auch die Bewegung des Atems, der Verdauung, des Stoffwechsels und der Gedanken. Das Nervensystem ist unser wichtigstes Vata-Organ. Durch die Nerven werden nicht nur die gesamten Bewegungsimpulse im Körper verteilt, auch die subtile Kraft der Gedanken und Gefühle wirkt durch sie.

Das Vata-Dosha können wir in unserem Körper durch die Eigenschaften kalt, trocken, rauh, fein, schnell, hart und rissig erkennen und lokalisieren. Herrscht Vata im Körper vor, so ist die Haut trocken, rissig und rauh, die Hände und Füße sind häufig kalt, der Stoffwechsel und die Sprechweise schnell und die Haare fein. Auf psychischer Ebene können wir Vata durch eine feine Wahrnehmung sowie schnelle und sprunghafte Gedankenabfolgen bestimmen.

Im Ayurveda wird Vata als das labilste Dosha angesehen. Da es sich aus den Elementen Luft und Äther zusammensetzt, empfinden Menschen mit viel Vata oft das Gefühl der Leere. Innere Ängste, Zweifel und Unsicherheit lassen sie innerlich und äußerlich ins Schwanken geraten. Der Körper reagiert äußerst sensibel auf alle belastenden Veränderungen, wie zum Beispiel Wetterwechsel, Ortswechsel oder Stress. Verstopfung, Schlafstörungen und vegetative Beschwerden sind die Folge.

Für eine Vata-Konstitution ist es eine große Herausforderung, angefangene Dinge fertig zu stellen. Gerade bei künstlerisch veranlagten Menschen ist dies häufig zu beobachten, wenn beispielsweise zehn unfertige Bilder oder Projekte in ihrem Atelier liegen; häufig warten sie, bis ein enormer Termindruck entsteht, bevor sie mit dem Auftrag beginnen oder das Projekt beenden.

Vata ist jene Energie, die Visionen vom Leben und von neuen Projekten hervorruft. Die Lust, etwas zu verändern, unerforschte Wege zu gehen und dem Leben einen neuen Sinn zu verleihen, entsteht durch die aktive und positive Vata-Kraft. Ist die Vata-Energie jedoch negativ gepolt, so stehen Unzufriedenheit, Hoffnungslosigkeit und mangelnder Mut einem Neubeginn im Weg. Die betreffende Person ist mit der alten Lebenssituation unzufrieden und findet keinen gehbaren Weg, das Neue einzuleiten.

Ist der Vata-Anteil zu hoch, ist man stets auf der Suche, verliert leicht das Ziel aus den Augen, und man kann sich häufig nicht entscheiden, welcher Weg der optimale ist. Man beginnt mit großer Euphorie, doch nach einer Woche schwindet das Interesse und man langweilt sich.

Um Vata in Harmonie zu bringen bzw. zu erhalten, sind ein regelmäßiger Tagesrhythmus mit abwechslungsreichen Tätigkeiten, eine intellektuelle Auseinandersetzung mit den Geisteswissenschaften, kreative Tätigkeiten und entspannende, meditative Bewegungsformen (wie Yoga, Tai-Chi, Spaziergänge usw.) sehr zu empfehlen. Warme saftige Speisen, beruhigende Kräutertees mit Melisse, Fenchel, Baldrian und Johanniskraut sind ebenso unterstützend wie die Gewürze Safran, Muskat, Zimt und Bockshornklee.

Brigitte, eine langjährige Klientin und typische Vata-Frau, ist sehr schlank, drahtig und immer in Bewegung. Ihr Leben ist eine einzige Achterbahnfahrt. Ständig schlittert sie in neue Beziehungen, macht Weiterbildungsseminare und reist rund um die Welt. Sie ist lebenslustig, neugierig und flexibel, hat ständig neue Ideen und verwirft schließlich wieder alles. Das macht den Umgang mit Brigitte manchmal etwas schwierig, zumal sie leicht alte Versprechungen und Termine vergisst. So muss ich mich immer darum kümmern, dass sie unsere Verabredungen einhält, pünktlich kommt und alle zugesagten Unterlagen mitbringt.

Natürlich ist ihr unregelmäßiger Lebensablauf äußerst anstrengend und zehrt an Brigittes körperlicher und geistiger Kraft. Oft fühlt sie sich innerlich ausgepowert, überarbeitet und gehetzt. Sie kann dann keinen klaren Gedanken mehr fassen und dreht sich innerlich im Kreis. So hat sie viel Stress und Arbeit, kann aber nichts beenden, was sie letztlich noch nervöser macht. Auf körperlicher Ebene leidet sie an Schlafstörungen, Nervosität und Tinnitus. Ihre Haut juckt und spannt, und sie bekommt eine trockene Kopfhaut mit Schuppen. Dies verbessert sich erst, wenn es ihr gelingt, etwas mehr Ruhe und Stabilität in ihr Leben zu bringen.

Vor zwei Jahren wurde Brigitte schwanger, was ihr Leben natürlich grundlegend veränderte. Die neue mütterliche Aufgabe erfüllt sie mit innerer Ruhe und Kraft. Natürlich hatte sie zu Beginn etwas Angst vor der großen Verantwortung und machte sich Sorgen über ihren weiteren Lebensverlauf, doch insgesamt hat sie durch diese neue Erfahrung viel gewonnen, da nun auch die anderen Aspekte ihrer Persönlichkeit zum Ausdruck kommen können. Ihren ungebremsten Vata-Energiestrom der Kreativität und Lebendigkeit lebt sie mit ihrer kleinen Tochter beim Sandburgen bauen, Malen und Spielen aus. Sie ist eine sehr feinfühlige Mutter, die alle Veränderungen und Bedürfnisse ihres Kindes direkt wahrnimmt.

Eine gute und gesunde Ernährung für sich und ihr Kind ist ihr sehr wichtig. Sie hat sich bereits während der Schwangerschaft zu einer hervorragenden Köchin entwickelt. Zum ersten Mal in ihrem Leben hat sie einen gefüllten Kühlschrank und eine geschmackvoll gestaltete Wohnung. Dies zeigt das neu entfaltete Kapha-Dosha. Durch ihre Arbeit in einer Elterninitiative lernt sie sich besser durchzusetzten und strukturiert zu arbeiten; das fördert Pitta in ihrem Wesen.

Körperlich betrachtet hat sie immer noch einen hohen Vata-Anteil. Sie war während der gesamten Schwangerschaft sehr schlank und hatte wenig Milch zum Stillen. Die Geburt ihres Kindes war schwer und langwierig, da sie sich schlecht entspannen konnte.

Insgesamt sind ihre Formen weicher und harmonischer geworden. Die neu gelebte Weiblichkeit zeigt sich in dem strahlenden Ausdruck ihrer Augen, der neuen ruhevollen Ausstrahlung und ihrem liebevollen Umgang mit ihrer Tochter. Diese Kapha-Elemente stehen ihr sehr gut und ergänzen ihre Persönlichkeit mit Charme und neuer Ausdruckskraft.

Die Pitta-Energie

Pitta repräsentiert das Umsetzungsprinzip im menschlichen Organismus. Durch seine heißen, feurigen Elemente bestimmt es unser gesamtes Verdauungs- und Enzymsystem, die Hormone und die Intelligenz. Besitzt ein Mensch viel Pitta, so ist dies vor allem an seiner ausgeprägten Führungspersönlichkeit zu spüren. Pitta schafft Lust am Arbeiten, Bestimmen und Bewegen. Eine innere Kraft, Wissen und Motivation erfüllen den Menschen und lassen Hindernisse klein werden und Unangenehmes bewältigen.

Pitta-Menschen sind sehr ehrgeizig und wollen immer perfekt sein. Der innere Leistungsdruck ist so stark, dass sie selten zufrieden sind. Doch das ist für sie kein Grund zur Verzweiflung, im Gegenteil! Es dient dem Antrieb, Unmögliches wahr zu machen und keine Mühe zu scheuen. Die Pitta-Energie verleiht eine starke Ausstrahlung, brillante Intelligenz und große Willenskraft. Wenn eine Pitta-erfüllte Person einen Raum betritt, so ist der Raum »voll«! Jeder spürt die Dynamik und das Charisma. Leider ist die Pitta-Kraft nicht immer leicht zu zügeln. Oft schießt sie über ihr Ziel hinaus und äußert sich in Aggressionen, cholerischen Anfällen und Fanatismus. Menschen mit viel Pitta sind mit einer Art »Kritik-Finger« geboren, ihr brillanter Verstand spürt sofort Fehler auf und sieht Unzulänglichkeiten. Dadurch entsteht der Eindruck, niemals gut genug zu sein. Tatsächlich bringt Pitta einen sehr hohen Erfolgsanspruch mit sich, aber auch die Fähigkeit, das gewünschte Ziel zu erreichen. Pitta-Menschen verlieren ihr Ziel niemals aus den Augen und werden durch Stress und Anforderungen nur noch schneller, effizienter und genauer. Die Angst vor Fehlern lässt sie auch bei Zeitdruck immer perfekter und penibler werden. Für andere Menschen ist der Umgang mit einer ausgeprägten Pitta-Persönlichkeit oft nicht ganz so einfach. Durch ihr einnehmendes Wesen und den Hang zur Intoleranz fühlt man sich leicht bedrängt, kritisiert und wenig geschätzt.

Pitta ist eine feurige Kraft, und sie braucht das richtige Maß an »Brennmaterial«, um sich nicht selbst zu verzehren. Dieses Brennmaterial besteht aus geistigen Anforderungen, körperlicher Aktivität und typgerechter Ernährung. Pitta-Typen lieben Leistungssport und körperliche Anstrengungen – bis der Körper schwitzt und sich ein wohliges Gefühl von Stärke, Zufriedenheit und Vitalität ausbreitet. Auch negative Emotionen können durch körperliche Aktivität sehr gut abgebaut werden. Sport ist für Pitta-Persönlichkeiten jedoch nur interessant, wenn es auch etwas zu gewinnen gibt. Der Wunsch, der Beste zu sein, die eigenen Leistungen immer wieder zu übertreffen und andere auszustechen, ist ein immerwährender Stimulans auf allen Ebenen des Lebens.

Rein körperlich betrachtet äußert sich Pitta in den Eigenschaften sauer, scharf und flüssig. Dies macht sich vor allem in übermäßigem Schwitzen, Übersäuerung und starkem Appetit bemerkbar. Ist das Pitta zu hoch, brennt die Verdauungsenergie sehr stark. Ständiger Hunger breitet sich aus; man ist sehr ungeduldig, ärgerlich und gereizt, wenn nicht sofort etwas Essbares zur Verfügung steht. Alle natürlichen süßen Speisen, Rohkost und grünes Gemüse bieten den idealen Ausgleich.

Unreine Haut, Magenschmerzen, Sodbrennen, Durchfall und Entzündungen sind häufig auftretende Pitta-Probleme: Durch übermäßige Säurebildung und psychische Anspannung erhöht sich das Pitta, insbesondere beim Verzehr säuernder Speisen wie Fleisch, Weißmehlprodukte, Alkohol, Kaffee, Zucker und Zitrusfrüchten. Scharfe Speisen regen ebenfalls die Säurebildung an und haben eine verbrennende und anheizende Wirkung auf die Pitta-Kraft. Zum Ausgleich eignen sich am besten alle kühlenden Speisen und Gewürze wie Melone, Kartoffeln, Fenchel, Kardamom, Minze und Koriander.

Schon rein äußerlich zeichnete sich Karola, eine ehemalige Ausbildungsteilnehmerin, mit ihren roten Haaren, sommersprossiger und gut durchbluteter Haut durch Pitta-Konstitution aus. Auch in ihrem Wesen spiegeln sich die typischen Pitta-Eigenschaften: strukturierte Arbeitsweise, organisatorisches Geschick und gute Rhetorik. Bereits nach wenigen Ausbildungstagen wurde sie zum Sprachrohr der Gruppe und setzte sich mit viel Engagement für ihre Mitschülerinnen ein. Karola war eine eindrucksvolle Persönlichkeit, die uns alle durch ihren scharfen Verstand, ihren ausgeprägten Humor und ihre kraftvolle Mitarbeit bereicherte.

Sie war sehr ehrgeizig und lernte trotz ihrem zeitaufwendigen Beruf als Architektin sehr viel über die einzelnen Aspekte der Ernährungslehre. Für viele Mitschülerinnen war sie ein großes Vorbild für innere Disziplin, strukturierte Arbeitsweise und die konsequente Umsetzung des erlernten Wissens.

Auffällig an Karolas Persönlichkeitsstruktur war ihr Führungsanspruch, der ganz typisch für den Pitta-Typ ist. Solange Karola die anerkannte Gruppenführerin sein konnte, war ihr Verhalten äußerst zuvorkommend, hilfsbereit und herzerfrischend. Als jedoch eine andere Teilnehmerin gegen sie aufbegehrte, entwickelte Karola einen Konkurrenzkampf und stiftete viel Unruhe innerhalb der Gruppe. Ihre spitzfindigen Bemerkungen zielten darauf ab, andere bloßzustellen, und ihr Arbeitseifer war von leistungsorientiertem Profilierungsdruck geprägt. Nachdem ich Karola die Leitung einer Gruppenarbeit übertragen hatte, wo sie ihre gesamten Fähigkeiten unter Beweis stellen konnte, war sie wieder besänftigt und entspannt. Unser Kurs konnte friedlich fortgeführt werden, und Karola lernte im Laufe der Zeit ihre Pitta-Dominanz von verschiedensten Seiten bewusst kennen und verändern.

Die Kapha-Energie

Kapha ist die erhaltende, bewahrende und aufbauende Struktur im Menschen. Körperlich drückt sie sich durch die feste Körperstruktur, das Lymph- und das Immunsystem aus. Auf psychischer Ebene ist Kapha jener Teil in uns, der uns innere Ruhe, Frieden und Harmonie erfahren lässt. Mit Kapha haben wir Zeit, die kleinen Schönheiten des Lebens zu genießen, sind zufrieden und lieben das Altbewährte. Menschen, die von der Kapha-Energie geprägt sind, wirken auf andere manchmal etwas schwerfällig und behäbig. Es stimmt, dass die Kapha-Energie keine Sprinterqualitäten hervorbringt; dafür ist sie sehr ausdauernd und stark. Hat eine Kapha-Persönlichkeit erst einmal ein neues Ziel gefasst, so wird sie nicht müde, dieses Ziel bis zum erfolgreichen Abschluss in Geduld und Zähigkeit zu verfolgen. Aus diesem Grunde hält man in der indischen Kultur Kapha für die erfolgversprechendste Kraft im Menschen.

Kapha-Typen agieren wohlüberlegt und gründlich; sie bevorzugen einen ruhigen, gleichmäßigen Lebens- und Arbeitsstil. Überstürzte Entscheidungen, hektische Aktivitäten und spontane Erneuerungen werden mit Misstrauen und Abneigung begutachtet, und das Praktische und Traditionelle wird immer den Vorrang haben. Der Einfluss von Kapha macht häuslich; Priorität im Leben hat die Familie. Privates Glück in einer beständigen Partnerschaft, gesunde, glückliche Kinder und treue Freundschaften sind das Wichtigste und schenken innere Zufriedenheit, Sicherheit und Lebensglück.

Ist Kapha zu stark, besteht die Tendenz, leicht statisch zu werden und den Lebensradius einzuschränken. Das aktive Leben wird durch seine intensive Bewegung und Veränderung zu anstrengend. Dadurch nimmt der Kapha-Typ immer weniger am Leben teil und isoliert sich emotional und geistig von seiner Umgebung. Heißhunger und unkontrollierte Gelüste nach Essen (insbesondere süße, fette

Sabine ist Masseurin und Körpertherapeutin; durch ihre ausgeprägte Kapha-Dominanz stellt sie eine sichere Anlaufstelle für viele Freunde, Patienten und Menschen in Krisensituationen dar. Ihr Körper ist füllig und mütterlich; trotz Kleidergröße 46 strahlt sie eine weibliche Schönheit aus, die sehr anziehend wirkt. Ihre Formen sind weich, ihre Stimme tief und ihr Griff fest. In Sabines Gegenwart fühlt man sich automatisch gehalten, geborgen und geliebt. Nach außen wirkt Sabine sehr ruhig und ausgeglichen. Sie erweist sich als hervorragende Zuhörerin und kann sich in jeden verständnisvoll hineinversetzen. Zu jeder Tages- und Nachtzeit ist sie für ihre notleidenden Patienten da, aber oft überfordert sie sich damit selbst.

Ich lernte Sabine während einer Ayurveda-Kur kennen, in der sie sich von ihrem Alltagsstress erholen wollte. Sabine übte eine magische Anziehungskraft auf die Kurteilnehmer aus. Ständig war sie in Gespräche vertieft, wo sie sich fürsorglich um das Wohl anderer kümmerte. In einem persönlichen Gespräch gestand sie mir, dass es ihr eigentlich zu viel sei, immer andere zu umsorgen. Sie wusste allerdings nicht, wie sie sich abgrenzen konnte, ohne jemanden zu verletzen. Dies ist ein typisches Dilemma der Kapha-Persönlichkeit. Denn auf diese Weise kommt sie leicht aus ihrem Rhythmus, verliert den Kontakt zu sich selbst und gerät in innere Spannungen.

Ich riet Sabine, sich bewusst eine Stunde am Tag zurückzuziehen und in jedem Gespräch immer wieder ihre eigenen Wünsche zu äußern. Durch diese für sie sehr schwierige Übung erwarb Sabine die Kraft und den Mut, auch in ihrem Alltag ihre persönlichen Bedürfnisse auszudrücken und damit einen entspannten Tagesrhythmus und inneren Frieden zu erlangen. Natürlich waren viele ihrer Patienten erstaunt, dass die immer so liebevolle Sabine auf einmal auch kleine Ecken und Kanten hatte. Doch sehr schnell zeigte sich, wer wirklich an einem engen Kontakt interessiert war und wer Sabine nur als »seelischen Mülleimer« benutzen wollte.

Sabine nahm sich fest vor, die so gewonnene Zeit für sich selbst zu nutzen. Sie ging regelmäßig schwimmen, Rad fahren und kochte mit großer Leidenschaft für gute Freunde.

Speisen, Käse, Wurst usw.) aus Lust und Langeweile bewirken eine Gewichtszunahme und Überfettung des Gewebes. Jede Kapha-Konstitution kennt Phasen des inneren Rückzugs, den Wunsch nach Alleinsein, Faulenzen und das Bedürfnis, Konfliktsituationen erst einmal mit sich zu klären.

Steigert sich diese natürliche Regenerationsphase in eine typischen Kapha-Depression, so fühlt sich der Betreffende vom Leben überfordert und taucht vollständig ab in eine Traumwelt. Bewegung und Aktivität würden Unbeständigkeit in das auf Sicherheit ausgerichtete Weltbild bringen. In solchen Situationen lehnt der Kapha-Typ jeglichen Gefühlsaustausch mit anderen ab, igelt sich ein und stumpft geistig ab.

Um Kapha ins Gleichgewicht zu bringen, empfiehlt sich ein regelmäßiges Bewegungsprogramm auf körperlicher und geistiger Ebene. Spüren Sie die dynamische Kraft der Veränderung, und genießen Sie das Leben von der aktiven Seite. Zur Erlangung körperlicher Vitalität sollten Sie mindestens einmal in der Woche wandern, schwimmen oder in die Sauna gehen. Besonders leicht fällt es Kapha-Menschen, wenn die Bewegung noch einen praktischen Nutzen mit sich bringt. Hier bieten sich Gartenarbeit, das Sammeln von Pilzen oder Wildkräutern oder Spaziergänge mit dem Hund an.

Auf geistiger Ebene ist es für Kapha-Typen sehr anregend, mit anderen Menschen etwas zusammen zu unternehmen. Soziales Engagement sowie Interesse für Sprachen, Kultur und Psychologie sind für Kapha-geprägte Menschen eine natürliche Motivation zu einem vitalen und erfüllten Leben.

Der Genuss von warmen und mit leichter Schärfe gewürzten Speisen ist eine hervorragende Anregung für den Stoffwechsel und die Verdauungskraft. Besonders empfehlenswert sind bittere Gemüse (wie beispielsweise Chicorée, Spinat, Mangold, Artischocken) mit den verdauungsfördernden Gewürzen Kreuzkümmel, Pfeffer, Chili, Meerrettich, Kurkuma, Ingwer und Senfkörner.

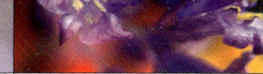

Körperliche Merkmale der Konstitutionstypen

	Vata	Pitta	Kapha
Körperbau	dünn, schwach entwickelt, feingliedrig, klein oder groß	mittlere Körpergröße, mäßig entwickelt	stämmig, klein oder groß, großgliedrig, gut entwickelt
Gewicht	geringes Gewicht, nimmt schwer zu	Idealgewicht mit guter Muskulatur	schwer, Tendenz zur Fettleibigkeit
Gesicht	klein, zerfurcht, hager, ausdruckslos	mittlere Größe, rötlich, eckig, scharfkantige Züge	große, runde, weiche Züge, blass
Haut	trocken, glanzlos, rauh, hervortretende Venen	leicht errötend, rotwangig, weich, ölig, Sommersprossen	feucht, dick, kühl, blass, Wasseransammlungen
Haare	Haare: spärlich, dünn, trocken, häufig Schuppen oder Haarausfall	Haare: mäßig, fein, weich, rötlich, frühzeitig ergraut	kräftig, reichlich, ölig
Hände	klein, kalt, rissig, schmale hervorstehende Gelenke	mittlere Größe, rosig, warm	kräftig, groß, fest, ölig, wenig Linien

Charakteristik der Konstitutionstypen

	Vata	Pitta	Kapha
Körperkraft	schwach, geringe Ausdauer, gute Spontankraft	gute Körperkraft, leistungsstark	stark, ausdauernd, wenig Tatendrang, beginnt langsam
Aktivität	schnell, leichtsinnig, spontan, überaktiv, chaotisch	zielgerichtet, ehrgeizig, effizient, machtvoll	stetig, würdevoll, zuverlässig, unflexibel, phlegmatisch
Sprechweise	schnell, unstet, sprunghaft, unzusammenhängend	überzeugend, argumentativ, monologisierend	langsam, entschieden, wohlüberlegt
Verstand	geschwind, unentschlossen, anpassungsfähig, neugierig	intelligent, durchdringend, kritisch, zielgerichtet	gründlich, bedächtig, halten sich an grobe Prinzipien

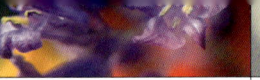
	Vata	Pitta	Kapha
Gedächtnis	schlechtes Langzeitgedächtnis	scharf, klar, gute Erinnerung an Verletzungen	gutes Langzeitgedächtnis, gute Erinnerung an Gefühle
Gefühle	spontan, ängstlich, furchtsam, nervös, launisch, empfindlich	leidenschaftlich, heftig, ärgerlich, streitsüchtig	ruhig, zufrieden, anhänglich, sentimental, schwermütig
Lebensweise	bewegt sich viel, reist und spielt gern, exzentrisch, überlastet	wettbewerbsorientiert, mag Sport und Politik, verträgt keine Hitze	bequem, eintönig, liebt schöne Dinge, Luxus, Komfort

Stoffwechsel, Immunkraft und Ausscheidungen der Konstitutionstypen

	Vata	Pitta	Kapha
Immunsystem	schwach, schmerzempfindlich, chronische Leiden	mittelmäßig, anfällig für Infektionen, Entzündungen	verlässlich, stark
Krankheiten	Nervensystem, Knochen, Arthritis, geistige Störungen	Haut, Blut, fiebrige Krankheiten, Entzündungen	Atemwege, Lungen, Schleimbildung, Ödeme
Stoffwechsel	schnell, resorbiert schlecht, unterzuckert leicht	schnell, stark, übersäuert leicht	schwach, langsame Resorption
Verdauung	unregelmäßig, Blähungen, neigt zu Verstopfung	gut, oft, neigt zu Durchfall	regelmäßig, Neigung zu Verstopfung (Stuhl weich)
Ausscheidung	spärlich, trocken, schmerzhaft, dunkel	reichlich, brennend, gelb-grünlich, riechend	oft hell oder schleimig
Appetit	unterschiedlich, nicht vorhersehbar	stark, heftig; wenn hungrig: leicht ärgerlich, gereizt	gleichbleibend, regelmäßig, stetig
Geschmack	mag süßes, warmes, saftiges Essen und einfache Speisen	mag süßes, kräftiges, gewürztes Essen und bittere, rohe Speisen	mag süßes, gewürztes Essen und bittere, kräftige Speisen

Die eigene Konstitution bestimmen

Mit der Redewendung »den Wald vor lauter Bäumen nicht sehen« lässt sich gut die Problematik beschreiben, die auftritt, wenn wir unsere eigene Konstitution erkennen wollen. Betrachten wir uns selbst, sind wir oftmals geblendet und bewerten körperliche Eigenschaften und Charakterzüge auf allzu subjektive Weise.

Meiner Erfahrung nach bleibt eine selbstständige Konstitutionsbestimmung mittels eines Fragebogens immer nur unvollständig. Unser Körper und unser Persönlichkeitsprofil sind zu vielschichtig und subtil und lassen sich nicht anhand eines klassischen Ankreuztests umreißen. Die Ermittlung der Konstitution setzt einen tief greifenden Prozess in Gang, in dessen Verlauf wir unsere wahre Natur erfahren können. Die ayurvedische Medizin widmet der Bestimmung der Grundkonstitution Prakriti viel Zeit. Insgesamt werden acht Diagnoseverfahren angewandt; es finden mehrere Gespräche zwischen Arzt und Patient statt. Erfahrene Ayurveda-Ärzte und -Therapeuten setzen neben Fragebögen unter anderem die Puls- und Zungendiagnose ein. All diese Informationen sind entscheidend für den weiteren Behandlungsverlauf.

Anders als die Grundkonstitution Prakriti lässt sich der gegenwärtige Ist-Zustand *Vikriti* mittels Selbstanalyse gut erkunden. Anhand unserer derzeitigen Verhaltensweisen und Beschwerden können wir die aktuelle Verteilung der Doshas im Körper feststellen. Dies ist für jede Therapie immer der erste und wichtigste Schritt, da viele Gesundheitsempfehlungen direkt auf das Dosha-Verhältnis abgestimmt und immer wieder neu angeglichen werden.

Wenn wir uns allerdings mit den eigenen Störungen und Krankheiten identifizieren, verwechseln wir Vikriti mit unserer wahren Grundkonstitution Prakriti. Entscheidend ist also, erst einmal die Störung zu beseitigen, um Vikriti und Prakriti einander anzugleichen. Auf dem Weg zur Konstitutionsbestimmung ist es zunächst wichtig, den Ist-Zustand zu erfassen; dann werden Bilder und Erinnerung aus der Kindheit wachgerufen und mit dem derzeitigen Dosha-Gefüge verglichen. Schließlich fließen alle Informationen zusammen und erzeugen ein Gesamtbild.

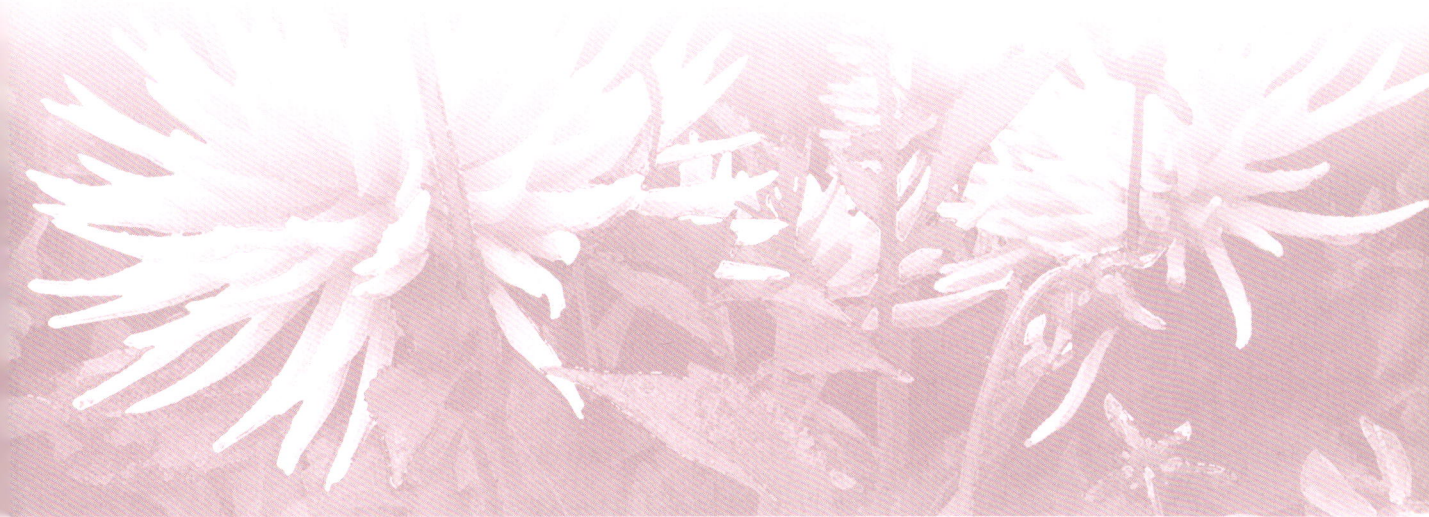

Fragebogen

zum Erkennen Ihres jetzigen Dosha-Zustandes (Vikriti)

Vata	ja	nein
Ich handle sehr schnell und werde leicht nervös und hektisch.	☐	☐
Ich kann schlecht auswendig lernen und das Gelernte langfristig nicht behalten.	☐	☐
Ich bin lebhaft, begeisterungsfähig, kann Neues schnell aufnehmen und mich nur schwer entscheiden.	☐	☐
Ich habe einen leichten Körperbau und meine Knochen treten etwas hervor.	☐	☐
Ich bin schmal, zartgliedrig und kann nur sehr schwer an Gewicht zunehmen.	☐	☐
Ich neige zu Blähungen oder Verstopfung.	☐	☐
Ich habe sehr trockene Haut und bekomme leicht kalte Hände und Füße.	☐	☐
Meine Stimmungen wechseln schnell, ich reagiere gefühlsbetont und bin häufig besorgt und ängstlich.	☐	☐
Ich schlafe oft schlecht ein und wache nachts häufig auf.	☐	☐
Auf mich selbst gestellt, habe ich unregelmäßige Ess- und Schlafgewohnheiten.	☐	☐

Pitta	ja	nein
Ich bin bei allem, was ich tue, extrem genau, effizient und ordentlich.	☐	☐
Ich habe einen starken Willen und kann mich gut durchsetzen.	☐	☐
Ich schwitze leicht und fühle mich bei heißem Wetter oft unwohl.	☐	☐
Ich habe einen guten Appetit, kann große Mengen essen, und wenn sich die Essenszeit verzögert, fühle ich mich unwohl und gereizt.	☐	☐
Meine Augen und meine Haut sind sehr empfindlich, und mein Haar neigt zu frühzeitigem Ergrauen und/oder Haarausfall.	☐	☐
Ich verliere leicht die Geduld, neige zu Perfektionismus und ärgere mich über andere.	☐	☐
Ich liebe kalte Speisen wie Eis, mag eiskalte Getränke und esse sehr gerne Salat und Rohkost.	☐	☐
Ich genieße Herausforderungen und bin beim Erreichen meiner Ziele sehr beharrlich.	☐	☐
Ich brauche täglich Bewegung und Sport, um mich ausgeglichen und entspannt zu fühlen.	☐	☐
Bei Stress reagiere ich leicht mit Durchfall, Kopfschmerzen, Sodbrennen oder Entzündungen im Körper.	☐	☐

Kapha   ja   nein

Ich bin von Natur aus ruhig und
gesetzt und handle gewöhnlich
langsam, ohne Hektik und
wohlüberlegt.   ☐   ☐

Mein Körperbau ist schwer und
kräftig, und ich kann nur schwer
abnehmen.   ☐   ☐

In der Regel bin ich sehr gesund
und widerstandsfähig, mein Im-
munsystem ist verlässlich und stark.   ☐   ☐

Wenn ich krank werde, neige ich zu
starker Schleimbildung, Trägheit,
depressiver Verstimmung, Asthma
oder Nebenhöhlenentzündung.   ☐   ☐

Ich schlafe gut und gerne und
brauche mindestens acht Stunden
Schlaf, um mich am folgenden Tag
wohl zu fühlen.   ☐   ☐

Ich lerne langsamer als andere,
behalte aber das Gelernte aus-
gezeichnet im Gedächtnis.   ☐   ☐

Meine Haare sind dicht und kräftig,
und ich habe eine weiche, glatte
und blasse Haut.   ☐   ☐

Ich bin von Natur aus heiter, sanft-
mütig, liebevoll; ich vergebe gern.   ☐   ☐

Ich esse gerne, fühle mich nach dem
Essen oft schläfrig und habe auch
eine etwas träge Verdauung.   ☐   ☐

Ich bin ziemlich bequem und
bewege mich wenig, habe jedoch
eine gute Ausdauer und einen
beständigen Energiepegel.   ☐   ☐

Auswertung

Zählen Sie jeweils die Ja-Antworten bei Vata, Pitta und Kapha zusammen. Das Dosha mit den meisten Ja-Antworten prägt Ihre derzeitige Lebensweise und Ihr Verhalten am stärksten.

Lesen Sie jetzt noch einmal die drei Tabellen zur Bestimmung der Grundkonstitution durch (Seite 21, 22); betrachten Sie sogleich Ihren Körper, Ihren Körperbau, Ihre Haut usw., und kreuzen Sie alle zutreffenden Eigenschaften an; zählen Sie zum Schluss wieder die einzelnen Vata-, Pitta- und Kapha-Punkte zusammen.

Vergleichen Sie nun das Ergebnis der Tabellen mit dem des Fragebogens, und ordnen Sie Ihren Körper, Ihre Lebensweise und Ihre Beschwerden den einzelnen Doshas zu. Damit erhalten Sie einen guten Einblick in Ihre Dosha-Anteile von Vikriti und Prakriti.

Die eigene Konstitution und deren Störungen

Bevor Sie ayurvedische Heilkunde anwenden, sollten Sie immer zuerst Ihre körperlichen Störungen und psychischen Belastungen evaluieren. Leiden Sie beispielsweise an einem Vata-Überschuss, so wird dieser – ungeachtet der Grundkonstitution – erst einmal mit der richtigen Ernährung, mit Massagen, Behandlungen und Heilkräutern ausgeglichen. Durch die Harmonisierung der Vata-Energie können die wahren Konstitutionsanteile zum Vorschein kommen.

Im Ayurveda werden alle störenden Faktoren entsprechend den Prinzipien »Gleiches verstärkt Gleiches« und »gegenteilige Eigenschaften wirken vermindernd« ausbalanciert. So werden Hitzewallungen und Schweißausbrüche, unter denen beispielsweise Frauen während der Wechseljahre leiden, mit kühlenden, zusammenziehenden und trocknenden Behandlungsmethoden und Substanzen ausgeglichen.

Gleich der Bewegung eines Pendels, das von einer Seite zur anderen schwingt, wird ein Dosha nach dem anderen behandelt, sodass sich der Organismus immer mehr in der Grundkonstitution verankern kann. Etwas komplizierter wird es, wenn gleichzeitig verschiedene Beschwerden auftreten. Dies geschieht in der Tat sehr häufig; zunächst muss entschieden werden, mit welcher Dosha-Therapie zu beginnen ist. Stimmt man die Ernährung auf den Heuschnupfen (Kapha-Störung) oder das Sodbrennen (Pitta-Störung) ab? Soll zuerst Vata reduziert werden, um Blähungen und Schlafstörungen zu lindern, oder ist eher eine Pitta-reduzierende Therapie wegen der Hautunreinheiten und Kopfschmerzen angezeigt? Die Antworten auf diese Fragen kann im Grunde genommen nur ein erfahrener Ayurveda-Arzt oder -Therapeut geben. Alle Krankheiten und Beschwerden, die sich bereits in den Körpergeweben (Dhatus) manifestiert haben, gehören grundsätzlich in medizinische Behandlung und sollten nicht einer alleinigen Selbsttherapie unterworfen werden.

Als allgemeine Regel gilt in der ayurvedischen Therapie, dass zuerst das Vata-Dosha und im Anschluss alle weiteren Doshas behandelt werden. Ausmaß und Bedrohlichkeit der unterschiedlichen Krankheiten sind weitere Orientierungspunkte. Leidet ein Patient beispielsweise gleichzeitig an Neurodermitis, Asthma und Blähungen, so wird zuerst das Asthma behandelt, da dies das Leben am meisten gefährdet, dann die Neurodermitis und schließlich die Blähungen. Eine ausgewogene Ayurveda-Behandlung berücksichtigt alle Doshas und Beschwerden gleichermaßen und bedient sich nur der Heilmittel und Behandlungweisen, die dem ganzheitlichen Heilungsweg dienen.

Für Sie, liebe Leserin, gilt bei allen Selbstanwendungen die Regel, grundsätzlich die Lebens- und Ernährungsempfehlungen Ihrer Grundkonstitution einzuhalten. Befinden Sie sich in Therapie, befolgen Sie deren Anweisungen bis zum Ausklingen der Beschwerden – auch wenn sie abweichen sollten von den konstitutionsbezogenen Ratschlägen. Fühlen Sie sich mit irgendeiner ayurvedischen Anwendung unwohl, sollten Sie diese unmittelbar abbrechen, da Ihr Körper sie nicht gut verträgt. Die allgemeinen Regeln ayurvedischer Heilkunde und Körperpflege, wie sie im Kapitel »Ernährung, Schlaf und Sexualität – die drei Säulen des Lebens« erläutert werden, können unbedenklich und ungeachtet der Grundkonstitution angewendet werden, da diese die Doshas von Grund auf harmonisieren und nähren.

Yasmin hat von ihrem Körperbau und ihren Verhaltensweisen eine typische Vata-Konstitution. Sie ist klein, zierlich und innerlich sehr unruhig, ängstlich und nervös. Ihre Haare sind dünn, die Augen klein und unruhig, die Nägel brüchig. Yasmin konsultierte mich wegen ihrer schweren Akne, die alle Symptome einer Kapha-Störung aufwies. Die Haut war fettig und großporig, dicke rote Pusteln und Schwellungen breiteten sich auf dem gesamten Kinn und Unterkiefer aus. Bereits seit zehn Jahren litt Yasmin unter dieser für sie sehr belastenden Hautkrankheit, und sie hatte bereits alle herkömmlichen Therapien (Hormonbehandlung, Kosmetikpräparate usw.) erfolglos durchlaufen. Trotz ihrer offensichtlichen Vata-Prakriti zeigte der Körper alle Symptome einer starken Kapha-Erhöhung in Form von übermäßiger Schleim- und Fettbildung (besonders im Hautgewebe), Lymphschwellungen, Zysten an der Gebärmutter und einer ständigen Müdigkeit.

Ich empfahl Yasmin eine Kapha-reduzierende Ernährung mit vielen leichten, bitteren und zusammenziehenden Nahrungsmitteln. Auch die Hautpflege und Gesichtsbehandlungen stimmten wir gänzlich auf ihre Kapha-Symptome ab. Ihr Lebensstil sollte ihrer Vata-Grundkonstitution entsprechen. Ich riet Yasmin, einen regelmäßigen Tagesablauf einzuhalten, sich körperlich nicht zu überanstrengen, früh schlafen zu gehen und regelmäßig zu meditieren.

Viele der Behandlungsweisen dienten Vata und Kapha zugleich: So nahm Yasmin eine Zeit lang ausschließlich warme Speisen und Getränke zu sich, welche die Kühle von Vata und Kapha ausglichen. Stoffwechselanregende Gewürze und wärmende Ganzkörperbehandlungen dienten ebenfalls dem Dosha-Ausgleich. Durch regelmäßige Dampfbäder und Kräuterauflagen regten wir den Reinigungsprozess und die Agni-Funktionen auf sanfte Weise an.

Nach drei Monaten war Yasmins Haut glatt und schön. Sie hatte noch ein vergrößertes Porenbild, aber die Schwellungen und Pusteln waren weg! Insgesamt fühlte Yasmin sich sehr viel besser und ausgeglichener. Die ständige Müdigkeit, aber auch die innere Nervosität, Ängstlichkeit und Anspannung waren einer positiven Lebensdynamik gewichen. Ihre Hände und Füße fühlten sich jetzt immer warm an, und sie spürte die Lebenskraft in sich. Yasmin achtete weiterhin darauf, ihr Vata und ihr Kapha stets gut zu pflegen und durch eine ausgewogene Lebensweise diese gegensätzlichen Kräfte im Gleichgewicht zu halten.

Symptome von Dosha-Störungen

Vata

Gerät Vata aus dem Gleichgewicht, äußert sich dies direkt durch innere Ängste, Stress oder Verlangen nach Wärme. Im Kopf scheint alles durcheinander, die Gedanken rasen, der Körper verkrampft sich, und in den Handlungen liegt wenig Kraft und Sicherheit. Hält dieser Zustand an, so leidet der Betreffende unter zunehmenden Blähungen und Verstopfungen, kalten Hände und Füßen sowie Trockenheit im ganzen Körper und auf der Haut. Der Geist wird immer unruhiger, und es können sich langsam »echte« Beschwerden wie Schlafstörungen, Ohrgeräusche und Schwindelanfälle entwickeln. Eine lang anhaltende Dosha-Erhöhung führt zu typischen Vata-Krankheitsbildern wie Blutarmut, Muskel- und Knochenschwund, Lähmungserscheinungen, Gedächtnis- verlust, Gelenkbeschwerden, degenerativer Arthritis und Nervenleiden aller Art.

Pitta

Ist Pitta gestört, äußert sich dies durch Magenübersäuerung, Sodbrennen, Magenverstimmung, brennende Schmerzen in der Nabelgegend, inneren Ärger sowie eine äußerst gereizte und überkritische Geisteshaltung. Die Haut beginnt ebenso zu reagieren; Hautrötungen, Ausschläge und Schweißausbrüche sind die Folge. Im weiteren Krankheitsverlauf besteht eine Neigung zu Fieber, Entzündungen, Eiteransammlungen, entzündlicher Arthritis, Knochenabszessen sowie allen entzündlichen und brennenden Beschwerden der Leber und des Magen-Darm-Trakts.

Kapha

Wer unter zu viel Kapha leidet, erfährt dies zuerst als Antriebsarmut, Appetitmangel und

Schweregefühl. Der Betreffende ist dumpf und träge und alle Aktivitäten sind mühsam. Brechreiz, aufgeblähte Gedärme, Ödeme und ständige Müdigkeit – die sich bis zur Schlafsucht steigert – können auftreten.

Der Körper beginnt sehr viel Schleim zu bilden. Verschleimte Atemwege, träge Verdauung und Krankheiten wie Fettsucht, hoher Cholesterinspiegel, nässende Ekzeme, Zysten und Tumore können sich entwickeln. Ebenso stehen alle Erkrankungen der Lymphe, Atemwege, Lungen und Bronchien in unmittelbarem Zusammenhang mit einem gestörten Kapha-Dosha und werden entsprechend behandelt.

Körperreise zur Erforschung von Vata, Pitta und Kapha

Folgende Übung bietet eine gute Gelegenheit, Vata, Pitta und Kapha im eigenen Körper zu erforschen und sich die verschiedenen Ebenen der Doshas bewusst zu machen. Wiederholen Sie diese Übung in größeren Zeitabständen – Sie werden dadurch stets neue Aspekte Ihrer Persönlichkeit erfahren und sich Schritt für Schritt Ihrer kraftvollen Grundkonstitution nähern.

- Legen oder setzen Sie sich ganz entspannt hin, und atmen Sie ruhig ein und aus. Hören Sie dabei eine entspannende Musik, oder genießen Sie einfach die Stille Ihrer Umgebung. Spüren Sie, wie der Atem durch den ganzen Körper fließt und Sie seine rhythmische Bewegung in jeder Zelle erfüllt. Ihr Körper ist entspannt, angenehm schwer und warm.

- Legen Sie die Hände auf den unteren Bauch, und atmen Sie tief in Ihren Bauch. Konzentrieren Sie sich auf Ihren Unterbauch und den Dickdarm. Dies ist der Hauptsitz von Vata, hier sammelt sich Ihre gesamte Bewegungsenergie. Spüren Sie die Leichtigkeit Ihrer Bewegung und die Quelle Ihrer Kreativität, Flexibilität und Feinfühlig-

keit. Vergegenwärtigen Sie sich die verschiedenen Aspekte und Persönlichkeitsmerkmale von Vata und erspüren Sie Ihre eigenen Vata-Anteile: Ist Ihr Körper leicht, zart und schmal? Ist Ihre Haut trocken, dünn und kühl? Sind Sie in all Ihren Aktivitäten sehr schnell und sprunghaft, ist Ihr Kopf immer in Aktion und können Sie Ihre Gedanken schlecht abschalten? Erleben Sie bewusst alle innewohnenden Vata-Anteile, und atmen Sie wieder entspannt ein und aus. Genießen Sie die innere Leichtigkeit, die Sie durch und durch erfüllt.

- Gehen Sie nun mit Ihrer ganzen Aufmerksamkeit zur Bauchmitte, in Höhe des Dünndarms und der Leber. Hier ist der Hauptsitz Ihres Pittas und der Verdauungsenergie. Spüren Sie die Kraft und die Hitze Ihrer Feuerkraft und die unermessliche Stärke, die in Ihnen wohnt. Ihre Pitta-Energie brennt und brodelt in Ihrem Inneren und schenkt Ihnen Vitalität sowie Dynamik in jedem Körperteil, geistige Klarheit und eine durchdringende Umsetzung in allen körperlichen und geistigen Prozessen. Vergegenwärtigen Sie sich die verschiedenen Aspekte und Persönlichkeitsmerkmale von Pitta, und erspüren Sie Ihre eigenen Pitta-Anteile: Ist Ihr Körper warm und kraftvoll? Haben Sie eine gute Verdauung und einen aktiven Stoffwechsel? Sind Sie eine starke Persönlichkeit mit Ehrgeiz, Durchsetzungsvermögen und erfolgsorientierter Handlungsweise? Neigen Sie zu Hautreizungen, Durchfall oder Entzündungen im Körper? Erleben Sie bewusst alle innewohnenden Pitta-Anteile, und atmen Sie wieder entspannt ein und aus. Genießen Sie die innere Wärme und Kraft, die Sie durch und durch erfüllt.

- Nun lenken Sie Ihre ganze Aufmerksamkeit auf Ihren Brustkorb und oberen Magenbereich. Hier ist der Hauptsitz Ihres Kaphas. Öffnen Sie mit jedem Atemzug Ihre Brust und Ihre ganze Herzensregion. Spüren Sie die liebevolle Kraft und Sehnsucht Ihrer

Herzensenergie, und genießen Sie die innere Fülle und angenehme Schwere der ruhigen Kapha-Energie. Kapha entfaltet sich im ganzen Brustraum und erfüllt Sie mit tiefer Ruhe, Gelassenheit und Liebe. Vergegenwärtigen Sie sich die verschiedenen Aspekte und Persönlichkeitsmerkmale von Kapha, und erspüren Sie Ihre eigenen Kapha-Anteile: Ist Ihr Körper robust und kräftig gebaut? Verfügen Sie über ein stabiles Immunsysten, fülliges Haar und eine unempfindliche Haut? Sind Sie eine ausgeglichene, in sich ruhende Persönlichkeit und kommen viele Menschen zu Ihnen, um sich Hilfe und Trost zu holen? Erleben Sie bewusst alle innewohnenden Kapha-Anteile, und atmen Sie wieder entspannt ein und aus. Genießen Sie den inneren Frieden und die kraftvolle Ausdauer, die Sie durch und durch erfüllt.

- Bleiben Sie entspannt, und genießen Sie die Vielfalt Ihrer Persönlichkeit. Konzentrieren Sie sich nun auf Bilder Ihrer Kindheit. Wie haben Sie als Kind ausgesehen? An welches Lebensgefühl können Sie sich noch erinnern? Wie würden Sie Ihre Doshas in der Kindheit beschreiben? Lenken Sie Ihre gesamte Aufmerksamkeit auf Ihre Kindheit und die damit verbundenen Erinnerungen und Bilder. Lassen Sie diese einfach vor Ihrem inneren Auge entstehen, und beobachten Sie. Waren Sie als Kind derselbe Konstitutionstyp wie heute? Oder haben sich Ihr Körperbau bzw. persönlicher Ausdruck stark verändert? Wann hat diese Veränderung stattgefunden? Können Sie sich an bestimmte Situationen in Ihrer Kindheit erinnern, die sozusagen diese Persönlichkeitsveränderung herbeigeführt haben?

- Kommen Sie langsam wieder zurück in die Gegenwart, und spüren Sie dem Kind in sich noch ein wenig nach. Atmen Sie tief und bewusst ein und aus, räkeln und strecken Sie Ihren Körper. Öffnen Sie die Augen, und betrachten Sie Ihre Konstitution und Dosha-Anteile in einem neuen, tiefer begründeten Licht.

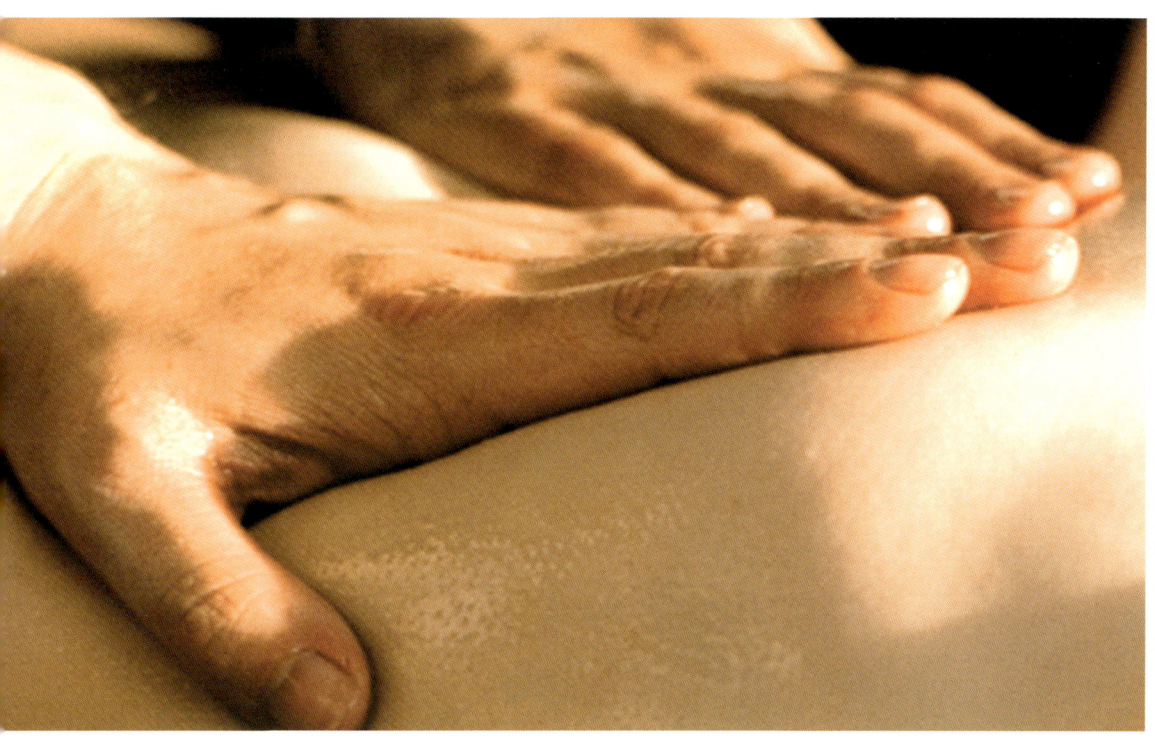

Mit Ayurveda Ihre Partnerschaft glücklich gestalten

Kennen wir die typischen Persönlichkeitsstrukturen und Charaktereigenschaften der einzelnen Konstitutionstypen, können wir die Menschen unserer Umgebung besser verstehen, liebevoller behandeln und uns mit Toleranz und psychologischem Feingefühl in sie hineinversetzen. Dadurch gewinnen wir größere Gelassenheit und Weitsicht in der Kommunikation, Partnerschaft und Arbeitswelt.

Jeder, der in einer intimen Partnerschaft lebt, weiß, dass es kein intensiveres Persönlichkeitstraining gibt als eine offene, ehrliche und kommunikationsfähige Beziehung. Unser Partner spiegelt unsere Tabus, Ängste und Unbewusstheiten wider – auch jene, von denen wir bislang gar nicht wussten, dass sie existierten. Ayurveda hilft uns, liebevoll und bewusst mit uns selbst und unserem Partner umzugehen, von unrealistischen Erwartungen abzusehen und das Gegenüber in seiner wahren Göttlichkeit anzuerkennen.

Häufig erscheint uns die Kommunikation mit dem anderen Geschlecht schwierig – da es doch so anders ist! Männer reagieren, denken und fühlen in vielen Lebenssituation völlig anders als Frauen. Allzu leicht fühlt man sich in einer Beziehung vom Gegenüber missverstanden, allein gelassen oder ungerecht behandelt. Aus ayurvedischer Sicht unterscheiden sich Männer und Frauen grundsätzlich durch die Gewichtung ihrer Dosha-Ausprägung: Die Frau weist einen natürlich größeren Kapha-Anteil in ihrer Körperstruktur und psychischen Reaktionsweise auf; der Mann ist naturgemäß geprägt von einem Pitta-dominierenden Wesen. Dies zeigt sich durch seinen muskulär ausgeprägteren Körperbau, seine Haar- und Hormonstruktur sowie viele typisch männliche Verhaltensweisen. Ein Mann wird seine Pitta-Anteile immer etwas stärker betont zum Ausdruck bringen als eine ebenso konstitutionierte Frau. Dies lässt sich unter anderem darauf zurückführen, dass Männer in prähistorischer Zeit die Aufgabe des Jägers und Kriegers innehatten und viel kämpferisches und siegesstolzes Persönlichkeitspotenzial zum Überleben benötigten.

Ein weiser Ayurveda-Lehrer sagte mir einmal: »Männer wollen bewundert und Frauen wollen begehrt werden. Wenn du dieses Geheimnis verstehst, wirst du ein glückliches Leben in einer glücklichen Beziehung haben.« Der Wunsch nach Anerkennung, Bewunderung und Erfolg zählt zu den männlichen Grundstrukturen, die dem Pitta-Anteil entspringen. Die männliche Natur sucht stets praktische Lösungen und den effizienten Einsatz aller vorhandenen Kräfte. Dies unterscheidet sich grundsätzlich von den weiblichen Kapha-Strukturen; Frauen legen mehr Wert auf seelische Harmonie, spirituelle Weiterentwicklung und materielle Sicherheit. Aus vedischer Sicht harmonieren Mann und Frau auf optimale Weise; sie schenken sich gegenseitig eine neue Welt mit sich ergänzenden Aspekten der kosmischen Energien.

Die Ausprägungen der weiblichen und männlichen Dosha-Strukturen sind freilich in jedem Menschen unterschiedlich stark. Es gibt sehr maskuline Männer mit sichtlichem Pitta-Überschuss und eher feminine Männer, die einen hohen Kapha-Anteil aufweisen. Ayurveda besagt, dass die männliche Natur üblicherweise mindestens ein Drittel Pitta-Anteile auf körperlicher oder psychischer Ebene in sich trägt. Diese können sich auf vielfältige Weise manifestieren und prägen die äußere Erscheinung, das Persönlichkeitsprofil sowie die beruflichen Ambitionen des Mannes.

Das Persönlichkeitsprofil des Vata-, Pitta- und Kapha-Mannes

Im Folgenden werden typische Persönlichkeitsprofile von Vata-, Pitta- und Kapha-Männern erstellt. Diese grobe Schematisierung ist lediglich richtungweisend und lässt den Raum offen für Konstitutionstypen und Ausdrucksformen aller Art.

Sind wir als Frau vertraut mit den Stärken und Schwächen der einzelnen Konstitutionstypen, so können wir uns bei der Auswahl des Partners (oder Kollegen, Mitbewohners) bewusst danach richten. Wir wissen, wer zu uns passt und welchen Typ Mann wir suchen. Gleichzeitig können wir den Schwächen und Reibungspunkten innerhalb unserer Beziehungen toleranter begegnen. Wir sehen die eigenen Dosha-Strukturen in Verbindung mit denen des anderen und können für auftretende Probleme praktische Lösungen finden.

Der Vata-Mann

Der Vata-Mann ist ein sehr kreativer, unternehmungslustiger und interessanter Partner. Er hat ständig neue Ideen, ist äußerst feinfühlig und legt viel Wert auf innere Harmonie und eine liebevolle Beziehung. Seelische Tiefe und ein großes Interesse für Philosophie, Religionen, Kunst und Musik machen ihn zu einem inspirierenden Gesprächspartner, und die Frau kann ihre spirituellen Lebenswünsche mit ihrem Vata-Mann gänzlich zum Ausdruck bringen. Leider ist er im praktischen Leben oft etwas unbeholfen, unstetig im Gemüt, vergisst Verabredungen und kommt häufig zu spät. Dies gleicht er durch seine großzügigen Geschenke, unterhaltsame Kommunikation und spontane Überraschungseinfälle aus.

Der Vata-Mann braucht persönliche Freiheit und leidet unter zu viel Verantwortung und Druck. Heftige Auseinandersetzungen, Instabilitäten und emotionale Enttäuschungen setzen ihm sehr zu – er hat Angst davor und versucht mit allen Mitteln, diesen aus dem Weg zu gehen. Beruflicher Stress und Erfolgsdruck engen seine luftige Konstitution ein, er fühlt sich unglücklich und unterdrückt. Geld, Macht und Einfluss reizen ihn weit weniger als Aufgaben, die persönliche Freiheit, visionäre Schaffenskraft und interessante und abwechslungsreiche Aufgabenfelder mit sich bringen. So ist die Vata-betonte Persönlichkeit der ideale Kreativ-Arbeiter, der eine flexible und motivierte Arbeitswelt, kommunikationsreiche und offene Teamarbeit genießt und sein immer wechselndes Aufgabengebiet mit Freude und Leichtigkeit bewältigt. Möglicherweise wird er über zu viel Stress klagen, diesen aber insgeheim lieben und pflegen, da er ihm das Gefühl von Wichtigkeit und Lebendigkeit vermittelt.

Vata-Männer suchen sich häufig sehr liebevolle und mütterliche Frauen. Sie wünschen sich einen Hafen, in den sie immer wieder einlaufen können und der Ruhe und Sicherheit bietet. Da der Vata-Mann eine sensible Gesundheit hat und normalerweise unter den üblichen Stresssymptomen wie Nervosität, innere Unruhe, Schlafstörungen oder Störungen des vegetativen Nervensystems leidet, wünscht er sich von seiner Partnerin eine liebevolle Betreuung und Versorgung. Er braucht ein entspanntes Zuhause, gutes Essen und eine wohlwollende Zuhörerin, die sich in seine Sorgen und Ängste hineinversetzen kann und ihm Mut, Kraft und Sicherheit verleiht. Fühlt sich der Vata-Mann wohl, ist er voller neuer Ideen und Unternehmungslust. Er wünscht sich eine flexible und reiselustige Partnerin, die sich offen und neugierig auf Unbekanntes einlässt. Er ist ein großer Ästhet und wird seine Frau mit schönen Kleidern, Düften und Schmuck beschenken, die er an ihr genießen möchte. Dabei geht er sehr einfühlsam auf die Persönlichkeit und Vorzüge seiner Frau ein und stärkt auf liebevolle Weise ihr Selbstwertgefühl.

Mit einem Vata-Mann an der Seite erfährt eine Frau immer wieder Überraschungen. Alltagsroutine und langweilige Gewohnheiten werden keinen Platz in ihrem Leben finden. Doch wird sie des Öfteren das Gefühl haben, mit einem Jungen verheiratet zu sein, der voller verrückter Ideen ist und ein ewiger Idealist bleiben wird. Um die materielle Sicherheit und das Tagesgeschäft wird sie sich jedoch selbst kümmern müssen, falls ihr dessen reibungslose Abwicklung wichtig ist. Was nicht heißt, dass der Vata-Mann nicht erfolgreich oder fürsorglich sein kann, sondern nur, dass seine Lebensprioritäten auf einer anderen Ebene liegen.

Der Pitta-Mann

Die Welt von James Bond, Indiana Jones und Rockefeller ist vom Bild des Pitta-Mannes geprägt. Er sieht gut aus, ist erfolgreich, ein leidenschaftlicher Liebhaber, weiß, was er will, und ist immer Sieger. Mit diesem Ideal setzen sich Pitta-Männer gerne selbst unter Druck. Sie sind ehrgeizig, diszipliniert, und das Leben verläuft nach einem festen Erfolgsplan. Gefühle spielen hier nur eine untergeordnete Rolle; wichtiger sind Ergebnisse, Zahlen und Strategien. Doch hinter dieser disziplinierten Fassade im Nadelstreifenanzug oder Sporttrikot brodelt ein impulsiver Vulkan mit unausgekochten Emotionen, verletzlichem Selbstwertgefühl und unerfüllten Sehnsüchten.

Pitta-Männer stehen durch ihren scharfen Verstand, ihre brillante Intelligenz, ihr persönliches Durchsetzungsvermögen und die hohe Arbeitsbereitschaft oft an der Spitze des Erfolges. Als Manager, selbstständige Geschäftsmänner, erfolgreiche Sportler, Politiker oder geniale Lebenskünstler schaut die Welt auf sie und vermittelt ihnen das Gefühl der Anerkennung und Wichtigkeit. Aber auch ein starker Erfolgsdruck wird ausgelöst, da der Pitta-Mann sich immer weiter steigern will und keinen Fehler machen darf. Was der Pitta-Mann von sich erwartet, erwartet er auch von seinem Umfeld. Er erweist sich als strenger Chef und anspruchsvoller Partner. Seine Frau ist ein wertvolles Statusobjekt in seiner Erfolgssammlung, und er will von anderen Männern um sie beneidet werden. Die Frau eines Pitta-Mannes muss immer etwas ganz Besonderes sein: überdurchschnittlich schön, ausgesprochen intelligent, reich oder berühmt.

In der Tiefe seiner Seele sehnt sich der Pitta-Mann nach Liebe, Wärme und Verwöhntwerden. Er möchte in den Augen seiner Frau der »starke Mann« sein; deshalb leidet er oft unter einer zu starken Partnerin, die ihn im privaten Umfeld noch zusätzlich unter Druck setzt. Zu intensive Gefühle schrecken ihn ab, und er findet nur schwer Zugang zu seinen eigenen Emotionen. So kann der gewandte Rhetoriker oft nur schwer seinen innersten Sehnsüchten Ausdruck verleihen, er weicht echten Gesprächen bei Beziehungskonflikten aus und versucht mit klugen Worten, spendablen Geschenken oder gefühlskalten Reaktionen von seiner Hilflosigkeit und Angst abzulenken. Typische Konflikte des Pitta-Mannes sind: starker Alkoholgenuss, chronische Magenbeschwerden, Aggressionsausbrüche und wiederkehrende Seitensprünge mit jüngeren, ihm unterlegenen Frauen. Häufig kompensiert er durch solches Verhalten innere Versagensängste und Minderwertigkeitskomplexe.

Pitta-Männer arbeiten in der Regel sehr viel und verfügen über ein gutes Einkommen. Zwar sieht die Frau ihren Mann nicht allzu oft, hat aber jede Menge damit zu tun, den gemeinsamen Besitz zu verwalten und zu genießen. Mit großzügigen Geschenken, luxuriösen Urlauben und beeindruckenden Statussymbolen will der Pitta-Mann seiner Frau seine Liebe zeigen und mit ihr gemeinsam die Früchte seines Erfolges genießen. Sagt die Frau schließlich: »Schatz, statt eines neuen Diamantrings hätte ich viel lieber, dass du mal früher nach Hause kommst und mit den Kindern Hausaufgaben machst«, wird sie auf vollkommenes Unverständnis stoßen.

Im Umgang mit einem Pitta-Mann braucht die Frau innere Reife, Weitsicht und Toleranz. Ihr Mann erwartet von ihr bedingungslose Liebe und Loyalität, er will auch zu Hause der Chef sein. Akzeptiert die Frau diesen Anspruch des Pitta-Mannes, so hat sie alle persönlichen Freiheiten und Vorteile, die sie sich nur wünschen kann. Kämpft sie jedoch gegen ihren Mann und will sie ihm beweisen, dass sie im Recht ist und noch mehr Stärke und Durchsetzungsvermögen besitzt als er, so kommt es zu einem gnadenlosen Machtkampf, bei dem der Mann bereit ist, alles zu opfern, um zu siegen.

Die Frau eines Pitta-Mannes sollte der ruhige und ausgleichende Pol in der Beziehung sein. Bei emotionalen Ausbrüchen empfiehlt es sich, erst einmal zu schweigen, bis sich das in Rage gebrachte Pitta-Gemüt beruhigt. Anschließend kann sie das Problem rational analysieren und gemeinsam mit dem Partner praktische Lösungen suchen. Bei Ärger oder Enttäuschung des Pitta-Mannes ist eine herzliche Umarmung die beste Lösung, da die Frau oft eine Ventilfunktion hat in Stresssituationen. Sportliche Aktivitäten und körperliche Bewegung, um angestaute Gefühle zu befreien, sind sehr zu empfehlen. Der Pitta-Mann sollte sich angewöhnen, regelmäßig direkt nach der Arbeit Sport zu treiben, denn dies schenkt ihm auf sowohl körperlicher als auch geistiger Ebene viel Energie. Die Frau eines Pitta-Mannes sollte gerne Frau sein, ein aktives und gesellschaftlich angesehenes Leben lieben, sich gerne mit teuren Dingen umgeben und auf ihren Mann stolz sein. Damit hat der Pitta-Mann alles, was er für sein Glück auf Erden braucht.

Der Kapha-Mann

Der Kapha-Mann ist ein liebevoller, treuer und beständiger Partner, Ehemann und Vater. Er ist ausgeglichen, geduldig und häuslich, unterstützt seine Frau bei der täglichen Hausarbeit und Kindererziehung und liebt ein beschauliches Privatleben. Meist ist er ein hervorragender Hobbykoch, praktisch veranlagter Heimwerker und passionierter Gärtner. Mit einem Kapha-Mann lässt es sich wirklich sehr gemütlich leben; er ist beliebt, pflegt einen großen Freundeskreis und unterstützt die Frau partnerschaftlich auf ihrem persönlichen Lebensweg.

Mit allzu großem Ehrgeiz, übertriebenem Arbeitseifer oder steilen Karriereambitionen ist der typische Kapha-Mann jedoch nicht ausgestattet. Viel wichtiger sind ihm eine sichere Arbeitsstelle mit festem Einkommen, ein geregelter Tagesablauf und genügend Zeit für sein Privatleben. Sinnliche Genüsse wie gutes Essen, bequeme Möbelstücke und ein gefüllter Weinkeller machen ihn glücklich und sind ein großer Teil seiner Freizeitbeschäftigung. Er braucht keine Abenteuer, sondern liebt das Bekannte und Altbewährte. Da der Kapha-Mann keinerlei Eitelkeit besitzt, vernachlässigt er leicht sein Äußeres und achtet auch nicht auf das Äußere seiner Partnerin. Egal ob dick oder dünn, groß oder klein, wichtig sind für den Kapha-Mann die inneren Werte. Für neue Kleider und wertvollen Schmuck hat er überhaupt keinen Sinn; vielmehr liebt er Sonderangebote und Praktisches zum Anziehen. Er ist sparsam bis geizig, genießt auch die kleinen (und billigen Dinge) im Leben und hat keinerlei Motivation, mit anderen zu konkurrieren.

Im Berufsleben ist er in bestimmten Bereichen außerordentlich erfolgreich, da er sehr geordnet, verlässlich und ausdauernd arbeitet. Langfristige Projekte erfüllt er vom ersten bis zum letzten Tag mit gleich bleibender Sorgfalt. Er handelt stets verantwortungsvoll und sichert sich gegen jedes unvorhergesehene Risiko ab. Auf den Kapha-Mann kann man sich in allen Situationen hundert Prozent verlassen und ihm als führenden Mitarbeiter blind vertrauen. Mit Menschen geht er auf sehr diplomatische und geschickte Weise um, er versteht es, keinem weh zu tun und doch die eigenen Interessen oder die des Unternehmens wahrzunehmen.

Kommt der Kapha-Mann von einem erfüllten Arbeitstag nach Hause, möchte er sich erst einmal entspannen. Ein Sessel, eine Zeitung und ein Bier sind normalerweise seine typische Reaktion auf die täglichen Anstrengungen. Nach fünfzehn Minuten ist er schließlich wieder ganz präsent, zeigt sich als fröhlicher und hilfsbereiter Ehemann und engagierter Vater. Bestürmt man ihn jedoch sofort und lässt ihm keine Zeit des kurzen Rückzugs, wird er gereizt und ungeduldig.

Ein Kapha-Mann lässt sich nicht gerne hetzen und liebt auch keine voreiligen Entscheidungen. So wird sein Leben in beruflicher und privater Hinsicht in gemäßigten Bahnen verlaufen und langfristig eine große Ernte einbringen. Wenn seine Partnerin jedoch von einer inneren Unruhe und Suche getrieben ist, anstrengende Kulturreisen unternehmen möchte oder seinen Erfolg vorantreiben will, so wird sie auf liebevolle, aber taube Ohren stoßen. Der Kapha-Mann wird seine Partnerin motivieren, dies alles allein, mit einer guten Freundin oder in einer Selbsterfahrungsgruppe auszuleben und ihn zu Hause zu lassen, damit er sich während dieser Zeit im eigenen Rahmen vergnügen kann.

Kapha-Männer können sehr gut mit starken und erfolgreichen Frauen zusammenleben, da sie keinen Neid kennen und in großer Toleranz anderen einen Platz einräumen. Sie sind bereit, einen Großteil der Hausarbeit und Kindererziehung zu übernehmen, damit ihre Frau auch persönliche Erfüllung finden kann. Sehr empfindlich sind sie jedoch bei ständigen Veränderungswünschen, wenn die Partnerin dauernd an ihnen herumnörgelt oder sie erziehen will, dass er sich beispielsweise das Rauchen abgewöhnen sollte, weniger essen oder mehr Sport treiben könnte.

Das Potenzial einer Partnerschaft entdecken

Jede Beziehung birgt ein großes Wachstumspotenzial in sich. Unser Partner spiegelt uns die eigenen (un)angenehmen Verhaltensweisen, Stärken und Schwächen wider. Betrachtet man Paare, so zeigt sich häufig, dass die jeweiligen Partner sehr unterschiedliche Konstitutionen und Persönlichkeitsstrukturen aufweisen. Der Partner ist sozusagen das Pendant zur eigenen Dosha-Gewichtung – und idealerweise entsteht eine optimale Ausgewogenheit von Vata, Pitta und Kapha. Dies kann eine Bereicherung für eine Beziehung sein, da eigene,

weniger stark ausgeprägte Persönlichkeitsanteile durch die Präsenz des anderen erwachen können. Die verschiedenartige Konstitution zweier Partner kann aber auch zu Missverständnissen in der Kommunikation und scheinbar unvereinbaren Interessenskonflikten führen.

Entscheidend für eine glückliche Beziehung sind gleichartige Wertvorstellungen und ähnliche Zukunftsvisionen. Streben beide Partner nach demselben Lebensziel, können sie diesen Weg noch so unterschiedlich beschreiten – sie werden stets eine seelische Übereinstimmung und Vertrautheit spüren. Dies überbrückt alle konstitutionellen Unterschiede und verleiht der Partnerschaft eine fruchtbare Basis.

Häufig wünscht sich eine Vata-betonte Persönlichkeit einen Kapha-Partner, der ihm Ruhe, Sicherheit und Wärme schenkt. Der Kapha-Partner kreiert ein gemütliches Heim und versorgt die windige Vata-Persönlichkeit mit allem, was sie braucht. Anderseits bedarf es einer gegenseitigen Toleranz, um unterschiedliche Lebensrhythmen und Interessen zu vereinbaren. Der Kapha-Typ möchte beispielsweise am Abend einfach seine Ruhe haben und sich entspannen, während Vata viel redet, voller Ideen steckt und noch tausend Pläne verwirklichen will. Am Morgen, wenn Kapha so richtig fit ist, kommt Vata nicht aus dem Bett – und andauernd muss Kapha für Vata aufräumen. Andererseits regt Vata die innere Sturheit, der unentwegte Appetit und die Unflexibilität hinsichtlich Terminen, Verabredungen und Gewohnheiten von Kapha ständig auf.

Pitta-Personen fühlen sich oft zu Vata- oder Kapha-Menschen hingezogen. Der sanfte Charme von Kapha und die spritzige und doch feinfühlige Art von Vata üben eine unwiderstehliche Anziehungskraft aus und eröffnen dem Pitta-Typ ein großes Kraftpotenzial. Anderseits wird Pitta auf Dauer von der Bequemlichkeit, Undiszipliniertheit und mangelnden Entscheidungsfähigkeit von Vata und Kapha genervt sein. Für Frauen, die ihre eigenen Kräfte messen wollen, ist es sehr gut, sich einen Pitta-Kapha-betonten Partner zu suchen. Dieser ist stark genug, sich ihren Kämpfen auszusetzen, hat aber auch die ruhige versöhnliche Kompromissbereitschaft, die Kraft der Frau anzunehmen und zu schätzen. Mit Vata-Persönlichkeiten kann man nicht besonders gut streiten. Sie scheuen Auseinandersetzungen und vergessen sehr schnell vergangene Konfliktsituationen. Oftmals wissen sie nicht, worüber der andere sich eigentlich derart aufregt.

Kommen zwei Menschen zusammen, die nahezu die gleiche Konstitution besitzen, verstärken sich die jeweiligen Eigenheiten und Lebensgewohnheiten in hohem Maße. Ich kenne ein Kapha-Ehepaar, das seit fünfzehn Jahren an den gleichen Urlaubsort fährt, die gleichen Freunde besucht und auch sonst nur sehr wenig Veränderung im Leben zulässt. Sie leben mit ihren Kindern im ehemaligen Elternhaus, sind begeisterte Hobbygärtner und lieben eine gute, reichhaltige Küche. Für die beiden ist diese Lebensweise stimmig und harmonisch, andere wiederum würden an ihr extrem leiden.

Pitta-Paare sind naturgemäß sehr erfolgreich und führen oft eine effiziente Geschäftsehe. Gemeinsame Ziele und Aktivitäten schweißen sie zusammen, und das Privatleben ist häufig auf ein Minimum von gemeinsamen Mahlzeiten und gesellschaftlichen Verpflichtungen in der Öffentlichkeit beschränkt. Dies kann für einen ehrgeizigen Menschen, der von seinen Zielen beseelt ist, sehr befriedigend sein. Es macht Spaß, einen intelligenten und anspruchsvollen Partner zu haben, mit dem man das Leben nach eigenen Maßstäben formen kann. Natürlich können auf Dauer auch starke Krisen, seelische Entfremdung und Machtkämpfe entstehen, besonders wenn ein Partner neue Interessen entwickelt oder das Leben sich durch Kinder verändert. Eine gute Freundin – eine typische Pitta-Frau – erzählte mir, nachdem sie sich von ihrem Pitta-Mann getrennt hatte: »Weißt du, Kerstin, ich hatte einfach keine Lust mehr, immer nur mit meinem Geschäftsführer zu schlafen.« Es ist wichtig in einer Pitta-Beziehung, auch gemeinsame Privatinteressen zu fördern und bewusst über

andere Themen zu sprechen als nur über das Geschäft oder Termine.

Wenn Sie ein Vata-Ehepaar besuchen, so sollten Sie bereits vorher etwas gegessen haben, denn normalerweise ist der Kühlschrank in einem Vata-Haushalt immer leer. Umso voller hingegen ist das Bücherregal, und die Zeit verrinnt in angeregten Gesprächen und philosophischen Diskursen. Vata-Beziehungen sind in der Regel sehr bewegt und von vielen äußeren Problemen belastet. Die alltäglichen Sorgen um Existenz, Geld und Termindruck erschüttern das Vata-Gemüt und erscheinen extrem kompliziert. Für Vata-Menschen ist es häufig schwierig, sich an einen Partner zu binden und eine beständige Beziehung zu führen. Ihre Sprunghaftigkeit und innere Zweifel lassen sie immer neue Partner suchen, und das Glück liegt grundsätzlich in der Erfüllung von außen. Gelingt es jedoch den Vata-Menschen, ihren eigenen inneren Ruhepol zu finden, so ist die Vata-Beziehung sehr fruchtbar. Kreative Inspiration, geistiges Verständnis und gemeinsame Interessen prägen nun eine lebendige, offene und kommunikative Partnerschaft.

Die weibliche Natur in neuem Licht betrachten

Wie sich bereits gezeigt hat, sind nach ayurvedischer Sichtweise die drei Doshas Vata, Pitta, Kapha bei Männern und Frauen naturgemäß unterschiedlich ausgeprägt. Aufgrund der spezifischen Lebensaufgaben, welche die Natur den Geschlechtern zugedacht hat, differieren die Doshas in Verteilung und Ausdrucksform: Mann und Frau können zwar dieselbe Grundkonstitution aufweisen, werden diese aber geschlechtsspezifisch erleben und dementsprechend zum Ausdruck bringen.

Auf vielen Ebenen ergänzen sich die weibliche und die männliche Konstitution. Zusammen ergeben weibliche und männliche Persönlichkeitsanteile eine vollkommene Einheit aller göttlichen Aspekte des Menschen. Wie wir gesehen haben, ist die Kapha-Energie das Fundament der Frau und die Pitta-Energie die Basis des Mannes. Dieser grundlegende Unterschied lässt sich unter anderem an den individuellen Funktionsweisen des Stoffwechsels, des Hormonsystems und des Hautaufbaus erkennen.

Jede Frau trägt durch die Fähigkeit, Leben zu empfangen, auszutragen und zu gebären, einen universellen Anteil der Schöpfung in sich. Diese niemals abbrechende Verbindung der nährenden, liebenden und empfangenden Aspekte Gottes schenkt ihr in jeder Lebenssituation neue Kraft und Inspiration. Dadurch erfährt die weibliche Persönlichkeit eine unvergleichliche Tiefe und gefühlsbetonte Intuition.

Sind Sie in Kontakt mit sich und Ihrem Körper, können Sie eine unbeschreibliche Kraft und innere Inspiration erfahren. Sie strahlen umfassende Wärme, Harmonie und Liebe aus, mit der Sie jeden Menschen in ihrem Umfeld erreichen können. Diese weibliche Kraft entspringt ihren feinstofflichen Kapha- und Vata-Anteilen in Körper und Seele.

Das moderne Zeitgeschehen und die heutige Arbeitswelt sind von Vata- und Pitta-Energien geprägt. Unser Leben ist enorm schnell geworden; es fehlt die Zeit, alles in Ruhe und mit Genuss zu tun. Technische Veränderungen, berufliche Herausforderungen, permanente Informationsflut – all dies lässt uns im »Dauerlauf« durchs Leben hetzen. Der Kampf um Kompetenz, Einfluss und Erfolg stärkt das Rückgrat und die Ellenbogen. Menschliche Wärme, Herzensqualitäten und Verständnis werden auf vielen Ebenen eher als Hindernis betrachtet statt als herausragende Qualitäten persönlicher Reife.

Die Werte, die Frauen in das Leben einbringen können, kommen häufig zu kurz. Nicht selten werden in der männlich dominierten Welt Frauen als weich, inkonsequent und nicht vollwertig betrachtet. Geprägt von diesen Erfahrungen, negieren Frauen mitunter ihre Weiblichkeit und stärken lediglich ihre männlichen Persönlichkeitsanteile, um durchsetzungsfähiger, erfolgreicher und unabhängiger zu sein. Dieses Ideal wird von den Medien, der Mode und den Fitnesscentern offensichtlich propagiert und führt dazu, dass sich viele Frauen stählen. Sie werden hart und drahtig, um im Lebenskampf zu bestehen.

Wie sich in meiner Einzelarbeit und in meinen Seminaren immer wieder zeigt, werden die meisten Frauen nicht glücklich, wenn sie ihre weibliche, weiche und hingebungsvolle Natur verneinen. Die extrovertierte Lebensweise in Beruf und Freizeit hinterlässt Spuren im weiblichen Körper und Seelenleben. Leistungsdruck und Stress rauben dem Körper wertvolle Reserveenergien und deaktivieren den Zellaufbau. Zweifelsohne ist jede Frau anders, und die introvertierten, in sich selbst ruhenden Kapha-Anteile der weiblichen Natur sind unterschiedlich stark ausgeprägt. Doch sicher ist, dass jede Frau durch ihre natürlichen Zyklusphasen diese Persönlichkeitsanteile besitzt und das innere Bedürfnis verspürt, sie zu entfalten. Durch die Unterdrückung stellen sich körperliche oder seelische Probleme ein, die zeigen, dass es einer Harmonisierung der Energien bedarf. Häufig auftretende Migräne, Depressionen, Schlafstörungen, Hautprobleme und auffällige Menstruations- oder Wechseljahrsbeschwerden sind typischen Warnsignale des Organismus.

Mittels Ayurveda können wir lernen, die Bedürfnisse unserer weiblichen Natur vorurteilsfrei zu betrachten. Mit dem Wissen um die drei Doshas und ihre Gewichtung in der eigenen Konstitution – aber auch in bestimmten Tages-, Jahres- und Zyklusphasen – können wir den Zustand unseres körperlichen und geistigen Wohlbefindens selbst bestimmen und einen harmonischen Ausgleich der inneren Wünsche und äußeren Lebensbedingungen schaffen.

Der von der individuellen Konstitution unabhängige Kapha-Vata-Anteil im weiblichen Organismus bildet sich aus den Elementen Wasser, Erde und Äther. Dadurch ist die Frau eng mit ihren Gefühlen verbunden, sucht die Verbindung zum Kosmos und eine stabile Verbindung von Handeln, Denken und Fühlen. Es entstehen frauenspezifische Bedürfnisse auf körperlicher, emotionaler und sozialer Ebene, die den Alltag maßgeblich bestimmen. Unterdrücken wir diese elementaren Bedürfnisse, werden sie sich durch psychosomatische Beschwerden und Störungen im Hormonhaushalt und Stoffwechsel bemerkbar machen.

Durch die jahrhundertelange Fremdbestimmung der Frauen in der Gesellschaft betrachten wir heute unsere weiblichen Fähigkeiten oft als minderwertig oder unwichtig. Viel lieber möchten wir den leistungsorientierten, intellektuell ausgerichteten und wirtschaftlich interessanten Erfolgskurs einschlagen, der uns

Svenja, eine meiner Patientinnen, die mich vor einigen Jahren in meiner Ayurveda-Praxis wegen ihrer Gewichtsprobleme aufsuchte, kam aus Skandinavien und war eine sehr erfolgreiche Marketing-Managerin in einem weltweit operierenden Unternehmen. Ich lernte Svenja als eine ausgesprochen nette, in sich gekehrte und disziplinierte Person kennen. Sie war 43 Jahre alt, nahm ihre Arbeit sehr ernst und genoss den großen Erfolg. Dass sie täglich mehr als zwölf Stunden arbeitete, fast kein Privatleben hatte und alle zwei bis drei Jahre in einem anderen Land lebte, störte sie wenig. Sehr stark litt sie jedoch unter ihren Gewichtsproblemen. Bei 1,65 Meter Größe brachte sie zirka 76 Kilogramm Gewicht auf die Waage. Und als Frau in einem Männerberuf war es ihr sehr unangenehm, »immer ein bisschen geringschätzig angeschaut zu werden«.

Als ich Svenja fragte, seit wann sie unter Übergewicht litt, erzählte sie mir, dass sie seit zirka zehn Jahren immer dann drei bis fünf Kilogramm zunahm, wenn sie von ihrer Firma in ein neues Land versetzt wurde, um dort den Markt neu aufzubauen. Nach nun vier Umzügen hatte sie, trotz Diäten und Abmagerungskuren, über vierzehn Kilogramm zugenommen. In einem halben Jahr würde sie von Deutschland nach Kanada gehen und sie habe schon jetzt Horrorvisionen vor dem Umzug und der weiteren Gewichtszunahme. Am Essen könne es nicht liegen, denn sie esse oft nur ein- bis zweimal am Tag und auch nur geringe Mengen.

Nach eingehender Diagnose und Anamnese stellte ich fest, dass Svenja eine Kapha-Pitta-Konstitution besaß. Ihr etwas gedrungener Körperbau, die disziplinierte und ausdauernde Arbeitsweise, der intelligente und gut strukturierte Geist und ihr ausgesprochen ausgeglichenes und fürsorgliches Temperament sprachen eindeutig für ihre Kapha- und Pitta-Anteile. Als Svenja mir jedoch ihren Tagesablauf eingehend schilderte, wurde mir schnell klar, dass ihr Kapha auf emotionaler Ebene völlig unterversorgt war. Für alle Dinge, die das Kapha nähren, wie beispielsweise in Ruhe essen, private Kontakte pflegen, gemeinsam mit Freunden ausgehen, kochen, entspannen, hatte sie keine Zeit. Stattdessen war ihr Tag von einem strengen Terminkalender bestimmt, und selbst in ihrer dreißigminütigen Mittagspause arbeitete sie noch Unterlagen durch oder gab anwesenden Mitarbeitern Instruktionen. Die Abende verbrachte sie vor hohen Aktenbergen oder mit Geschäftsessen. Ich erklärte Svenja, dass sie einem großen Anteil ihrer Persönlichkeit keinen Lebensraum lasse. Dadurch versuche ihr Körper, diesen Mangel aus eigener Kraft auszugleichen, und reichere ihr Kapha in Form von Körperfülle und Fettsubstanz an. Gelänge es ihr jedoch, eine positive Ausdrucksform von Kapha in ihr tägliches Leben zu integrieren, so würde sich ihr Stoffwechsel automatisch wieder umstellen.

Svenja begann mit großer Begeisterung, ihr Leben in kleinen Schritten zu verändern: Sie studierte in ihrer Mittagspause keine Unterlagen mehr, sondern nahm einen frisch gepressten Gemüsesaft und ein warmes Mittagessen zu sich. In den ersten zehn Minuten ihrer Mittagspause gönnte sie sich, an die frische Luft zu gehen oder mit einer sympathischen Kollegin einen kleinen privaten Plausch zu halten. Als zweiter Schritt gelang es ihr, bei den abendlichen Geschäftsessen erst nach dem Dessert mit den Verhandlungen zu beginnen. Die wohltuende und befreiende Wirkung dieser kleinen Veränderung konnte sie direkt spüren. Nach einer Weile entwickelte Svenja in ihrer Freizeit ihre Leidenschaft als Hobbyköchin. Einmal in der Woche kochte sie viele gesunde und leckere Gerichte, lud Freunde und Bekannte ein, und gemeinsam verbrachten sie einen schönen, entspannenden Abend.

Allein durch diese kleinen Verhaltensänderungen und Svenjas »Ja« zu ihrem innewohnenden Kapha-Anteil gelang es ihr, innerhalb von sechs Monaten zehn Kilogramm abzunehmen. Sie wurde insgesamt lockerer, entspannter und vitaler. Als besonderes Bonbon gönnte sie sich in den ersten drei Monaten ayurvedische Massagen und Schwitzbehandlungen, welche ihr innerlich und äußerlich sichtbar gut taten. Nach einem weiteren Jahr erhielt ich aus Kanada einen sehr netten Brief von Svenja, die mir mitteilte, dass sie ihr Gewicht um weitere drei Kilogramm reduziert hatte, sie sich äußerst wohl fühle und viele kleine Alltagsbeschwerden wie Müdigkeit, Blähungen, leichte Einschlafprobleme und latent auftretende Verstopfung nahezu vollkommen verschwunden waren.

so lange verwehrt blieb. Die Möglichkeit, das Leben nach den eigenen Wünschen zu gestalten, eine gute Bildung zu genießen und allen Persönlichkeitspotenzialen Ausdruck zu verleihen, ist eine wunderbare Gelegenheit, die verschiedenen Aspekte des Lebens auszukosten. Zu einem erfüllten Dasein gehört jedoch immer eine Balance zwischen weltlicher, seelischer und spiritueller Ebene.

Als Frau sollten wir immer darauf achten, dass wir unser Lebens- und Arbeitsfeld in einer weiblichen, uns angemessenen Form gestalten. Es empfiehlt sich beispielsweise an einem neuen Arbeitsplatz, der männlich geprägt ist, – je nach Möglichkeit – Veränderungen vorzunehmen und den persönlichen Stil zum Ausdruck zu bringen. Gelingt es Ihnen, die äußeren Aktivitäten auf die inneren Bedürfnisse abzustimmen, werden Sie mit jedem Tag neue positive Erfahrungen sammeln und innerlich wachsen. Als Frau besitzen Sie die Fähigkeit, die Dinge mit Ruhe, Leichtigkeit und Gelassenheit zu meistern. Mit ihrem weiblichen Potenzial können Sie ein Höchstmaß an Effektivität, Kraft und Schöpfungsenergie in einer Form der Fülle, Liebe und gemeinschaftlichen Teamarbeit entfalten. Verleugnen Sie hingegen ihre sensitive, gefühlsbetonte Natur, blockieren Sie den unendlichen Strom der göttlichen Kraft, Liebe und Inspiration, der Sie eigentlich immer durchfließen könnte.

Kapha repräsentiert Ruhe, Stabilität und Ausdauer. Für einen gesunden Kapha-Ausdruck benötigt eine Frau ein stabiles und liebevolles Umfeld. Ebenso sind genügend Freiraum, private Freundschaften, tiefe Begegnungen und kreative Entfaltungsmöglichkeiten wesentliche Aspekte für die Gesundheit. Ein beständiges Privatleben, das von festen Beziehungen und zuverlässigen Freundschaften geprägt ist, bietet unschätzbare Sicherheit. Bei Freundinnen und Seelengefährtinnen können wir Frauen nach den Stürmen des Lebens immer wieder vor Anker gehen und neue Ruhe, Kraft und Liebe auftanken.

Erfahrungsgemäß ist es für viele Frauen schwierig, sich vorurteilsfrei zu betrachten.

Klare Vorstellungen, wie eine moderne Frau von heute sein sollte, verzerren die Realität. Wir überfordern uns schlichtweg, wenn wir versuchen, die perfekte Karrierefrau mit der erotischen und sportlich durchtrainierten Liebhaberin, der kulturell interessierten Intellektuellen und der fürsorglichen Hausfrau in einer Person zu vereinen. Selbstredend bleiben dann viele innere Wünsche und Sehnsüchte auf der Strecke. Doch wie können wir die in uns verborgenen Wünsche erkennen und positiv zum Ausdruck bringen? Auf dem Weg zur eigenen natürlichen Weiblichkeit ist es wichtig, das innewohnende Frauenbild genau zu erforschen – und falls nötig, zu verändern.

Das Wissen um die Qualität der einzelnen Doshas Vata, Pitta und Kapha kann eine große Hilfe sein, da nun die verschiedenen Persönlichkeitsanteile wertfrei und bewusst betrachtet werden können. Anstatt zu denken: »Ich bin zu dick, zu unattraktiv oder zu pickelig«, erkennen wir: »Mein Kapha, Vata, Pitta ist gestört und braucht eine ganzheitliche Ausgleichtherapie«. Diese setzt sich im Ayurveda immer aus individuell zusammengestellten Ernährungs- und Gesundheitsempfehlungen, einem Behandlungsprogramm mit Ölmassagen und Reinigungsübungen sowie einem kleinen Bewegungsprogramm mit Yoga- und Entspannungsübungen zusammen.

Der erste und wichtigste Schritt auf diesem Weg ist die bewusste Kontaktaufnahme mit dem eigenen Körper. Wie fühlen Sie sich in Ihrem Körper? Mögen Sie ihn? Oder haben Sie an ihm ständig etwas auszusetzen? Es gibt nur wenige Frauen, die ihren Körper so akzeptieren, wie er ist. Die einen finden sich zu dick, die anderen finden sich zu dünn, die einen zu lang, die anderen zu kurz. Manche hätten gerne eine andere Nase, andere wiederum einen neuen Mund.

Mit Hilfe von Ayurveda lernen Sie, Ihr ureigenstes Wesen zu erkennen, zu genießen und zu lieben. Schließlich birgt jede Konstitution ihren ganz besonderen Reiz. Die Einstellung zum eigenen Körper prägt ganz wesentlich unser Erscheinungsbild. Akzeptieren wir ihn,

so spiegelt sich das in unserer aufrechten Körperhaltung wider; permanente Selbstkritik lässt uns unattraktiv erscheinen.

Viele Frauen sind es gewohnt, zuerst die Schwächen anderer Frauen zu erblicken. Betritt eine fremde Frau den Raum, wird sie erst einmal gemustert und bewertet: »Ist sie dicker oder dünner als ich? Zu welchem Friseur mag sie wohl gehen?« Interessanterweise ist für alle Frauen, ob alt oder jung, intelligent, gebildet oder erfolgreich, die Auseinandersetzung mit dem Körper ein wichtiges Thema. In meiner Arbeit erlebe ich häufig, dass sich erfolgreiche Firmeninhaberinnen oder Managerinnen genauso minderwertig mit ihrer (angeblich) unpassenden Figur oder Cellulitis fühlen wie siebzehnjährige Teenager. In Harmonie mit dem eigenen Körper und inneren Werten zu kommen ist für jede Frau ein großes Lebensthema. Manche möchten ausschließlich für ihre inneren Werte geliebt werden, andere wiederum lenken die gesamte Aufmerksamkeit auf das makellose Äußere.

Ayurveda betrachtet Körper und Seele immer als Einheit. Entscheidend für die Schönheit eines Menschen ist Ojas, die reine Lebensessenz, die sich nach einer vollständigen Gewebsbildung und Zellerneuerung bildet. Ojas lässt den Körper von innen heraus leuchten, die Augen sanft strahlen und übt eine unwiderstehliche Anziehungskraft auf andere aus. Sicher kennen Sie den unbeschreiblichen Drang, ein kleines wonniges Kind zu knuddeln und zu streicheln. Ähnlich geht es uns mit Ojas getränkten Menschen. Ihre Anziehungskraft lässt sich nicht mit gängigen Schönheitsidealen beschreiben, sondern nur als Sprache des Herzens deuten.

Sind wir eins mit unserem Körper, haben wir auch Zugang zu unseren Emotionen und zu unserer Liebe. Eine liebevolle Ausstrahlung ist das beste Schönheitsmittel und öffnet alle Türen. Viele Frauen haben Angst vor ihrer eigenen Weichheit und Liebe. Sie befürchten, dann nicht mehr stark genug für die Welt zu sein, verletzt zu werden und dem täglichen Lebenskampf nicht trotzen zu können. Im ersten

Jenny war Fotografin und lebte ein sehr unbeständiges und freies Leben. Als Vata-betonte Persönlichkeit liebte sie das Neue, Unverhoffte, und ihr Leben war ein ständiges »unterwegs sein«. Durch ihren Beruf lernte sie viele interessante Menschen kennen und verliebte sich immer wieder neu.

Jenny war Teilnehmerin des Wochenendseminars »Ayurveda für Frauen«. Sie litt sehr unter Menstruationsbeschwerden und suchte Hilfe. Besonders leidvoll waren für sie »die Tage vor den Tagen«. Hier nahm sie regelmäßig drei bis vier Kilogramm zu, litt an Schlafstörungen, Müdigkeit, innerer Reizbarkeit und Depression. Manchmal kam es vor, dass sie aufgrund ihrer starken PMS-Beschwerden wichtige Fotoaufträge absagen musste oder nicht zu ihrer Zufriedenheit ausführte.

Im Laufe des Seminars wurde Jenny sehr schnell klar, dass sie ein sehr Vata-betontes Leben führte, das im Grunde genommen auch sehr gut zu ihrer Konstitutionsstruktur passte. Ihre Menstruationsbeschwerden zeigten jedoch eine klare Kapha-Störung, deren Ursache Jenny sich zuerst nicht erklären konnte. Im Laufe des Seminars wurde ihr jedoch bewusst, dass sie ihre persönlichen Wünsche nach finanzieller Sicherheit, einer beständigen Partnerschaft mit einem Kind vollkommen unterdrückte. Es passte einfach nicht in ihr Bild einer unabhängigen und modernen Frau in der Künstlerszene.

Auch ihre unstete Ernährung, die aus viel Brot, Käse, kalten Häppchen und Süßigkeiten bestand, erhöhte das Kapha auf ungünstige Weise und verstärkte ihre PMS-Problematik.

Für Jenny wurde es ein langer und intensiver Selbsterfahrungsprozess, ihre eigenen weiblichen Persönlichkeitsanteile zu erkennen, zu akzeptieren und in ihr soziales Umfeld einzubringen. Zu ihrem Erstaunen stellte sie fest, dass viele ihrer Bekannten und Kolleginnen ähnliche ungelebte Wünsche hatten wie sie selbst. Dies gab ihr den Mut, ihre Lebensweise umzustellen und sich mit Aufrichtigkeit und innerem Mut selbst zu begegnen.

Sie begann ihre Fotoaufträge nach ihrem persönlichen Menstruationszyklus zu planen und nahm sich regelmäßig die Tage vor dem Einsetzen ihrer Blutung frei für ihre Buchhaltung und den Schriftverkehr. Diese für sie eher langweiligen Tätigkeiten erfüllten sie nun mit Ruhe, Frieden und Sicherheit. Durch ihre häusliche Tätigkeit hatte sie auch Zeit zum Faulenzen und Kochen. Meiner Empfehlung folgend, vermied sie in der Zeit zwischen ihrem Eisprung und der Menstruation alles Süße, Salzige und Gebratene. Sie begann, mindestens eine warme Mahlzeit mit viel gekochtem Gemüse, Gewürzen wie Ingwer, Kreuzkümmel und Kardamom zu sich zu nehmen, und trank regelmäßig heißes Ingwerwasser.

Durch diese Veränderung harmonisierte sich ihr Hormonsystem recht schnell, und die regelmäßig auftretenden Beschwerden verschwanden.

Jenny nahm nun deutlich wahr, mit welchen Menschen in ihrem Umfeld sie wirklich gerne in Kontakt treten wollte; sie lernte, sich bewusst abzugrenzen. Dadurch wurde ihr Privatleben stabiler und beständiger, und Kapha-betonte Eigenschaften wie Loyalität, Treue und Hilfsbereitschaft konnte sie mehr schätzen. Sie bevorzugte den Kontakt zu Menschen, die in Ruhe und Gelassenheit die Dinge angingen. Dadurch konnte sie ihre emotionalen Kapha-Wünsche stärker leben und nach dem geeigneten Partner fürs Leben Ausschau halten.

Moment scheint es, dass wir zu empfänglich sind für Leid, wenn wir unser Herz öffnen. Doch das Leid vergeht in der Regel schnell – und übrig bleibt die Freude. Der Preis der Gefühllosigkeit und Angst ist sicherlich um vieles höher, als mit ein paar Enttäuschungen und schmerzvollen Erfahrungen gereift aus der Situation hervorzugehen.

Jede Köperbehandlung und Lebensänderung sollte gemäß Ayurveda ein bewusster Akt der Liebe sein. Wir öffnen unser Herz, laden Liebe, Freude und Wahrheit zu uns ein und verschmelzen mit Öl, Haut und Wärme. Ayurveda beschreibt fünf Herzen in unserem Leib: eines in der Brust, zwei in den Handflächen und zwei in den Füßen. Mit jeder Massage werden diese Herzen aufs Neue geöffnet, und wir kommen mit der innewohnenden Liebe in Berührung. Der tiefe Kontakt mit der eigenen Herzensenergie übt magnetische Wirkung und Zuneigung auf die gesamte Umgebung aus. Im Grunde genommen sehnen sich alle Menschen nach Liebe. Gelingt es Ihnen, diese Liebe in sich zu bejahen, wirkt dies weitaus verschönernder als jede Diät und Kosmetik.

Ayurveda nutzt die tägliche Ernährung und Körperpflege zur Vertiefung der eigenen Liebesfähigkeit. Das morgendliche Ritual sowie die Selbsteinölung erinnern uns an unsere unendliche Kraft und Liebe. Die Mahlzeiten schenken uns Wohlgefühl, Stärkung und Achtsamkeit gegenüber eigenen Bedürfnissen.

Mit der Befolgung ayurvedischer Lebensregeln können sich neue positive Gewohnheiten einspielen, die das Selbstwertgefühl und die Selbstliebe aktivieren und stabilisieren. Wie von selbst lösen sich die alten Strukturen der Selbstkritik und Missgunst auf, und Sie gewinnen ein neues kraftvolles Selbstbild. Diesen Prozess können Sie durch mentale Bilder und Affirmationen noch weiter unterstützen. Sehen Sie vor Ihrem geistigen Auge, wie schön und erfüllt, frei und glücklich Sie sind. Kreieren Sie ein positives Selbstbild! Viele Frauen motivieren sich mit negativ formulierten Sätzen wie: »Ich möchte niemals so werden wie meine Mutter«, oder: »Ich muss etwas tun, um nicht

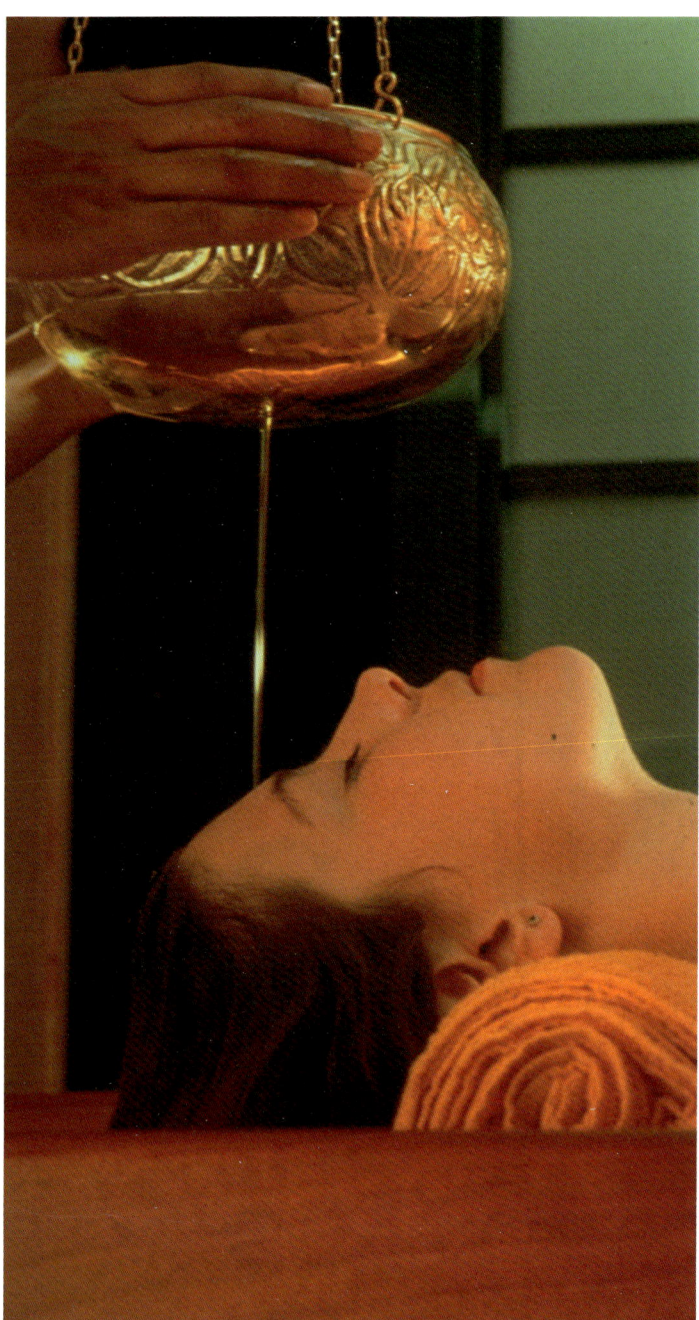

so zu enden wie ...«. Diese Formulierungen in der Verneinung scheinen im ersten Moment eine aktivierende Wirkung zu haben. Angst, Wut oder Abwehr erzeugen zwar eine gewisse Kraft und Disziplin. Doch das angstbesetzte Negativbild durchzieht auf fatale Weise weiterhin das Unbewusste. Da das Un-

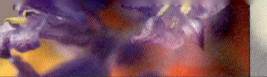

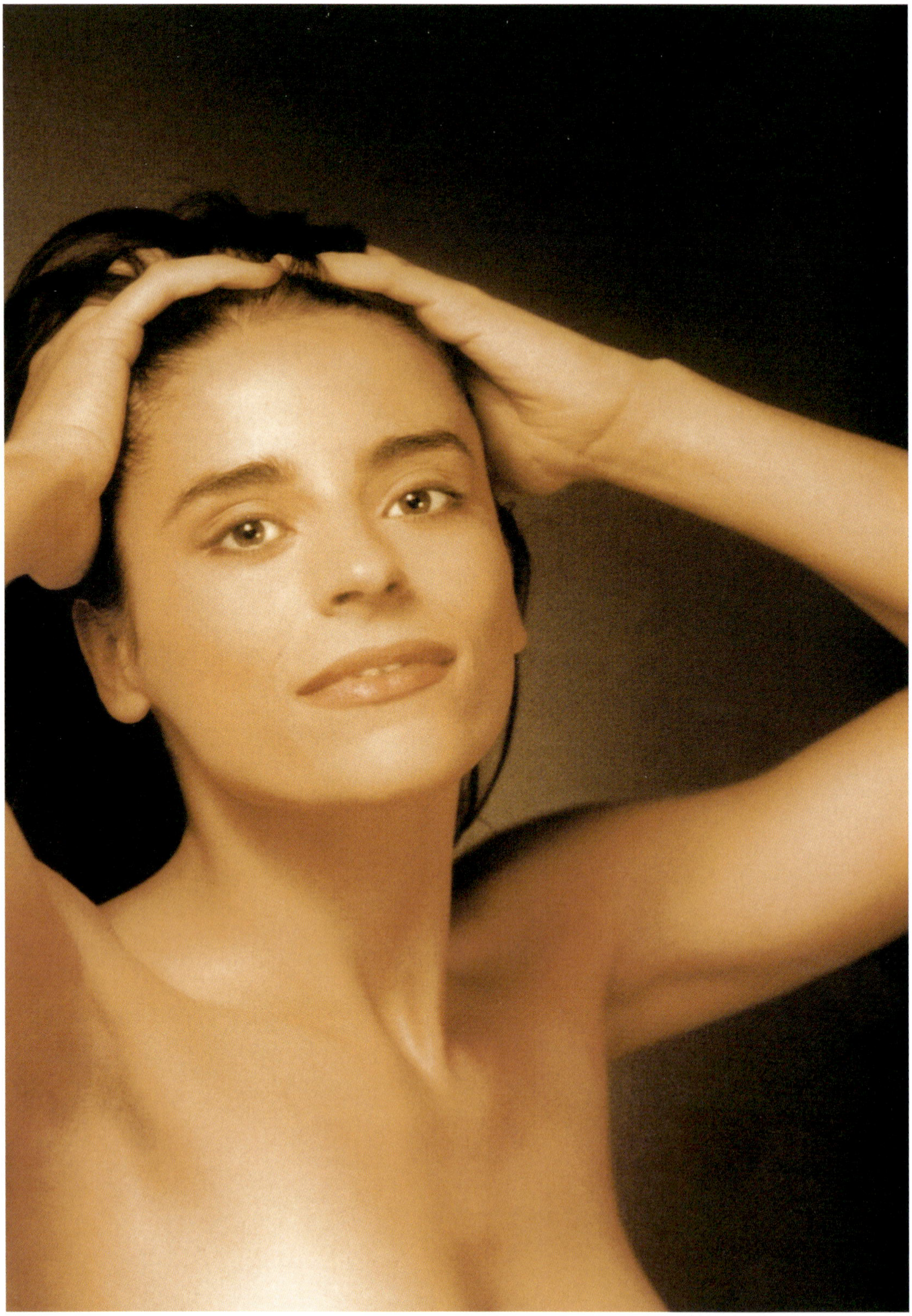

Sprechen Sie mit Ihrem »positiven Ich«.

terbewusstsein keine Verneinungen kennt, erfüllt es kritiklos alle Bilder, die wir ihm zukommen lassen. Den Satz: »Ich möchte niemals so werden wie meine Mutter« hört Ihr Unterbewusstsein als: »Ich möchte so werden wie meine Mutter«.

Positives Denken und die Arbeit mit Affirmationen sind altbewährte Techniken. Allerdings zeigen sie keine effektive Wirkung, wenn wir nicht wirklich an die positiven Sätze glauben! Wer zutiefst davon überzeugt ist, zu dick zu sein, kann sich noch so oft sagen: »Ich bin schlank und begehrenswert«. Solange man nicht wirklich daran glaubt, wird diese Affirmation erfolglos bleiben.

Ich persönlich habe sehr gute Erfahrungen gemacht, wenn ich die Affirmation direkt an meinen göttlichen Kern richte. Ich bin überzeugt davon, eine göttliche Seele zu besitzen; diese erfüllt mir meine Wünsche und ist mit allen Attributen der Schöpfung gesegnet. Wenn ich meine Affirmation an meinen göttlichen Kern richte: »Du bist schlank, schön und begehrenswert. Ich lebe deine Schönheit. Deine Schönheit strahlt aus mir, formt meinen Körper und macht mich schlank und begehrenswert«, so kann ich dies glauben, und die positiven Bilder beginnen zu wirken.

Sprechen Sie jeden Tag vor dem Spiegel mit sich selbst, und erzählen Sie sich alle Dinge, die Sie an sich mögen. Wandeln Sie ihre Schwächen und Probleme um in Stärken und positive Formulierungen. Manchmal ist es gar nicht so einfach, die stärkende Affirmation alleine auszusprechen. Reden Sie mit sich in der Du-Form, wenn dies Ihnen leichter fällt : »Du hast schöne Augen. Dein Lächeln ist sehr anziehend. Heute siehst du besonders sexy aus«. Vergegenwärtigen Sie sich stets, wie alle positiven Eigenschaften ein Teil ihrer göttlichen – und bereits vorhandenen – Natur sind. Sie werden erfahren, wie sehr diese Affirmationen Ihr Leben bereichern können.

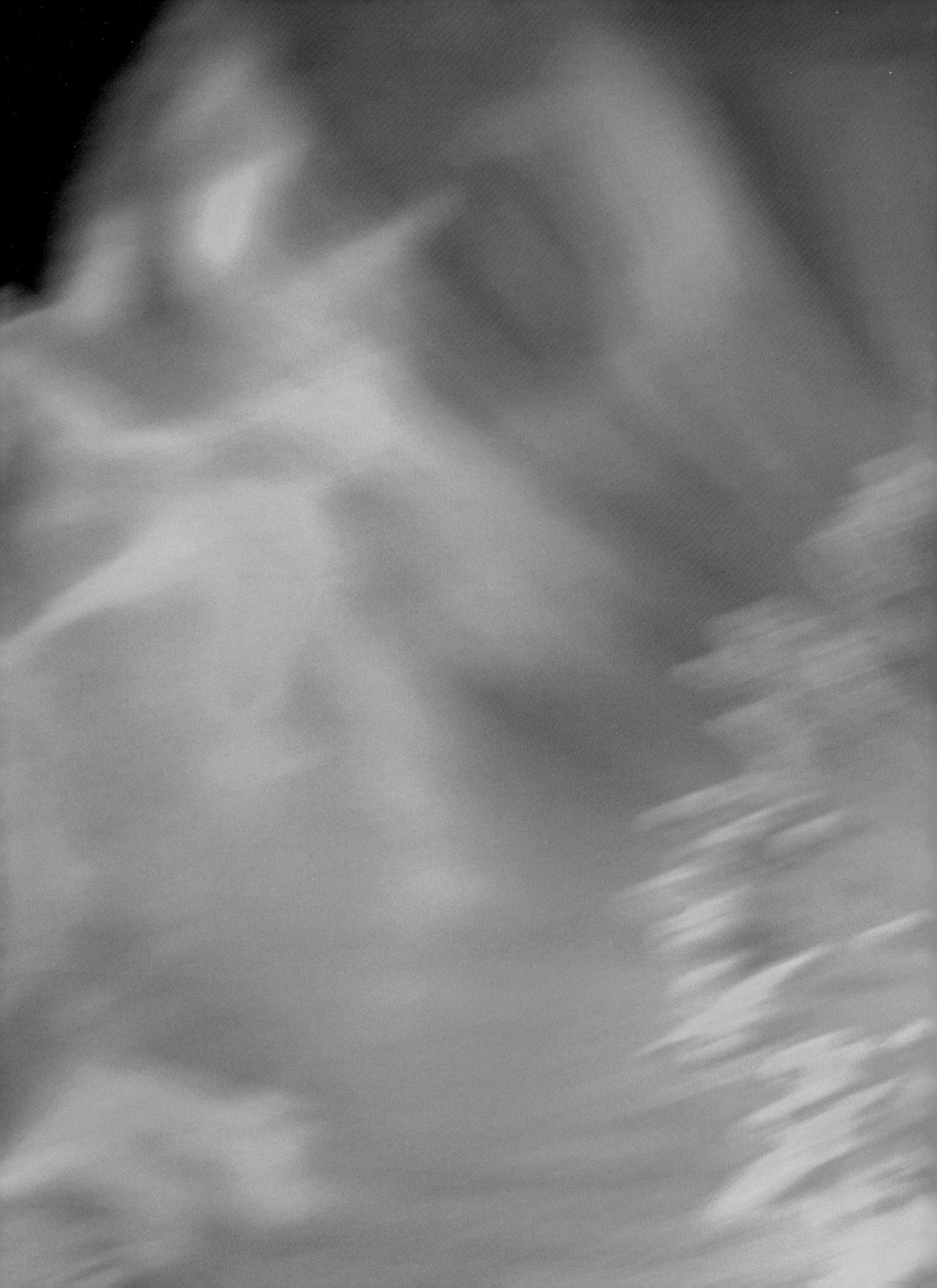

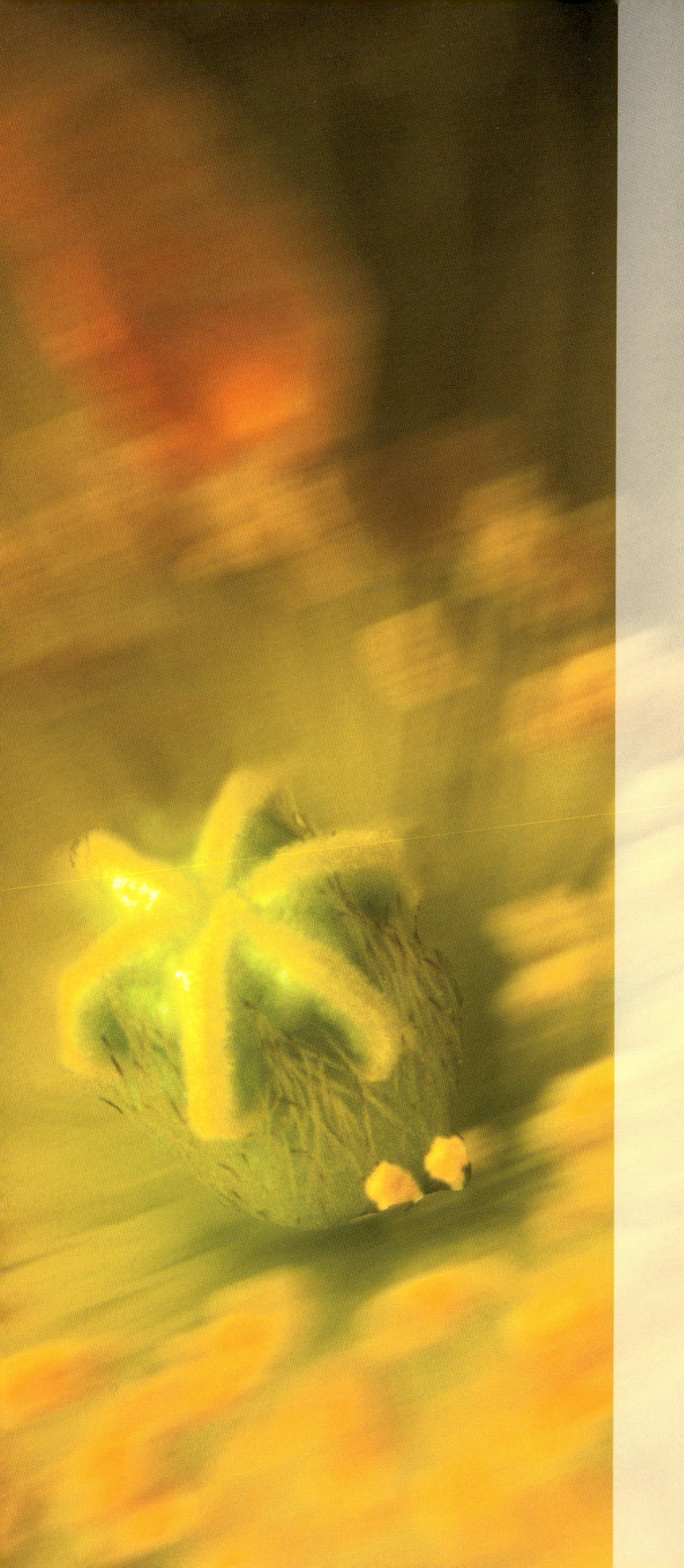

Teil 2

Ernährung, Schlaf und Sexualität – die drei Säulen des Lebens

Ayurveda beschreibt drei zentrale Säulen des Lebens: Ernährung, Schlaf und Sexualität. Sie stellen die Basis für Gesundheit, Harmonie und Lebensenergie dar. Mit den täglichen Mahlzeiten, unseren Schlafgewohnheiten und sexuellen Ausdrucksformen können wir maßgeblich unser persönliches Wohlbefinden beeinflussen. Ein bekannter Ayurveda-Arzt gab einst zu bedenken: »Was sollen all die Therapien und Medikamente nützen, wenn die Ernährungs- und Lebensweise des Einzelnen nicht stimmt?« In diesem Sinne sind die drei Säulen des Lebens mehr als nur »ayurvedisches Hausfrauenwissen«. Sie sind das Fundament für jede ayurvedische Behandlung und Schwerpunkt der Präventivmedizin.

Unsere Verhaltensweisen und Gewohnheiten, sowohl tagsüber als auch nachts, sind ein unmittelbarer Ausdruck unserer Doshas. Kennen wir unsere persönliche Konstitution, können wir durch eine individuelle Abstimmung der Ernährungs- und Verhaltensformen unsere körperlichen und psychischen Bedürfnisse befriedigen und potenzielle Störfaktoren sowie unzuträgliche Fremdeinflüsse vermeiden. Mittels Ernährung, Schlaf und Sexualität erfüllen wir die Grundbedürfnisse unserer menschlichen Natur und lassen Körper, Geist und Seele miteinander verschmelzen. Wir nähren uns mit neuer Lebensenergie und respektieren auf liebevolle Weise eigene Belange.

Frauen übernehmen im sozialen Kontakt viele fürsorgliche Tätigkeiten. Es gehört häufig zu den weiblichen Aufgaben, sich um die Ernährung der Familie und Freunde zu kümmern bzw. ein angenehmes Ambiente zu kreieren. Mit den »drei Säulen des Lebens« wird diese Aufgabe zu einer erfüllenden Berufung, in der Frauen ihre intuitiven und praktischen Fähigkeiten gänzlich zum Ausdruck bringen können.

Maja ist in einem Büro tätig und lebt allein in Frankfurt. Ihr Frühstück und Abendessen bestand aus einem Brot mit Wurst- oder Käseauflage; zum Mittagessen holte sie sich etwas vom Bäcker oder Metzger nebenan.

Als Maja mich zu einer Ayurveda-Gesundheitsberatung konsultierte, besaß sie nicht einmal einen Herd – lediglich eine Kaffeemaschine. Sie machte in etwa alles falsch, was man aus ayurvedischer Sicht falsch machen kann: Sie ernährte sich schlecht und unregelmäßig, trank Unmengen von Kaffee, ging spät ins Bett und schlief, wenn möglich, bis in den Vormittag hinein, sie hatte ständig wechselnde Partnerschaften und pflegte mit vielen verschiedenen Männern sexuellen Kontakt. Ihr Körper reagierte darauf mit Übergewicht, unreiner Haut und sich wiederholenden Migräneanfällen. Zudem litt Maja an depressiven Verstimmungen und chronischer Müdigkeit. Für Maja war es sehr schwer, meine ayurvedischen Gesundheitstipps in die Tat umzusetzen, fehlte ihr doch jeder Sinn für die häusliche Selbstversorgung. Nach einem einwöchigen Migräneschub kaufte sie sich kurzentschlossen einen Herd und begann, sich jeden Abend eine Gemüsesuppe zu kochen. Sie entdeckte ihren Spaß an der ayurvedischen Lebensweise und entwickelte sich zu einer – aus ayurvedischer Sicht – hervorragenden Hausfrau. Die »drei Säulen des Lebens« wurden zu einem Gerüst, das ihr ganzes Leben beeinflusste. Sie lebte nicht mehr ziellos in den Tag hinein, sondern gestaltete sich ihre Lebensweise gesund und bewusst. Ihr neues Selbstbewusstsein tat ihr sichtbar gut: Maja nahm von ganz alleine zwölf Kilogramm ab, bekam eine schöne Haut und ihre Kopfschmerzen wurden besser und besser. Mit ihrer ayurvedischen Kochkunst begeisterte sie ihre Freunde, und schließlich lernte sie bei einem gemeinsamen Picknick den Mann ihres Lebens kennen. Heute hat Maja viele der ayurvedischen Lebensregeln fest in ihren Alltag integriert, und sie genießt ihre vitale Kraft und positive Ausstrahlung dank Ayurveda.

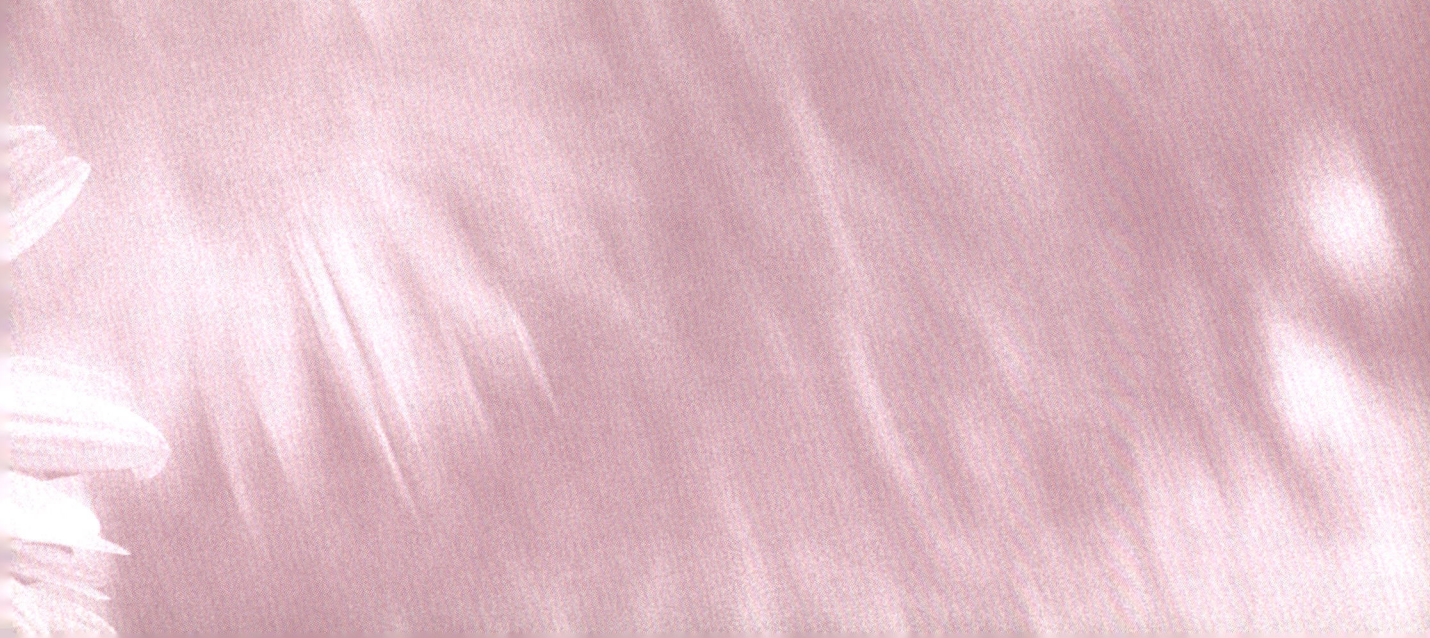

Gesunde Ernährung für Körper, Geist und Seele

Ernährung hat einen elementaren Einfluss auf körperliche Gesundheit, innere Zufriedenheit und ganzheitliche Schönheit. Das, was wir essen, entscheidet über die energetische und organische Versorgung des gesamten Stoffwechsels.

Im Ayurveda wird die Ernährung individuell auf die Konstitution und das Agni des Einzelnen abgestimmt. Je nachdem, wie das Verdauungssystem arbeitet und in welcher Dominanz die Doshas sich befinden, sollten bestimmte Nahrungsmittel bevorzugt oder gar gemieden werden, spezielle Kräuter eingenommen und ayurvedische Rezepte in unterschiedlicher Weise zubereitet werden.

Es würde zu weit führen, hier eine detaillierte Anleitung zu ayurvedischer Ernährungslehre zu geben. Ich möchte lediglich auf die wichtigsten ayurvedischen Ernährungsprinzipien eingehen und Ihnen einen praktischen Leitfaden für eine gesunde, wohlschmeckende und individuell abgestimmte Ernährungsweise geben.

Ayurvedische Ernährung beruht auf dem Ausgleich der im Körper dominanten Energien. Mit den richtig zubereiteten Mahlzeiten führen wir dem Körper all das zu, was ihm fehlt, und erlangen auf diese Weise wieder inneres Gleichgewicht. Je nach Konstitutionstyp neigen wir zu bestimmten Beschwerden und haben spezifische Vorlieben, die sich in unserem Lebensstil und unseren Ernährungsgewohnheiten widerspiegeln. Diese richtig zu interpretieren und liebevoll in Harmonie zu bringen ist die Kunst ganzheitlicher Ernährungslehre.

Ziel ayurvedischer Ernährung ist es, die drei Doshas ins Gleichgewicht zu bringen und das Agni zu stärken. Jeder bestimmt selbst durch die Auswahl und Zubereitungsart der Speisen über die Vermehrung oder Verminderung der Dosha-Anteile im Körper. Dabei ist es unerheblich, ob ein Dosha konstitutionsbedingt ständig erhöht ist oder nur kurzzeitig durch eine Störung aus dem Gleichgewicht geraten ist. Die spezielle Dosha-ausgleichende Kost sollte so lange zu sich genommen werden, bis die entsprechenden Symptome verschwunden sind. Sind bei einer Störung mehrere Doshas gleichzeitig in Mitleidenschaft gezogen, sollte immer die ursächliche Störung zuerst behandelt werden.

Aus ayurvedischer Sicht sollte Nahrung gut bekömmlich, warm, frisch gekocht, nährstoffreich und schmackhaft sein. Warme und gekochte Speisen gelten besonders in den Morgen- und Abendstunden als leichter verdaulich als rohe und kalte Nahrungsmittel, abgesehen von Obst, Nüssen und Salat. So sollte mindestens die Hälfte, besser noch drei Viertel der Nahrung frisch gekocht verzehrt werden. Mindestens eine Mahlzeit am Tag enthält in der Ayurveda-Küche die Vielfalt der sechs Geschmacksrichtungen süß, sauer, salzig, scharf, bitter und herb; damit werden alle drei Doshas gleichmäßig vorsorgt. Die Ausgewogenheit der sechs Geschmacksrichtungen sorgt für Zufriedenheit beim Essen. Wir alle kennen Heißhunger und Gelüste, die uns überfallen, wenn wir sehr einseitig essen. Nach einer Tafel Schokolade brauchen wir etwas Saures und essen Zitrusfrüchte; anschließend haben wir Appetit auf Salziges und verzehren Wurst, Käse oder Kartoffelchips. Diesen ständigen Hungergefühlen entgehen wir, wenn wir darauf achten, alle Geschmacksrichtungen zu berücksichtigen. Oft geschieht dies automatisch: Ein grüner Salat zum Beispiel ist von Natur aus leicht bitter. Wenn Sie dazu eine Soße mit Öl (süß), Zitronensaft (sauer), Salz (salzig), Pfeffer (scharf) und frischen Kräutern (herb) bereiten, gleichen sich automatisch die Geschmacks-richtungen (Rasas) aus; die Mahlzeit ist harmo-nisch und leicht. Essen Sie nun noch ein Brot dazu, verstärken Sie den süßen Geschmack, was noch nährender wirkt.

Die sechs Geschmacksrichtungen süß, sauer, salzig, scharf, bitter und herb

	Enthalten in	**Wirkungsweise**
süß	fast allen Grundnahrungsmitteln wie Getreide (Brot, Teigwaren), Kartoffeln, Reis, Milch, Butter, Sahne, Zucker, Fleisch, Nüssen und Ölen	Kapha-vermehrend, Vata- und Pitta-reduzierend. Süßes nährt den Körper, baut ihn auf.
sauer	Zitrusfrüchten, Käse, Joghurt, Essig und milchsauer Vergorenem	Pitta- und Kapha-erhöhend, Vata-verringernd
salzig	Im Ayurveda wird Steinsalz bevorzugt.	Kapha- und Pitta-anregend, Vata-vermindernd; fördert die Verdauung und begünstigt die Speicherung von Flüssigkeit
scharf	Gewürzen wie Ingwer, Pfeffer und Kreuzkümmel, aber auch verschiedenen Gemüsesorten (Rettich, Radieschen)	Vata- und Pitta-vermehrend, Kapha-dämpfend
bitter	allen Blattgemüsen wie Spinat und Rosenkohl sowie bitteren Gewürzen und Kräutern	Kapha- und Pitta-reduzierend, Vata-anregend
herb	Hülsenfrüchten wie Mungdal und Bohnen; Gemüsearten wie Blumenkohl, Kartoffeln und Brokkoli; und Obstsorten wie Äpfel und Birnen	Vata-reduzierend, Pitta- und Kapha-anregend

Ernährung zum Ausgleich von Vata

Herrscht im Körper Vata vor, sollte in der Ernährung besonderer Wert auf warme, gekochte, saftige und leicht ölige Speisen gelegt werden. Die Mahlzeiten dienen der inneren Entspannung und Nährung. Alle Nahrungsmittel, die süß, salzig oder sauer schmecken, sollten bevorzugt werden. Die wichtigste Mahlzeit zum Ausgleich von Vata ist das Abendessen. Hier eignen sich sättigende und zugleich leicht verdauliche Gerichte wie Suppen und Eintöpfe mit Reis, Nudeln, Wurzelgemüse und genügend Fett. Ebenso sind heiße Milch, gedünstete Früchte mit Getreidebrei und wärmende Gewürze wie Nelken, Zimt, Muskat und Ingwer bei Vata-Dominanz zu empfehlen. Vata-erhöhend und damit ungünstig für den Vata-Typus wirken kalte, rohe, trockene, bittere und scharfe Speisen. Vata wird durch äußere Faktoren wie zunehmendes Alter, Herbst und Winter, die Nachmittagszeit, Reisen, laute Geräusche, Lärm und Wind vermehrt. Bestehen derartige Bedingungen, sollte besonders auf eine Vata-ausgleichende Ernährung geachtet werden. Häufigste Ursachen für Vata-Störungen sind eine chaotische, unrhythmische und anstrengende Lebensweise, innere Ängste, Stress und Leistungsdruck, die kalte Jahreszeit und fortgeschrittenes Alter, bittere und schwer verdauliche Nahrung, Nahrungs-mittelzusätze wie Emulgatoren und Konservierungsmittel sowie zu viel kalte Speisen und Rohkost.

Ist das Vata erhöht, sollte der Körper neue Kraft gewinnen, sich stabilisieren und der Stoffwechel mit vitalstoffreicher Kost unterstützt werden. Um das Vata ins Gleichgewicht zu bringen, ist eine ruhige und beständige Lebensweise erforderlich. Stress, innere Anspannung und Ängste müssen abgebaut werden, um eine langfristige Verbesserung des Gesamtzustandes zu gewährleisten. Ein Vata-Typ hat oft ein sehr schwaches Agni, und so entscheidet die Lebensenergie (Prana) der Speisen über ihre Verdaulichkeit. Aus diesem Grunde sollten die Speisen immer frisch zubereitet werden, einfach sein und nicht aufgewärmt werden. Eine ausgewogene Mahlzeit sollte überwiegend aus saftig gekochten Gemüsen und Getreiden bestehen, die mit milden Gewürzen und ausreichend Ghee oder Öl zubereitet werden.

Alle schwer verdaulichen Nahrungsmittel wie Hülsenfrüchte, Kohl, Pilze, Paprika, Nüsse, Fleisch und alle anregenden Speisen wie rohe Zwiebeln, bittere Salate, Knoblauch, scharfe Gewürze sollten nur sehr wenig und wenn, dann zur Mittagszeit gegessen werden. Sehr trockene Speisen, wie Hirse, Bohnen und Knäckebrot, sowie alle bitteren Speisen und Gewürze wirken Vata-erhöhend und sollten

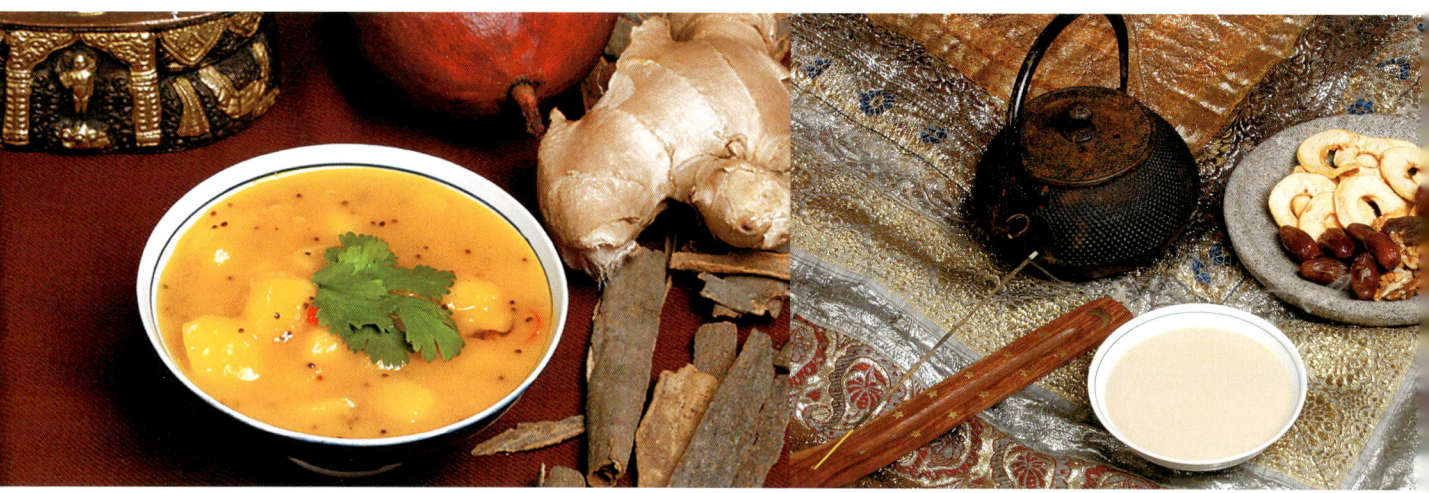

gemieden werden. Insbesondere am frühen Morgen, am Abend und in der kalten Jahreszeit dürfen keine kalten Speisen wie Rohkost, kalte Früchte oder Salate gegessen werden. Stattdessen sind warme Speisen oder Getränke mit süßen und erwärmenden Gewürzen wie Anis, Fenchel, Zimt oder Ingwer angezeigt, die aufbauend und harmonisierend wirken.

Um den Organismus und das Nervensystem zu stabilisieren, sollten Lebensführung und Mahlzeiten stets einen regelmäßigen Rhythmus aufweisen. Gegen 21 Uhr ist die ideale Zeit für die Bettruhe. Eine kleine Mittagsruhe oder entspannende Verdauungspause nach dem Essen beruhigt und stärkt; gleichzeitig wird dadurch die Bildung von Vata-Schlacken (Ama) verhindert. Eine ruhige und bewusste Atmosphäre während der Mahlzeiten ist insbesondere bei einer Vata-Erhöhung notwendig, um die Lebenskraft der Speisen umzusetzen und Blähungen zu vermeiden. Ebenso ist eine entspannte und gleichmäßige Atmung sowie ein tägliches Yoga- und Entspannungsprogramm bei einem Vata-dominierten Typ äußerst hilfreich zum Ausgleich seiner Konstitution. Dies hilft ihm, Stress, innere Unruhe und Nervosität besser zu verarbeiten.

Ein plötzlicher Heißhunger oder Energieabfall zwischen den Mahlzeiten sollte nicht übergangen werden. Bei Bedarf können süße Früchte, nährende Getränke wie Tee mit Milch oder warme Milch mit Honig sowie Kohlenhydrate (Brot, Reiswaffeln) mit Butter oder Ghee gegessen werden. Heißes Wasser, Ingwerwasser und beruhigende Kräutertees (wie Melisse, Hopfen, Süßholz, Johanniskraut) sollten regelmäßig über den Tag verteilt getrunken werden.

Alle chemischen Nahrungsmittelzusätze, Geschmacksverstärker und Emulgatoren stören Vata erheblich und sollten aus diesem Grund unbedingt vermieden werden. Sesamöl, Ghee, Honig, frisch gepresste Säfte und natürlich süße und gekochte Speisen können neben einer geregelten Lebensführung ein erhöhtes Vata vermindern. Regelmäßige Darmspülungen und Einläufe mit Öl oder warmem medizinischem Sud, Einölungen und Ausgleichsübungen für den Energiekörper sollten jede Vata-reduzierende Kur ergänzen.

Es folgen Rezepte für Speisen, die äußerst wohlschmeckend und entspannend für die nervöse Vata-Energie sind. Die Gerichte werden vor allem mit wärmenden, süßlichen, saftigen und beruhigenden Nahrungsmitteln zubereitet. Alle Rezepte sind, falls nicht anders angegeben, für zirka vier Personen konzipiert. Die angegebenen Gewürze sind in jedem Asia-Shop, Gewürzladen oder indischen Lebensmittelgeschäft erhältlich. Falls Sie so exotische Gewürze wie Ajwain, Hing oder Methi nicht auftreiben können, lassen Sie diese einfach weg.

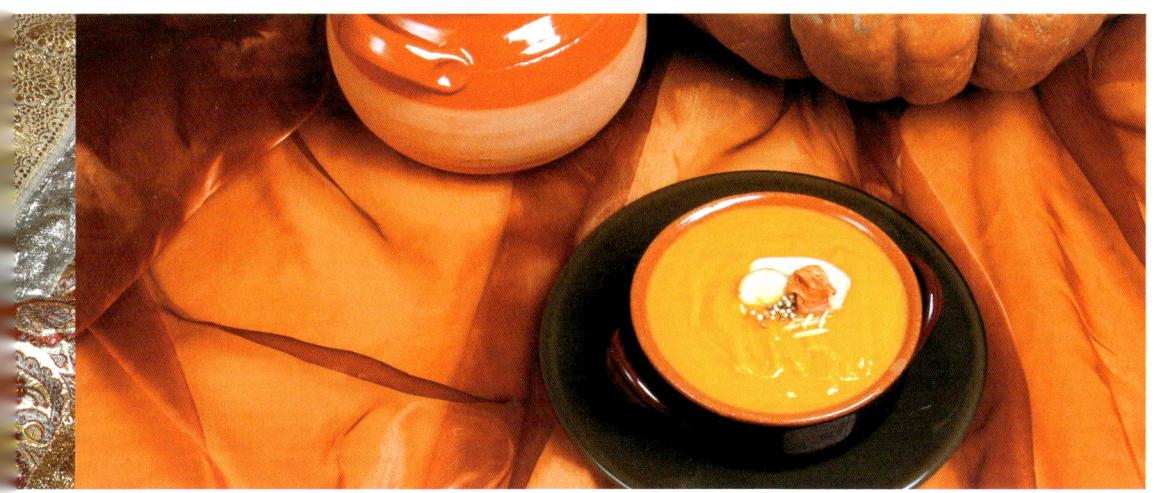

Ghee (Butterfett)

Ghee ist ein Grundbestandteil der ayurvedischen Küche und Therapie. Es wird als Koch- und Backfett sowie als Snehana, als fettige Substanz zur Massage, verwendet. Ghee ist ein ideales Speisefett, da es sehr bekömmlich ist und unbedenklich erhitzt werden darf. Sie können es ruhig im Vorrat herstellen und für zwei bis drei Monate im Kühlschrank aufbewahren.

Wenn Sie 500 Gramm Ghee herstellen möchten, so benötigen Sie zwei Päckchen (500 g) Butter. Schmelzen Sie diese bei niedriger Hitze in einem Topf mit dickem Boden, und lassen Sie die Butter zirka 45 Minuten lang sanft köcheln. Die Eiweiß- und Wasseranteile der Butter werden sich während des Köchelns binden und absondern. (Bei Bedarf können Sie auch den weißen Schaum an der Oberfläche abschöpfen.) Ist das Butterfett nun klar und golden, so nehmen Sie ein Gaze- oder Leinentuch (zum Beispiel ein grobes Küchenhandtuch oder eine Stoffwindel), befeuchten Sie dieses, und gießen Sie das Ghee hindurch in ein Glas. Das goldgelbe Butterfett wird nun von den Abfallprodukten getrennt und fließt in das darunter stehende Gefäß.

Bunter Reis mit Gemüse und Nüssen

> 200 g Basmatireis
> 400 ml Wasser
> Salz und etwas Safran
> 1 EL Ghee
> 5 Nelken
> 5 Kardamomkapseln
> ½ TL Cuminsamen
> 2 Karotten
> 100 g Erbsen
> ½ Aubergine
> 20 g Cashewnüsse
> 20 g Rosinen

Das Ghee in einem Topf erhitzen und alle Gewürze kurz anrösten. Das Gemüse fein würfeln und anschwitzen. Dann den ungekochten Reis hinzugeben, kurz anrösten und mit dem Wasser aufgießen. Etwas Salz und einige Fädchen Safran hinzufügen und den Gemüsereis zwanzig Minuten sanft köcheln lassen. Zum Schluss Cashewnüsse und Rosinen untermischen, nochmals fünf Minuten quellen lassen und als Beilage zu Gemüse und Salat servieren.

Dieses Reisgericht schmeckt nicht nur vorzüglich, sondern wirkt auch sehr ausgleichend auf das gesamte Vata-System. Die süßlichen Gemüse, Gewürze und Nüsse wärmen, nähren und stärken den Körper von innen heraus. Sehr gut schmeckt dieser bunte Gemüsereis auch zu einem Chutney oder Raita-Joghurt.

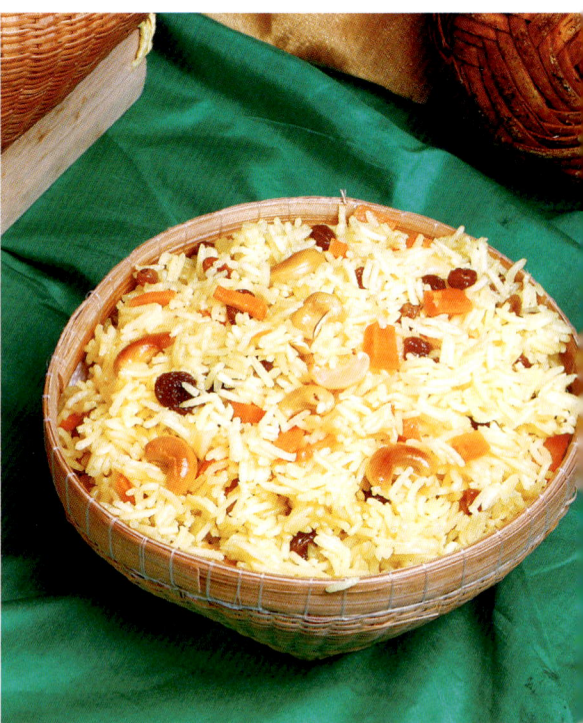

Quinoa, ein leichtes Getreidegericht

1 TL Ghee
1 Paprika, grün
250 g Quinoa
375 ml Wasser
Salz und Pfeffer
etwas frischer Koriander

Das Ghee in einem Topf erhitzen, die Paprika klein würfeln und anrösten. Quinoa einstreuen und mitbraten, mit dem Wasser ablöschen. Zirka dreißig Minuten quellen lassen, mit Salz und Pfeffer abschmecken und zum Servieren mit frischem Koriander garnieren.

Als glutenfreies Getreide ist Quinoa sehr verträglich und leicht verdaulich. Es hat einen großen Eiweißgehalt und schmeckt besonders gut zu Rote Bete, Spinat und allen kräftig gewürzten Gemüsen.

Auberginengemüse

1 EL Ghee
1 TL Senfkörner
1 Zwiebel
1 Knoblauchzehe
½ TL wilder Thymian
1 Msp. Chili, rot, gemahlen
¼ TL Kurkuma
¼ TL Ingwerpulver
2 Tomaten
500 g Auberginen
250 ml Wasser
Salz und Pfeffer

Die Auberginen waschen, würfeln und auf einem gefetteten Backblech zirka dreißig Minuten im Backofen schmoren lassen. So werden die Auberginen weich und süßlich, ohne viel Fett zu benötigen. Das Ghee in einer Pfanne erhitzen, die Senfkörner anrösten. Anschließend die gehackte Zwiebel hinzufügen und anschmoren lassen. Die Tomaten würfeln und zu den Zwiebeln geben. Nun auch die restlichen Gewürze hinzufügen. Mit etwas Wasser ablöschen, die gebackenen Auberginen hinzufügen und alles zirka dreißig Minuten köcheln lassen.

Auberginen zählen zu den wenigen Gemüsesorten, die von Natur aus warm und ölig sind. Deshalb sind sie neben Wurzelgemüsen das ideale Nahrungsmittel, um Vata auszugleichen. Zusammen mit etwas Tomate und Gewürzen ergeben sie eine harmonische Komposition, durch die der Körper Frische, Leichtigkeit und wohltuende Wärme erfährt.

Halva mit Karamellgeschmack
(für zehn Personen)

750 ml heiße Milch oder
halb Sahne, halb Wasser
250 g Rohrzucker
125 g Butter
250 g Grieß
50 g Rosinen
1 TL Kardamom
½ TL Zimt
1 Msp. Nelkenpulver
1 Orange

Den Rohrzucker in einen schweren Topf geben und unter ständigem Rühren karamellisieren. Die Milch langsam hinzufügen und umrühren, bis sich der Karamel aufgelöst hat. In einem Extratopf die Butter schmelzen und den Grieß hellbraun rösten. Rosinen, Orangensaft und Gewürze zusammen mit dem gerösteten Grieß der Karamellmilch zufügen.

Vorsichtig weiter köcheln lassen, bis die Flüssigkeit vom Grieß aufgesogen ist und eine feste Halvamasse entsteht.

Dieser Nachtisch ist süß, schwer und nahrhaft. Damit ist er ein Vata-reduzierendes Therapeutikum, das allerdings nur in kleinen Mengen genossen werden sollte – was nicht einfach ist!

Rote-Bete-Gemüse

1 EL Ghee
4 Pimentkörner
3 Nelken
1 TL Koriandersamen
½ TL Ingwerpulver
600 g Rote Bete
½ Tasse Wasser
4 EL Sahne
Salz, Pfeffer und etwas Zitronensaft
nach Geschmack
frischer Basilikum zur Abrundung
und Dekoration

Das Ghee in einem Tropf erhitzen und die Gewürze kurz darin anrösten. Die geschälte und gewürfelte Rote Beete hinzufügen, mit etwas Wasser ablöschen und knackig schmoren.

Mit Salz, Pfeffer und etwas Zitronensaft verfeinern. Zum Servieren mit frisch gehacktem Basilikum garnieren.

Rote Bete ist ein hervorragendes Vata-Gemüse, da es aufbauend und beruhigend wirkt. Der große Gehalt an Vitaminen und Mineralien wirkt entsäuernd und stabilisierend für den gesamten Stoffwechsel.

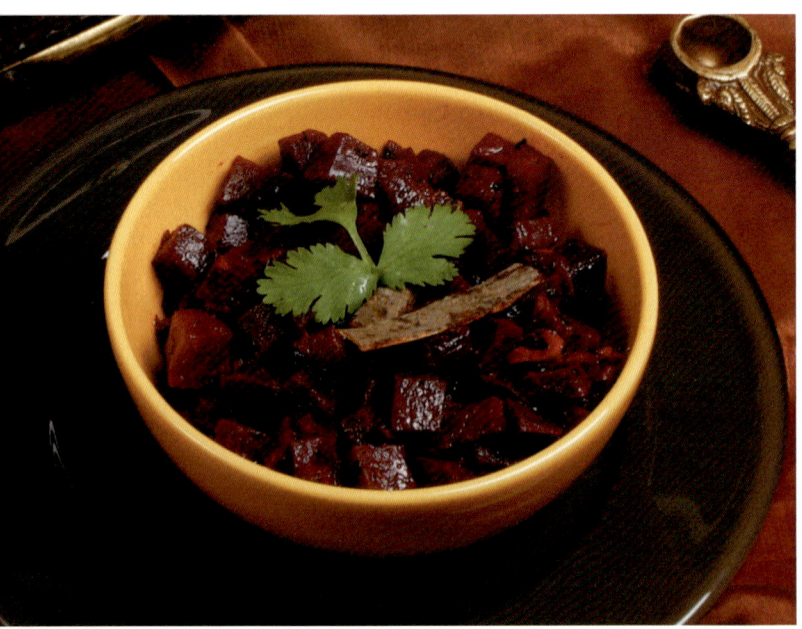

Ernährung zum Ausgleich von Pitta

Brodelt das Pitta im Körper, so tut man gut daran, heiße, scharfe und saure Speisen zu meiden. Stattdessen sollten kühlende, bittere, süße und herbe Nahrungsmittel überwiegen. Genussmittel, die stark säuern, wie Kaffee, Alkohol und Zucker, sowie die meisten Sauermilchprodukte, Essig und Senf sind bei einem empfindlichen Pitta-System prinzipiell sehr schädlich und führen zu Stoffwechselstörungen, Hautbeschwerden und Entzündungen. Auch scharfe Kräuter und Gewürze wie Chili, Pfeffer, Knoblauch und Meerrettich sind bei Pitta-Dominanz sparsam zu verwenden oder zu meiden. Für den Pitta-Typus ist das Mittagessen die wichtigste Mahlzeit, denn hier gewinnt er die meisten Aufbaustoffe. Alle schwer verdaulichen Nahrungsmittel, wie Rohkost, tierische Eiweiße und Kohlgemüse, sollten grundsätzlich nur zur Mittagszeit gegessen werden, denn hier kann das allgemein stärkere Verdauungsfeuer sich gut verbrennen (zwischen zehn und vierzehn Uhr).

Ist Pitta erhöht, so brennt das Agni zu stark. Der Betreffende »verbrennt sich quasi selbst«, leidet unter Heißhunger, brennendem Gefühl im Verdauungstrakt und saurem Aufstoßen. Der Stoffwechsel ist übersäuert, und es können Beschwerden im Magen-Darm-Trakt, Sodbrennen und Kopfschmerzen auftreten. Ist Pitta zu schwach, so brennt das Agni nur schwach und der Stoffwechsel »läuft auf Sparflamme«. Müdigkeit, Völlegefühl und Blähungen treten in diesem Stadium gerne auf. Pitta wird verstärkt durch äußere Faktoren wie große Hitze im Sommer, zur Mittagszeit und um Mitternacht, im Alter zwischen fünfundzwanzig und vierzig Jahren, bei Frauen in der Zeit um den Eisprung sowie bei großem Ehrgeiz und belastender Verantwortung. In diesen Phasen entstehen leicht Pitta-Störungen, insbesondere in Verbindung mit emotionaler Anspannung, Zorn und Wut. Der übermäßige Genuss von Säure bildenden Speisen wie Fleisch, Zucker, Alkohol und Weißmehl, scharfen Speisen und Gewürzen schadet ebenfalls dem

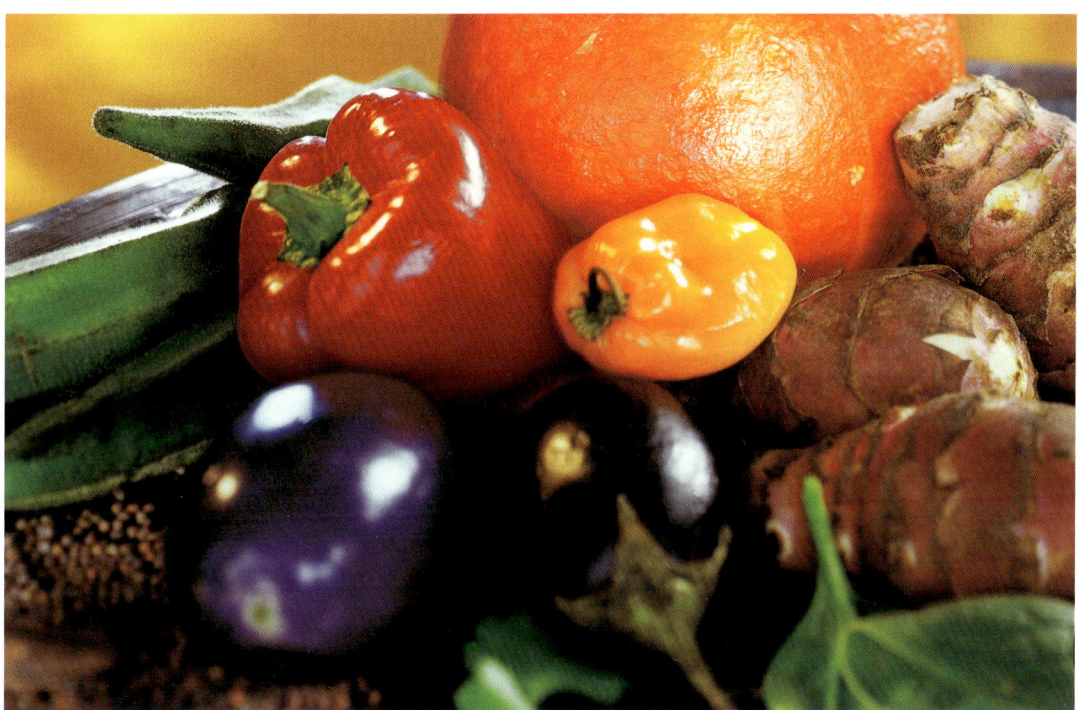

Pitta-Gleichgewicht und ist Ursache der meisten Pitta-Krankheiten.

Die wichtigsten Eigenschaften einer Pitta-ausgleichenden Ernährung sind kühl, leicht, trocken und ein wenig schwer. Sehr feuchte, ölige, scharfe und salzige Speisen sollten nur wenig gegessen und im Sommer ganz gemieden werden. Ist Pitta durch eine Störung oder konstitutionsbedingt erhöht, sollte das Verdauungssystem wieder beruhigt, das Verdauungsfeuer stabilisiert und der Stoffwechsel entsäuert werden. Die emotionale Anspannung wird am besten durch körperliche Aktivitäten wie Sport oder Gartenarbeit harmonisiert. Um die Verdauungskraft zu optimieren, sollte die Nahrung gut gekaut und eingespeichelt sowie in leicht verdaulichen Kombinationen gegessen werden. Die Mahlzeiten sollten nicht zu groß sein (zirka ein Drittel des Magens darf nicht gefüllt sein) und vorwiegend aus knackig gedünstetem Gemüse, frischen Salaten und Rohkost, vollwertigem Getreide (insbesondere Reis, Hafer, Gerste) oder Eiweißprodukten sowie mindestens zwei Teelöffel Ghee bestehen.

Alle sauren Früchte und Gemüse, sehr salzigen Speisen wie Käse oder Fertigprodukte und Essig, Alkohol, Kaffee, Fleisch und andere säuernden Speisen sollten vermieden werden. Weizen- und Sojaprodukte sind ebenfalls nicht empfehlenswert, da diese bei einem schwachen und übersäuerten Stoffwechsel Calcium binden und Allergien auslösen können.

Regelmäßige Rohkost-, Saft- oder Obsttage, Wasserspülungen des Magens und das Verspeisen und Behandeln mit Ghee verringern Pitta und lindern dessen Beschwerden.

Herbe und süße Kräuter und Gewürze gleichen Pitta aus und führen es zu seiner gewohnten Stabilität.

Um Pitta zu beruhigen, sind alle grünen Gemüse, Salate, Rohkost, Hülsenfrüchte und frische Kräuter (insbesondere Minze, Petersilie und Dill) besonders wirksam. Isst man zu Beginn der Mahlzeit immer etwas Süßes (zwei bis drei Löffel Nachtisch, etwas Brot oder ein gesüßter Tee), dann eine große Portion Salat und Rohkost und zum Schluss die gekochten Speisen, wird auf optimale Weise die starke Verdauungsenergie genährt und befriedigt.

Rohkostplatte mit Artischocken-Dip

> 500 g Gemüse-Rohkost
> (bunter Paprika, Karotten, Gurken,
> Staudensellerie, Blumenkohl)
> 100 g Artischocken, eingelegt
> 1 Bund frischer Basilikum
> 100 g Frischkäse oder Joghurt
> ¼ TL Cumin, gemahlen
> Salz und Pfeffer

Das Rohkostgemüse putzen und in mundgerechten Stücken auf einer Platte kreisförmig anrichten. Die Artischocken mit dem Basilikum und Frischkäse im Mixer pürieren und mit Cumin, Salz und Pfeffer abschmecken. Den Dip im Zentrum des Gemüserings garnieren.

Der tägliche Genuss von frischen Salaten und Rohkost ist mit seinen kühlenden und enzymreichen Eigenschaften für das Pitta-Dosha der ideale Ausgleich. Zusammen mit dem Artischockendip, der durch seine Zusammensetzung und die in ihm enthaltenen Bitterstoffe eine wertvolles Therapeutikum für die Galle darstellt, stellt dieses schnelle Gericht eine wunderbare Vorspeise oder vollständige Mahlzeit dar.

Reis mit Gewürzen

> 2 TL Ghee
> 1 TL Senfkörner oder Cuminsamen
> 1 Msp. Kurkuma
> Steinsalz
> 200 g Reis
> 350 ml Wasser

Das Ghee erhitzen, Samen anrösten und Reis zugeben. Das Wasser aufgießen, Kurkuma und Salz zufügen und den Reis sanft köcheln lassen.

Dal, ayurvedische Linsen

> 200 g gelbe Linsen, Mung-Dal
> 1 EL Ghee
> ½ TL Senfkörner, schwarz
> ½ TL Koriander
> ½ TL Cuminsamen
> ¼ Zimtstange
> 1 Msp. Nelken
> 1 Msp. Asafœtida
> 1 Msp. Anis, gemahlen
> 1 TL Ingwer, frisch
> ½ Chilischote, grün
> ½ Chilischote, rot
> 2 Tomaten
> 600 ml Wasser
> etwas Zitronensaft
> 1 Knoblauchzehe, gepresst

Das Ghee erhitzen, die Senfkörner im Fett puffen lassen, die Chilischoten und Tomaten klein schneiden und zusammen mit den restlichen Gewürzen zugeben. Das Wasser aufgießen und zum Kochen bringen. Die Linsen in das kochende Wasser geben, umrühren und köcheln lassen. Am Ende mit etwas Zitronensaft und einer gepressten Knoblauchzehe abschmecken.

Brokkoli mit Schafskäse

> 1 EL Ghee
> 1 Zwiebel
> 1 EL frischer Ingwer
> 2 Tomaten
> ½ TL Kurkuma
> ½ TL Koriander, gemahlen
> 2 Brokkoli
> 100 g Schafskäse
> ½ Bund frischer Koriander oder Minze
> 1 TL Garam-Masala

Das Ghee erhitzen und die Zwiebeln fein würfeln und im Ghee anschwitzen. Die Tomaten würfeln, zu den Zwiebeln geben und den Ingwer fein geraspelt zufügen. Etwas köcheln lassen, bis sich Sud gebildet hat, und nun Kurkuma und Koriander untermischen. Den Brokkoli in Röschen teilen, unterheben und alles knackig schmoren. Den Schafskäse würfeln und dem Gemüse zufügen. Mit Garam-Masala und frischem Koriander abschmecken.

Dieses Gericht ist sehr lecker, erfrischend und vitalisierend. Besonders gut schmeckt es, wenn der Schafskäse noch nicht völlig geschmolzen ist, sondern sich in Würfeln dem Brokkoli sanft anschmiegt.

Spinat mit Kartoffeln

1 EL Ghee
1 Zwiebel
1 TL Kümmel
½ TL Garam-Masala
1 Chilischote, grün
½ TL Kurkuma
1 TL Ingwer
2 TL Bockshornklee, getrocknet (Methi)
1 Msp. Kardamom
4 Kartoffeln
100 ml Wasser
500 g Spinat
Salz, Pfeffer

Das Ghee erhitzen und die gewürfelten Zwiebeln darin anschwitzen. Gewürze zugeben und kurz mit anbraten, dann die geschälten und gewürfelten Kartoffeln zugeben, umrühren und mit etwas Wasser ablöschen. Den Spinat in kochendem Wasser blanchieren, eventuell zerkleinern, und unter die Kartoffeln heben. Mit etwas Salz und Pfeffer abschmecken.

Frischer Spinat oder Mangold ist das ideale Gemüse zum Ausgleich von Pitta, da es durch seine Bitterstoffe und den hohen Gehalt an Vitamin A und Eisen die Körpersäfte harmonisiert. Die Kartoffeln helfen, die Säure des Spinats zu binden, und neutralisieren den Stoffwechsel.

Kichererbsenwaffeln

200 g Kichererbsenmehl
200 g Dinkelmehl
150 g Vollrohrzucker
1 TL Backpulver
zirka 125 ml Milch
zirka 125 ml Wasser
Ingwer, frisch
1 Msp. Ingwerpulver
1 Msp. Nelke
1 Msp. Kardamom
1 Msp. Zimt
Saft einer Zitrone und eventuell etwas Schale

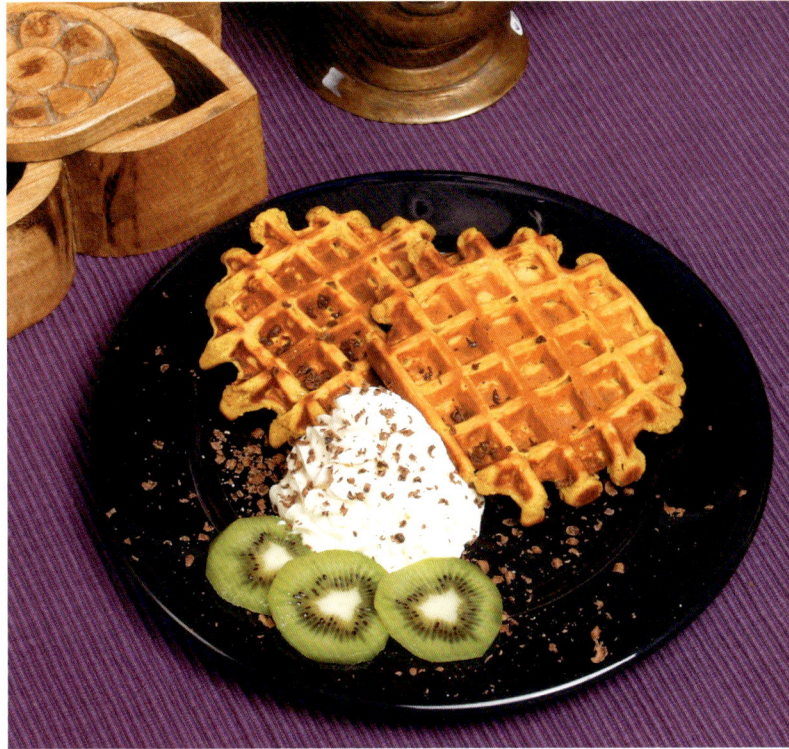

Das Mehl zusammen mit dem Vollrohrzucker, Backpulver, den Gewürzen, der Milch und dem Wasser zu einem glatten, flüssigen Teig verrühren. Eine halbe Stunde stehen lassen und in einem mit Ghee bestrichenen Waffeleisen ausbacken.

Ernährung zum Ausgleich von Kapha

Dominiert das Kapha-Dosha im Körper, so sind der Stoffwechsel und die Verdauung eher träge und das Agni schwach. Die Nahrung wird nicht vollständig verdaut und Völlegefühl und Magenschmerzen können nach den Mahlzeiten auftreten. Die betreffende Person fühlt sich oft müde, träge und antriebslos. Der Körper bildet durch mangelnde Ausscheidung ein Übermaß an Ama; schließlich kommt es zu Übergewicht, aufgeschwemmtem Körpergewebe und starker Verschlackung. Warme, leichte und gut gewürzte Speisen wirken für das Kapha besonders ausgleichend und vitalisierend. Sie sollten mit wenig Fett, Zucker und Salz zubereitet werden und vor allem aus bitteren Gemüsen, frischen Kräutern und verdauungsfördernden Gewürzen wie Ingwer, Pfeffer und Kümmel bestehen.

Die wichtigsten Geschmacksrichtungen zum Kapha-Ausgleich sind scharf, bitter und herb. Kapha-verstärkend wirken der süße, saure und salzige Geschmack sowie verschleimende Nahrungsmittel wie Milch, Käse und Speiseeis. Dies gilt vor allem für das Frühstück, das auf Kapha einen großen Einfluss ausübt. Im Ayurveda gilt: Je stärker das Kapha, umso leichter das Frühstück. Manchmal genügt schon ein gedünsteter Apfel oder etwas Ingwerwasser.

Besonders stark ausgeprägt ist das Kapha in den ersten Kindheitsjahren, in den frühen Morgenstunden, am späten Abend, im Frühjahr und an den Tagen vor der Menstruation. Hier sollte besonders auf eine Kapha-reduzierende Ernährung und Lebensführung geachtet werden und Kapha-erhöhende Gewohnheiten wie zu viel Schlaf und Mittagsschlaf, Bewegungsmangel, fette, gebratene und schwere Speisen, zu viel Essen sowie innere Ziellosigkeit vermieden werden.

Um Kapha auszugleichen und das träge Verdauungsfeuer anzuregen, sollten vorwiegend warme, leichte und trockene Speisen und Getränke eingenommen werden. Scharfe, bittere und anregende Gewürze, bittere Gemüse und Salate und herbe Kräuter fördern ebenfalls

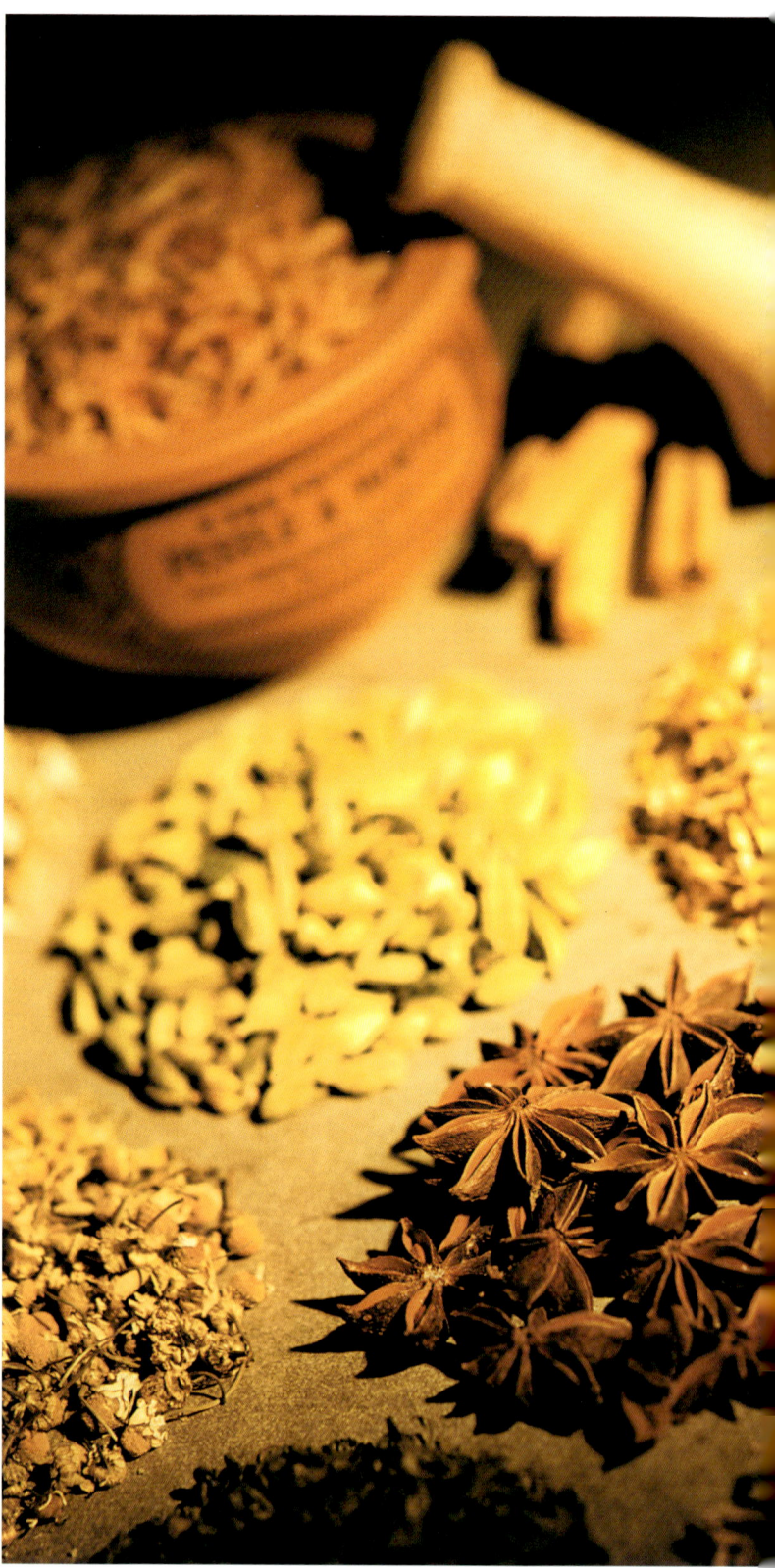

die Verdauungskraft. Die Mahlzeiten sollten appetitanregend mit viel Salat, Gemüse und Suppen zubereitet und unter Berücksichtigung der leicht verdaulichen Kombinationen zusammengestellt werden. Frisch gepresste Gemüse- und Salatsäfte mit einem Anteil aus etwas bitter schmeckenden Blattgemüsen (Spinat, Endivien, Romanasalat) stärken das Enzymsystem und fördern die Entschlackung. Ebenfalls unterstützend wirken ein körperliches Bewegungsprogramm und Atemübungen. Bei einem starken Übermaß an Kapha sollten alle eiweißreichen Speisen immer ohne Kohlenhydrate und Fette gegessen werden. Alle gebratenen, schweren, sehr fettigen und übermäßig salzigen Speisen sollten ebenso vermieden werden wie zu viel Käse oder tierisches Eiweiß. Regelmäßige Mahlzeiten helfen dem Verdauungssystem sich zu stabilisieren; Frühstück und Abendessen sollten gering sein. Milch sollte grundsätzlich gemieden werden, weil sie den Kapha-Typus verschleimt und verschlackt.

Zum Ausgleich von Kapha benötigen wir eine leichte, erhitzende und Stoffwechsel anregende Ernährungsweise, mit bitteren und kräftig gewürzten Speisen, frischen Kräutern und Früchten. Fette, Öle und Milchprodukte sollten nur sparsam verwendet werden und nur in Kombination mit viel frischem Gemüse, Salaten und entschleimenden Gewürzen (wie zum Beispiel Kurkuma, Chili, Basilikum und Ingwer).

Buntes Hirsegericht

1 TL Ghee
½ TL Cuminsamen
200 g Hirse
½ Tasse geraspeltes Gemüse
(zum Beispiel Zucchini, Karotte, Bohnen)
1 TL Curry
½ TL Gemüsebrühe
½ TL Garam-Masala
Salz

Das Ghee erhitzen, die Cuminsamen anrösten, die gewaschene Hirse und das geraspelte Gemüse zufügen und unterrühren. Das kalte Wasser aufgießen, die Gewürze zufügen und die Hirse etwa zwanzig Minuten köcheln lassen. Zum Schluss noch kurz im geschlossenen Topf ausquellen lassen.

Hirse und Gerste sind die besten Getreidesorten zum Ausgleich von Kapha, da sie warm und trocken sind. Richtig zubereitet, schmecken sie äußerst lecker und stellen eine ideale Beilage zu allen Gemüsegerichten dar.

Buntes Paprikagemüse

1 EL Ghee
1 Zwiebel
½ Chilischote, rot
1 Knoblauchzehe
1 EL Ingwer, geraspelt
½ TL Ajwain
½ TL Kurkuma
2 Tomaten
4 Paprika, bunt
Thymian, frisch
Koriander, frisch
Salz

Das Ghee erhitzen und die Ajwainsamen (falls nicht vorhanden, Cuminsamen verwenden) kurz anrösten. Dann die fein gehackten Zwiebeln mit dem Knoblauch und dem Ingwer zugeben. Die Tomaten würfeln und zu den gebräunten Zwiebeln geben, Salz, klein geschnittene Chilischote und Kurkuma zufügen. Die Paprika waschen und in Stücke schneiden, dem Tomaten-Gewürzsud zugeben und knackig schmoren. Mit frischen Kräutern abschmecken.

Grüne Bohnen

1 EL Ghee oder Olivenöl
1 Zwiebel
1 Knoblauchzehe
¼ Chilischote, rot
500 g grüne Bohnen
Wasser
½ TL Ingwerpulver
½ TL Korianderpulver
Salz
1 TL Balsamicoessig
Wasser
Salz und Pfeffer
Basilikum, Estragon
oder Thymian, frisch

Das Fett erhitzen, die klein gehackte Zwiebel, Knoblauch und Chilischote anbraten.

Die grünen Bohnen geputzt und halbiert zugeben, mit etwas Wasser ablöschen. Ingwer, Koriander und Salz zufügen, zirka fünfzehn Minuten dünsten. Mit Balsamicoessig, Pfeffer und frischen Kräutern abschmecken.

Basilikum-Chutney

2 Tomaten
1 Bund Basilikum, frisch
1 Chilischote, grün
2 EL Olivenöl
½ TL Salz
½ TL Pfeffer
1 TL Zucker
1 Msp. Kardamom
4 bis 5 EL Joghurt

Alle Zutaten im Mixer pürieren. Eventuell noch mit etwas Zitronensaft abschmecken. Chutneys sind Gewürz- und Geschmackskonzentrate, die in keinem ayurvedischen Essen fehlen sollten. Dieses Basilikum-Chutney wirkt besonders anregend, entschleimend und Kapha-ausgleichend. Es kann in einem verschlossenen Gefäß bis zu zwei Wochen im Kühlschrank aufbewahrt werden.

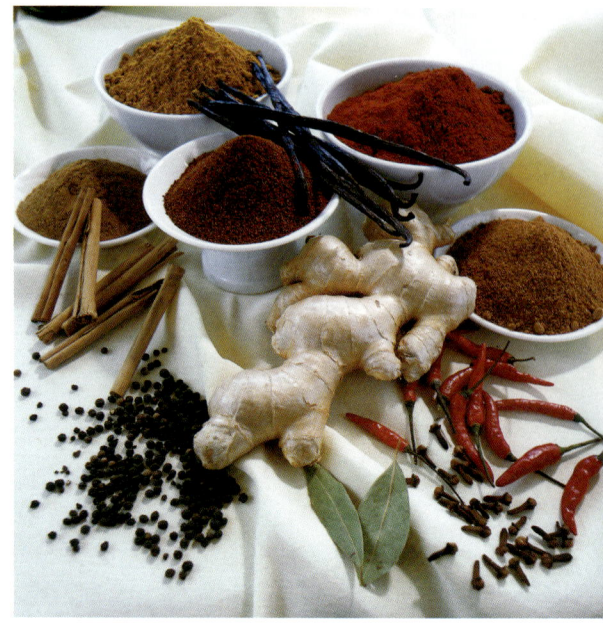

Karottenpudding

300 g Karotten
300 ml Wasser
2 EL Rohrzucker
4 EL Reismehl
200 ml Wasser-Sahne-Gemisch
(halb und halb)
¼ TL Kardamom, gemahlen
¼ TL Ingwerpulver
1 Msp. Muskat
2 TL Rosenwasser

Die Karotten schälen und in Stücke schneiden, zusammen mit dem Rohrzucker in dreihundert Milliliter Wasser weich dünsten. Anschließend im Mixer fein pürieren, die restlichen Zutaten untermischen, das Karottenpüree nochmals unter Rühren aufkochen. Eventuell noch mit etwas mehr Vollrohrzucker abschmecken.

Nachtisch jeglicher Art sollte eigentlich eher gemieden werden, wenn die Kapha-Energie entgleist. Leichte Desserts hingegen wie der oben beschriebene Karottenpudding oder etwas gedünstetes Obst sind harmonisierend für Körper und Seele.

Typgerecht kochen

Der Vorgang des Kochens ist ein meditativer, energetischer und transformierender Prozess, in dem die zubereiteten Speisen durch das Erhitzen leichter verdaulich und für den Stoffwechsel besser verwertbar werden. Die Tätigkeit des Kochens dient der inneren Harmonisierung und Energetisierung der Köchin oder des Kochs und ist durchdrungen von einer heilenden und kreativen Kraft. Im klassischen Ayurveda werden die Köchinnen und Köche als Alchimisten der Lebensenergie bezeichnet. Sie besitzen nämlich die Fähigkeit, Nahrungsmittel in Leben spendende Heilmittel zu verwandeln. Noch heute ist es im Ayurveda eine große Auszeichnung, für andere zu kochen und damit Einfluss auf deren Wohlergehen zu haben. Die tägliche Küchenarbeit sollte nicht als lästiges Übel empfunden werden; vielmehr kann man von der heilenden und entspannenden Kraft des Kochens profitieren. Gelingt es, einmal am Tag eine warme Mahlzeit mit Liebe und entspannt zuzubereiten, so ist dies bereits ein großer Schritt Richtung Gesundheit, innere Harmonie und Vitalität.

Das Wichtigste beim ayurvedischen Kochen ist eine genaue Vorstellung von dem, was wir kreieren wollen. Bevor wir mit dem Kochen beginnen, sollten wir bereits das fertige Gericht vor Augen haben, es im Geiste riechen und schmecken und an die Menschen denken, für die wir es liebevoll zubereiten möchten. So kann sich die innere Kraft beim Kochen voll entfalten, und die einfachsten Speisen werden zu wohlschmeckenden und energiereichen Genüssen für Körper, Geist und Seele.

Das Frühstück

Menschen mit hohem Vata- oder Pitta-Anteil sollten zum Frühstück einen gekochten Hafer-, Reis- oder Grießbrei mit heißer Milch und etwas geklärter Butter (Ghee) zu sich nehmen. Bei starker Verdauungskraft empfiehlt sich zum Frühstück auch ein Vata-beruhigender

Marlis, Patientin in meiner Praxis, litt unter rheumatischen Beschwerden. Ihre Ernährungsweise war sehr unstet, und sie aß mit ihrer Familie viel Brot und Fertiggerichte und ging häufig mit Freunden und Kollegen auswärts essen. Nach der zweiten ayurvedischen Konsultation erhielt ich von ihr einen Brief:

»Liebe Frau Rosenberg,
nochmals herzlichen Dank für die umfassende Beratung und die vielen praktischen Tipps für meine Gesundheit.

Sie werden es kaum glauben: Mit Ihrem Ayurveda-Kochbuch habe ich das Kochen für mich entdeckt! Meine Familie ist begeistert, und für mich ist das Kochen ein entspannender Ausgleich nach meinem stressigen Bürotag geworden. Ich mache mir zuerst schöne Musik an, genieße den Umgang mit den frischen Gemüsen, und meine Nase freut sich auf den exotischen Duft der ayurvedischen Gewürze. Ich bin mir jetzt einfach mehr wert als eine Tiefkühlpizza, und das verdanke ich Ihnen und Ayurveda.«

Obstsalat. Die Pitta-Konstitution verträgt frische Früchte wie Äpfel, Trauben und Mango sowie Weizenbrot mit Butter, milden Joghurt oder gedünstete Äpfel. Für ein ausgeprägtes Kapha reicht ein kleines Obstfrühstück aus in Ghee geschmorten Früchten oder ein frisch gepresster Saft und eventuell ein Glas raumtemperiertes Wasser vor dem Frühstück (gegen Darmträgheit). Kapha-geprägte Menschen können das Frühstück auch einmal ausfallen lassen und erst zwischen zehn und vierzehn Uhr die erste Mahlzeit einnehmen.

Grundrezepte für den Morgen

Ingwerwasser

Ingwerwasser ist ein bekanntes ayurvedisches Therapeutikum zur Anregung der Verdauungskraft und zur Stärkung von Agni. Je nach Konstitution und Stoffwechseltätigkeit sollte in den Morgenstunden zwischen einer Tasse und einem Liter Ingwerwasser getrunken werden.

> 2 Scheiben frischer Ingwer
> ½ bis ¾ Liter Wasser

Das Wasser mit dem Ingwer in einem Topf zehn Minuten köcheln lassen, anschließend in eine Thermoskanne füllen und über den Vormittag verteilt trinken.

Getreidebrei

Getreidebrei oder Porridge ist eines der wichtigsten ayurvedischen Frühstücksrezepte. Es entlastet den Stoffwechsel, bindet Säuren und stärkt den Körper. Zusammen mit gedünstetem Obst ist es ein delikates Frühstück, das besonders zur kalten und windigen Jahreszeit oder bei Stresssituationen äußerst nährend und aufbauend wirkt.

> Pro Person:
> 1 Tasse feine Getreideflocken
> (Hafer, Reis, Dinkel oder Gerste)
> 2½ Tassen Wasser
> 1 Msp. Salz

Getreideflocken mit kaltem Wasser in einem Topf ansetzen, zum Kochen bringen und drei bis fünf Minuten unter Rühren köcheln lassen. Je nach Geschmack mit Ahornsirup, Melasse oder Vollrohrzucker abschmecken.

Gedünstete Früchte

Gedünstetes Obst ist ein sehr bekömmliches Frühstück. Durch den sanften Dämpfprozess wird in den Früchten die Säure und die Kälte neutralisiert, wodurch sie für alle Doshas sehr verträglich werden.

> Pro Person:
> 1 TL Ghee
> 2 Äpfel, Birnen oder Bananen,
> je nach Geschmack
> 1 Msp. Zimt

Das Obst schälen und in Stücke schneiden. Bei starken Verdauungssäften können Sie auf das Schälen verzichten. In Ghee andünsten, etwas Wasser zugeben und drei bis fünf Minuten simmern lassen.

Das Mittagessen

Zwischen zehn und vierzehn Uhr ist die Verdauungskraft am stärksten, daher sollte die Mittagsmahlzeit die reichhaltigste sein; auch die etwas schwerer verdaulichen Speisen wie Hülsenfrüchte und alle eiweißreichen Nahrungsmittel (Lassi, Frischkäse, Fisch, Huhn, Eier) sollten mittags gegessen werden. Ein ayurvedisches Mittagessen enthält Salat, ein trockenes und ein saftiges Gemüse, Reis, Chutney und eine süße, gekochte Nachspeise, sodass alle sechs Geschmacksrichtungen berücksichtigt sind.

Generell sind die schwer verdaulichen Gemüse wie Kohl, Champignons und Paprika bei hohem Vata weniger empfehlenswert. Ebenso können Sellerie, Auberginen, Erbsen und Pilze den Organismus leicht stören und sollten nur bei guter Gesundheit und guter Verdauungskraft gegessen werden. Zu viel Joghurt, gereifter Käse, Nüsse und Fleisch (besonders zusammen mit Rohkost) können bei der Vata-Konstitution zu Blähungen, innerem Frösteln und Übersäuerung führen. Hülsenfrüchte und Rohkost sind für Vata nur in geringen Mengen empfehlenswert.

Das Mittagessen für Pitta-dominierte Menschen sollte etwas mehr Eiweiß enthalten. Allgemein gilt, drei- bis fünfmal wöchentlich einen hochwertigen Eiweißträger wie Hülsenfrüchte, Milchprodukte (zum Beispiel milden Joghurt als Raita), Schafs- oder Ziegenkäse, Oliven, Eier und für Nichtvegetarier Fisch oder Huhn ins Mittagessen zu mengen.

Für den trägen Kapha-Stoffwechsel sollten zwei Drittel der Mahlzeit aus frischem Salat und Gemüse bestehen. Besonders die bitteren Gemüse wie Artischocke, Chicorée, Spinat, Spargel, Brokkoli und Auberginen sind sehr empfehlenswert, um Kapha anzuregen. Den Nachtisch sollte der Kapha-Typus ganz ausfallen lassen und stattdessen lieber einen verdauungsfördernden Gewürztee mit Ingwer, Basilikum und Kardamom genießen.

Abendessen vor zwanzig Uhr

Die Verdauungskraft verringert sich nach vierzehn Uhr wieder und nimmt zum Abend hin immer mehr ab, sodass eine leicht verdauliche Gemüsesuppe, ein Nudel- oder Kartoffelgericht, Brot mit Butter oder geschmortes Gemüse die beste Lösung für den Abend sind. Nach sechzehn Uhr sollten alle drei Konstitutionstypen möglichst nichts Saures, Rohes, Kaltes und Schwerverdauliches (wie zum Beispiel Eiweißgerichte) mehr essen, um das Verdauungssystem und damit den Organismus zu schonen und zu entlasten. Das ist ganz besonders wichtig, wenn bereits Beschwerden oder Krankheiten den Körper belasten.

Ayurvedische Abendsuppe

> 1 EL Ghee
> 1 kleine Zwiebel
> ¼ TL Bockshornkleesamen
> ¼ TL Cumin, gemahlen
> 2 Tassen Gemüse, beliebig
> (sehr gut eignen sich zum Beispiel Karotte,
> Sellerie, Kartoffeln, grüne Bohnen und
> Pastinaken)
> Wasser
> Salz und Pfeffer
> ½ TL Obstessig
> 1 Msp. Paprikapulver, edelsüß

Das Ghee erhitzen, Bockshornkleesamen anrösten und die Zwiebel klein würfeln und anschwitzen. Das Gemüse klein schneiden, zu den Zwiebeln geben und unter Rühren etwas anbraten. Das Wasser aufgießen und das Gemüse weich köcheln lassen. Mit Salz, Pfeffer, Paprikapulver und etwas Obstessig abschmecken.

Am Abend sollte gemäß der ayurvedischen Ernährungslehre immer eine Suppe gegessen werden. Dies gilt besonders für die Vata-Konstitution, ist aber auch für jeden anderen Stoffwechsel sehr empfehlenswert. Eine Suppe am Abend schenkt dem Körper Ruhe, Stärkung und Entspannung. Wurzelgemüse und Kartoffeln wirken hier sehr ausgleichend und helfen dem Stoffwechsel bei der inneren Reinigung und Entsäuerung.

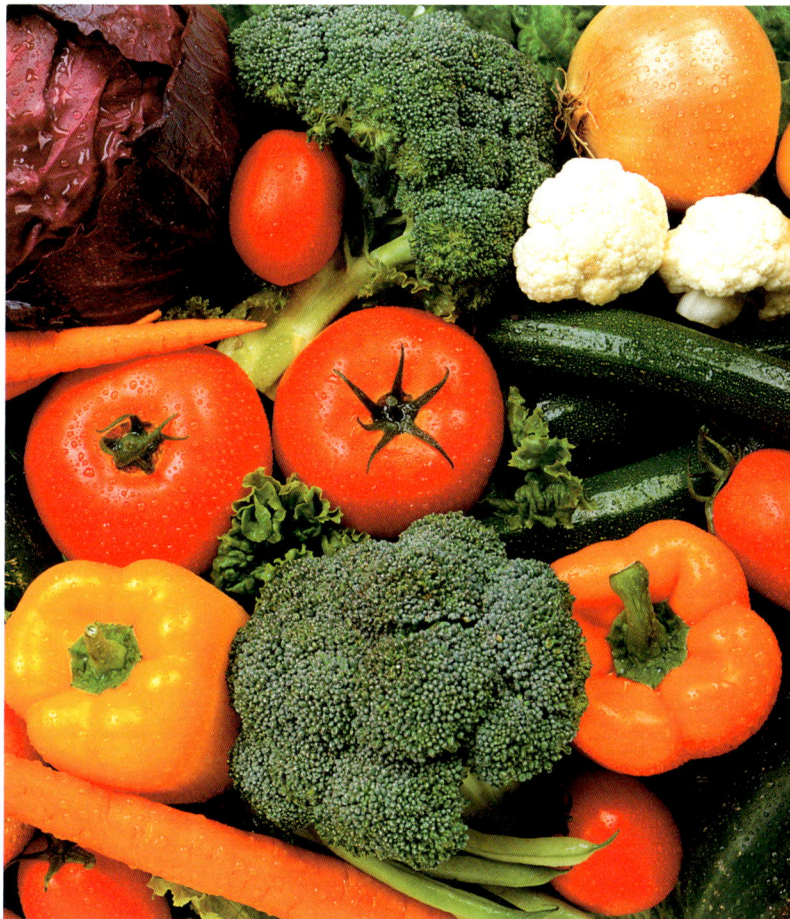

Allgemeine Richtlinien
der ayurvedischen Ernährung

- Bereiten Sie Ihre Speisen mit Liebe und Sorgfalt zu! Das verstärkt die Energie spendende Wirkung unserer Nahrung und harmonisiert Vata.

- Essen Sie vielseitig und abwechslungsreich, um Ihrem Körper alles zuzuführen, was er benötigt, damit er sich erneuern kann.

- Versuchen Sie, in einem regelmäßigen Rhythmus zu essen, am besten drei Mahlzeiten am Tag, immer zur gleichen Zeit. Das gleicht Vata in Ihrem Körper aus.

- Essen Sie erst wieder etwas, wenn die vorhergehende Mahlzeit vollständig verdaut ist.

- Bevorzugen Sie immer frische Nahrungsmittel, denn in frischem Obst und Gemüse sind die meisten Vitamine und Mineralien. Wenn Sie keine Möglichkeit haben, frisches Obst und Gemüse zu verwenden, weichen Sie aus auf getrocknete und gefrorene Lebensmittel. Die letzte Alternative sind Konserven.

- Achten Sie auf gründliches Kauen und Einspeicheln bei jedem Bissen, das ist Voraussetzung für eine vollständige Verwertung der Nahrung.

- Essen Sie langsam und in Ruhe. Das stärkt Pitta.

- Trinken Sie genügend stilles Quellwasser regelmäßig über den Tag verteilt, und achten Sie darauf, dass es nicht zu kalt ist. Die optimale Flüssigkeitsmenge pro Tag ist durch die Aqua-Formel zu ermitteln: Gewicht x 0,03 = Menge an Flüssigkeit pro Tag in Liter.

- Bereiten Sie Ihre Mahlzeiten in leicht verdaulichen Lebensmittelkombinationen zu, da sonst die Verdauungsvorgänge behindert werden und der Speisebrei faulen oder gären kann.
  Die richtigen Kombinationen sind:
  - Salat, Gemüse, Getreide, Hülsenfrüchte, Teigwaren, Süßmittel, Fette;
  - Salat, Gemüse, Reis, Milchprodukte, Nüsse, Samen, saure Früchte;
  - Salat, Gemüse, Reis, Fisch, Fleisch oder Ei.

- Trinken Sie während der Mahlzeiten keine kalten Getränke, um die Verdauungssäfte nicht zu verringern. Die besten Getränke sind warmes Wasser oder Ingwerwasser.

- Vermeiden Sie energielose Nahrungsmittel wie Cola, Bier, Margarine, Süßstoffe, Alkohol, Kaffee und schwarzer Tee. Aber auch vom Genuss anderer, auf den ersten Blick scheinbar unbedenklicher Lebensmittel muss abgeraten werden:
  - kernloses Obst (ist besonders Mangan- und Mineral-arm),
  - Geschmacksverstärker (Glutamat),
  - homogenisierte Milch (greift die Gefäßwände an),
  - Hybridgemüse (nicht fortpflanzungsfähig, gegen die Ordnung der Natur),
  - Weichkäse (enthält Schnellreifer, belastet den Organismus),
  - Fleisch (besonders Wurst und Schweinefleisch belasten den Organismus sowie die geistige Entwicklung)

Regeneration und Verjüngung durch einen guten Schlaf

Schenken wir unserem Körper die notwendige Ruhe, die er zur Regeneration und Erholung benötigt, so haben wir einen ständigen Zugang zu unserem eigenen Jungbrunnen. In der Nacht tanken wir uns mit neuen Lebensenergien auf, unsere Sinne beruhigen sich und wir kommen wieder in Kontakt mit unserem göttlichen Selbst. Sind wir von einer angenehmen Schlafatmosphäre umgeben, durchdringen tiefe Ruhe und Gelassenheit jede Zelle unseres Seins. Duftende Blüten, zarte Wäsche, sanfter Kerzenschein in der Nacht – all dies lädt ein zum Innehalten und Auftanken. Die Sinnesorgane werden beruhigt und gereinigt, und unserer Seele wachsen Flügel.

Machen Sie es sich am Abend so richtig kuschelig und gemütlich. Richten Sie Ihr Schlafzimmer nicht nur als »Abstellraum« ein, sondern kreieren Sie ein Oase der Erholung und Regeneration. Besonders wohltuend sind Potpourris mit Rosen, Nelken und Zimt sowie Kerzen und schöne Stoffe in Dunkelrot, Blau und Violett. Achten Sie darauf, dass Ihnen in der Nacht keine störende Lichtquelle (Straßenlaterne oder Autoscheinwerfer von draußen) die Ruhe raubt, und lüften Sie Ihren Schlafraum vor dem Zubettgehen noch einmal gut durch.

Ayurveda misst dem Schlaf eine große Bedeutung hinsichtlich der Zellerneuerung, Gewebsbildung und Entgiftung bei. Betrachten wir die diversen Funktionen der Organe, des Nervensystems und des Stoffwechsels während der Nacht, erkennen wir sehr schnell, dass unsere Gesundheit mitunter abhängig ist vom richtigen Schlafrhythmus. Ein indisches Sprichwort lautet: »Ein Yogi schläft sechs Stunden, ein Bhogi schläft sieben bis acht Stunden und nur ein Dummkopf schläft neun Stun-

den.« Der beste Schlaf ist der vor Mitternacht, und im Ayurveda wird empfohlen, während der abendlichen Kapha-Phase, also vor 22.00 Uhr, ins Bett zu gehen. Ein kleines Entspannungs- und Meditationsprogramm und das Einölen der Fußsohlen mit Sesamöl oder Ghee helfen, innerlich zur Ruhe zu kommen und tiefen Schlaf zu finden. Der Schlafraum sollte immer gut belüftet und das Bett von Osten nach Westen ausgerichtet sein.

Schwere und zu spät eingenommene Mahlzeiten belasten Ihre Verdauung die ganze Nacht und sollten eher gemieden werden. Leiten Sie deshalb Ihren Abend mit einem leichten und wärmenden Abendessen ein. Gegen 20.00 Uhr steigert sich unser abendliches Kapha, und die gesamten Stoffwechselfunktionen schalten um auf »Nachtspeicher«. Jetzt ist es Zeit, von den täglichen Aktivitäten Abstand zu gewinnen, innere Ruhe zu finden und sich zu entspannen. Dies ist sehr wichtig, denn in der Nacht findet der wichtige Verarbeitungsprozess der am Tag eingenommenen Nahrungsmittel und die daraus resultierende Gewebsbildung statt. Gerade Vata-betonten Menschen fällt es manchmal sehr schwer abzuschalten, und sie arbeiten gerne bis in die späten Abendstunden; dies ist häufig die Zeit, wo sie innere Ruhe und Ausdauer finden, bestimmte Arbeiten fertig zu stellen. Doch damit verhindern sie, dass der Körper in seine natürliche Ruhephase tritt, und verbrauchen langfristig extrem viel Körpersubstanz.

Lassen wir den Tag jedoch harmonisch auslaufen – vielleicht mit einem warmen Ölbad, schöner Musik oder einem tollen Buch –, so werden wir zwischen 21.30 und 22.00 Uhr einen »müden Punkt« spüren. Unser Kapha hat jetzt seinen Höhepunkt erreicht, und Körper und Geist haben eine angenehme Bettschwere. Dies ist die optimale Zeit, sich zum Schlafen vorzubereiten, denn die intensivste Schlafenszeit ist vor Mitternacht. Gehen Sie gegen 22.00 und 22.30 Uhr zu Bett, ist dies die beste Garantie, gut einzuschlafen und tiefe Ruhe zu finden.

Übergehen Sie jedoch Ihre Schläfrigkeit in den Abendstunden, so werden Sie wieder wach und aktiv. Eine neue Pitta-Phase beginnt, und der Organismus ist sehr energievoll. Viele be-

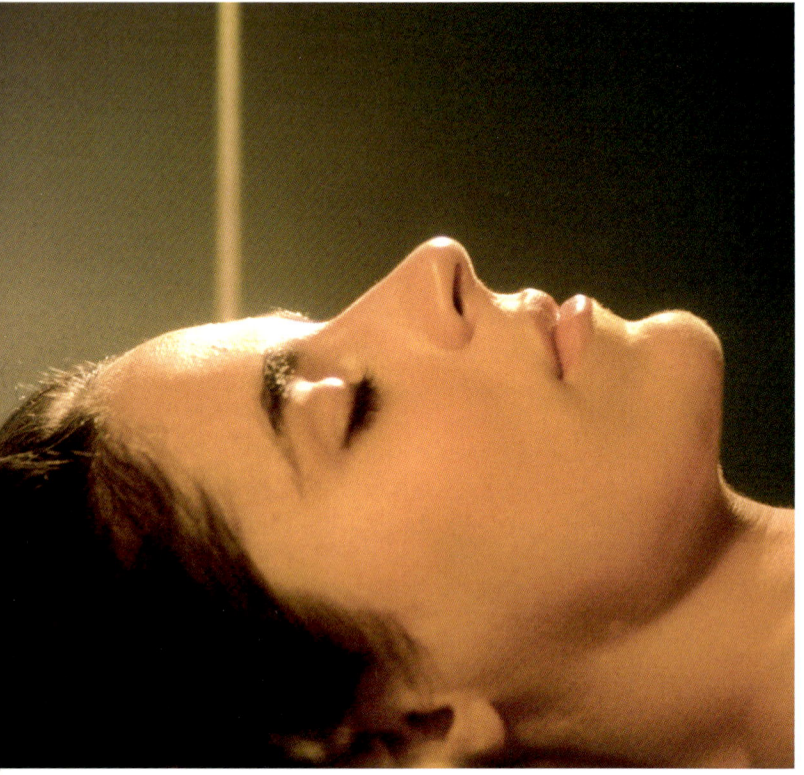

kommen erneut Hunger und beginnen zu essen. Das mitternächtliche Pitta sollte jedoch nicht dazu dienen, zu arbeiten, zu essen, zu feiern oder andere äußere Aktivitäten zu erfüllen (von einigen besonderen Anlässen und Ausnahmen natürlich abgesehen). Jetzt ist Pitta erforderlich, um innere Erneuerungsprozesse durchzuführen: Die gesamten Stoffwechselorgane arbeiten auf Hochtouren, und am Tage aufgenommene Nährstoffe werden nun zu körpereigenen Substanzen verarbeitet. Die

Zeit zwischen 23.00 und 3.00 Uhr ist die wichtigste für die Zellerneuerung und Regeneration. Wird der Körper jedoch durch eine zu schwere oder zu späte Mahlzeit am Abend oder äußere Aktivitäten in dieser inneren Pitta-Phase behindert, können diese wichtigen Erneuerungsprozesse nicht stattfinden.

Ab 3.00 Uhr morgens wird nun Vata aktiver, und die Bewegung und Entgiftung des Stoffwechsels sind in vollem Gange. Ist unser Vata-Dosha sensibel, so kann es leicht passieren, dass wir nur einen sehr leichten Schlaf haben, unruhig träumen und empfindlich auf Geräusche reagieren. Die beste Zeit zum Aufstehen ist das Ende der Vata-Phase gegen 6.00 Uhr morgens. Dies ist kein Problem, wenn Sie früh genug zu Bett gegangen sind und der Körper seine nächtliche Erneuerung vollziehen konnte. Sie wachen leicht und erfrischt auf, fühlen sich schwungvoll und energiegeladen und haben genügend Zeit für innere und äußere Reinigungsrituale. Müdigkeit, Schwere und Lustlosigkeit am Morgen entstehen nur, wenn der Organismus überanstrengt ist und durch ein zu aktives Nachtleben keine neue Kraft und Lebensenergie gewinnen konnte.

Ayurvedische Empfehlungen für einen ruhigen und erholsamen Schlaf

Viele Menschen leiden an Schlafstörungen, die sich durch schlechtes Einschlafen oder häufiges nächtliches Aufwachen äußern. Hier ist es sehr wichtig, rechtzeitig schlafen zu gehen, um die nötige Kapha-Energie der Ruhe und Schwere zum Einschlafen zu nutzen. Eine heiße Milch mit Muskatnuss und Honig oder ein beruhigender Kräutertee mit Melisse, Baldrian und Fenchel vor dem Schlafengehen können eine wertvolle Unterstützung sein.

Ein bewährtes ayurvedisches Hausmittel ist es, am Abend einen kleinen Einlauf mit warmem Sesamöl zu machen. Dies senkt Vata, wärmt und beruhigt den ganzen Organismus und entspannt Darm und Nervensystem. Für diesen »Nähr-Basti« werden zwanzig Milliliter Sesamöl erwärmt und mit einer Einlaufspritze in den Anus eingeführt. Der Körper behält das Öl inne und scheidet den nicht resorbierten Rest erst am Morgen mit dem Stuhlgang aus.

Empfehlungen für eine entspannende Nacht

- Ölen Sie sich am Abend die Wirbelsäule und den Nacken mit etwas Johanniskrautöl ein.
- Massieren Sie sich die Kopfhaut (mit oder ohne Öl) mit den Fingerspitzen wie beim Haarewaschen, und geben Sie anschließend einen Tropfen Sandelholz auf die Stirn.
- Machen Sie eine kleine Abendmeditation: Lassen Sie die Bilder des vergangenen Tages noch einmal Revue passieren. Finden Sie Frieden mit allen unangenehmen Situationen, und lassen Sie Liebe, Licht und Vergebung in Ihre inneren Bilder strömen.
- Achten Sie im Bett auf eine ruhige, gleichmäßige Atmung durch die Nase, und spüren Sie die fließenden Bewegungen ihrer Atmungsenergie. Zählen Sie zehn bewusste Atemzüge, und stellen Sie sich vor, wie bei jedem Einatmen neue, frische Lebensenergie durch Sie einfließt und sich beim Ausatmen Ruhe und Entspannung überall verteilt.

Ayurvedische Fußmassage zum Entspannen

Eine ayurvedische Fußmassage kann Ihnen zu tiefer Ruhe und erholsamem Schlaf verhelfen. In den Füßen befinden sich zahlreiche so genannte Marma-Vitalpunkte und Fußreflexzonen. Werden diese ausgestrichen, gedrückt und geölt, lösen sich Spannungen im ganzen Körper, und das ganze Nervensystem kann sich regenerieren.

Bevorzugen Sie für Ihre Fußmassage warmes Ghee oder Sesamöl, und streichen Sie damit die Füße und Waden aus. Schmiegen Sie Ihre ganze Handfläche an den Fuß, und spüren Sie, welcher Druck sich besonders angenehm anfühlt. Massieren Sie mit den Händen und Handballen liebevoll Ihre Füße, Knöchel und Waden. Sie benötigen keine besondere Technik; lassen Sie die Bewegungen intuitiv entstehen. Wenden Sie sich nun den Fußknöcheln zu, und massieren Sie diese kreisförmig. Hier befinden sich besonders viele Marma-Punkte, deren Vitalisierung Ihnen neue Lebensenergie schenkt. Streichen Sie dann mit den Daumen den inneren und äußeren Fußspann aus, bis zu den Zehen. Massieren und lockern Sie jeden

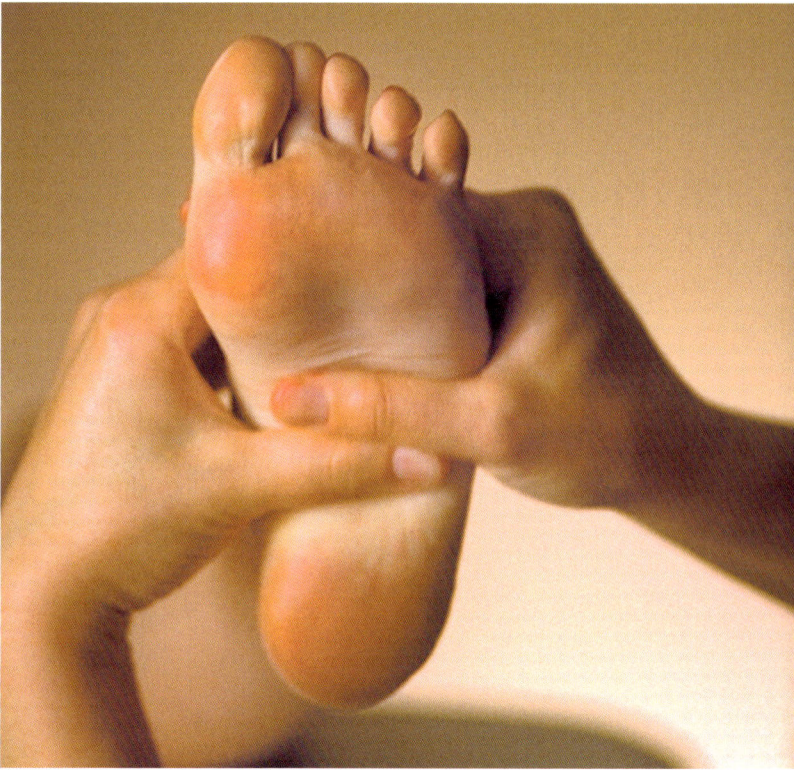

einzelnen Zeh. Beenden Sie Ihre Fußmassage, indem Sie jeden Fußnagel einölen und das Nagelbett sanft massieren. Gehen Sie jetzt mit Ihrem Daumen zum Tala-Hirdhya, dem »Herz im Fuß« (siehe Abbildung), und drücken oder halten Sie diesen Punkt für eine Weile. Reiben Sie anschließend die Füße mit einem trockenen Tuch ab. Gönnen Sie sich sogleich Ruhe.

Sexualität und Sinnlichkeit

Ein natürlicher Umgang mit Sinnlichkeit, Sexualität und Freude ist im Ayurveda sehr wichtig, denn viele Verspannungen und unterdrückte Gefühle haben ihre Ursache in einem unbefriedigenden Sexualleben. Gestaltet sich unser intimer Kontakt offen und wahrhaftig, können wir unsere Persönlichkeit und Sehnsüchte zutiefst zum Ausdruck bringen. Wenn wir uns unseren Gefühlen und unserem Partner vertrauensvoll hingeben, erleben wir immer neue Abenteuer in unserer sinnlichen Empfindungswelt.

Ayurveda lehrt, dass Gefühle stets einen körperlichen Ausdruck suchen. Egal, welche Emotionen wir in uns tragen – sie möchten gelebt werden. Erfüllen uns negative Gefühle wie Wut, Hass und Ärger, rötet sich unser Gesicht, wir werden heiß und die Muskeln im Schulterbereich verkrampfen sich. Sind wir hingegen verliebt, spüren wir ein warmes, vibrierendes Ziehen in unserer Brust, unsere Augen strahlen, das Gesicht wird von einem überirdischen Glanz durchdrungen und wir sind voller Energie und Lebenslust. Ungelebte Gefühle produzieren häufig körperliche Symptome – sozusagen die einzige Ausdrucksform, die der Körper für inneren Ballast findet.

Viel schöner und gesünder hingegen ist es, sich durch Berührung, Zärtlichkeit und sinnliche Kraft auszudrücken und zu entspannen. Körper, Geist und Seele verschmelzen mit den Berührungen zu einer harmonischen Einheit; wir können uns ganz den in uns wogenden Gefühlen und sexuellen Energien hingeben. Dadurch erfahren wir Vertrauen und Gottes Nähe.

Reinigung und Verfeinerung der sinnlichen Wahrnehmung

Eine ganzheitlich ausgerichtete Sexualität bringt uns in Kontakt mit bislang verborgenen Dimensionen unseres Geistes und ungeahnten Tiefen unseres Körpers. Wir genießen uns selbst und den anderen auf intensivste Weise und verlieren jegliche Form von Selbstzwang. Damit erfahren wir eine große Kraft und einen tiefen Zugang zu unserer eigenen Natur. Oftmals sind unsere Sinnesorgane allerdings nicht mehr fähig, die feinen Gefühle und Energien wahrzunehmen ... Abgestumpft durch Alltagsbelastungen, müde Augen von der Computerarbeit, verstopfte Nase vom Staub, belastete Ohren vom Straßenlärm. Eine schöne und bereichernde Sexualität beginnt im Ayurveda mit der Reinigung und Sensibilisierung der Sinnesorgane. Die Sinne werden verfeinert, um die sanften Berührungen und erotischen Wallungen mit jeder Faser des Körpers genießen zu können. Wir lernen, auf feinste Nuancen in der sexuellen Begegnung zu reagieren – und beschränken uns nicht auf die gröberen Reize typisch erogener Zonen. Die Verfeinerung der Sinne schafft Harmonie und Empfindsamkeit in der Sexualität und ist entscheidend für erfüllende Orgasmen.

Unser größtes Sinnesorgan, die Haut, erreichen wir über Berühren und Fühlen. Sanfte Massagen, zärtliche Ölungen und liebevolles Streicheln beleben die Tausenden von Tastsensoren in der Haut und machen uns empfänglich für alles von außen Kommende. Mit jeder Berührung erleben wir, wie schön es ist, auf der Welt zu sein. Genießen Sie Ihre nackte Haut, und erweitern Sie Ihre feine Wahrnehmungsfähigkeit sowohl im Innen als auch im Außen.

Die Nase ist eines unserer feinsten Sinnesorgane. Mit dem Riechen haben wir direkten Zugang zu unseren tiefsten Gefühlen, und unser Körper strömt in sinnlichen Momenten erotische Düfte aus. Um erotische und sinnliche Gefühle zu erzeugen, benötigt die Nase eine angenehme Stimulation. Im Ayurveda wird die Nase täglich mit etwas Sesamöl oder Ghee von Staub und Schleim befreit. Tauchen Sie am Morgen und am Abend Ihren kleinen Finger in etwas Öl, und streichen Sie mit dem Finger die Naseninnenwände sanft aus. Diese Behandlung lindert auch Heuschnupfen und Kopfschmerzen. Räucherungen und Duftlampen mit ätherischen Öle reinigen die Atmosphäre, beflügeln unseren Geist und öffnen unsere Seele. Umgeben wir uns mit schönen Düften, schenken wir uns Gesundheit und Wohlergehen.

Achten Sie insbesondere an unangenehmen Orten und in schwierigen Situationen (etwa im Krankenhaus) auf eine angenehme Duftatmosphäre. Für Räumlichkeiten eignen sich Duftlampen, für den eigenen Körper sind Duftbalsame und Riechsteine zu empfehlen (Bezugsadresse siehe Anhang). Die wichtigsten Düfte gibt es in einer Duftorgel zusammengestellt; im Einzelnen sind dies: Bergamotte, Orange, Zitrone, Rose, Ylang-Ylang, Jasmin, Latschenkiefer, Fichtenkiefer, Champaka, Wacholder und Patchoulie. Jeder Duft mit seiner speziellen Wirkung nährt Körper, Geist und Seele. Schnuppern Sie sich einfach hindurch, und erfahren Sie die faszinierende Welt der Düfte. Wählen Sie die für Sie wohlriechendsten ätherischen Öle aus, und bereichern Sie auf diese Weise Ihre sinnlichen Stunden.

Das Auge ist ebenfalls ein wichtiges Sinnesorgan, denn über die visuellen Reize werden unsere inneren Bilder und Sehnsüchte angeregt. Leider ist unsere Welt von visuellen Reizen massiv überflutet; dem gesellschaftlichen Schönheitsideal kann ohnehin kaum jemand entsprechen.

Um die Augen zu entspannen und zu klären, gibt es im Ayurveda einige sehr wohltuende Augenbehandlungen: Legen Sie jeweils die Fingerkuppen von Zeige-, Mittel- und Ringfinger auf das linke bzw. rechte Augenlid. Kreisen Sie sanft mit den Fingerkuppen um die Augäpfel, und spüren Sie den angenehmen Druck. Halten Sie mit den Fingerkuppen die Augen sanft geschlossen, und atmen Sie tief ein und aus. Klopfen Sie dann mit dem Mittelfinger ganz leicht und schnell bis zu den äußersten Augenwinkeln. Tränken Sie nun zwei Wattepads in Rosenwasser, und legen Sie diese für zirka fünf Minuten auf die geschlossenen Augenlider. Entspannen Sie sich, und richten Sie die gesammelte Aufmerksamkeit auf die anderen Sinne: Hören Sie schöne Musik, riechen Sie angenehme Düfte, erforschen Sie den Geschmack ihres Mundraums, spüren Sie die Temperatur im Raum, den Stoff auf Ihrer Haut. Wie fühlen Sie sich?

Netra tarpana ist eine weitere wirkungsvolle Augenbehandlung. Hier werden die Augen mit Ghee gespült. Sie benötigen für Netra tarpana eine Augenwanne aus der Apotheke. Setzen Sie diese auf das Auge, und geben Sie einen Esslöffel lauwarmes Ghee hinein. Sie können die Augen auch öffnen, sodass das Ghee die Bindehaut berühren kann zur Linderung von Augenentzündungen, -rötungen und -brennen. Nach zirka zehn Minuten wird die Augenwanne entfernt; reinigen Sie die Augen mit in Rosenwasser getränkten Pads.

Nur in einem wirklich schön gestalteten Ambiente können wir uns richtig entspannen und loslassen. Der Raum, in dem wir Nähe und Erotik mit unserem Partner genießen, sollte sauber und gepflegt sein, sodass wir uns wohl und geborgen fühlen können. Frische Rosenblüten auf dem Bett, eine brennende Kerze in der Nacht, kunstvoll drapierte Wäsche ... all dies lässt unsere Herzen höher schlagen und verleiht der Fantasie Flügel.

Die Ohren sind ein weiteres Sinnesorgan, dem wir Aufmerksamkeit schenken sollten. Verkehrslärm, lautes Geschrei, unangenehme und aggressive Worte belasten möglicherweise tagtäglich unsere Ohren und das Gemüt. Wie sehr kann sich das Ohr doch beim Rauschen des Windes, Sprudeln des Baches oder Zwitschern eines Vogels regenerieren! Musik und Stille sind wichtige Elemente in unserem Leben, da sie uns tiefe Erfüllung schenken. Romantische Musik am Abend oder die sanfte Stimme unseres Geliebten bringen unsere

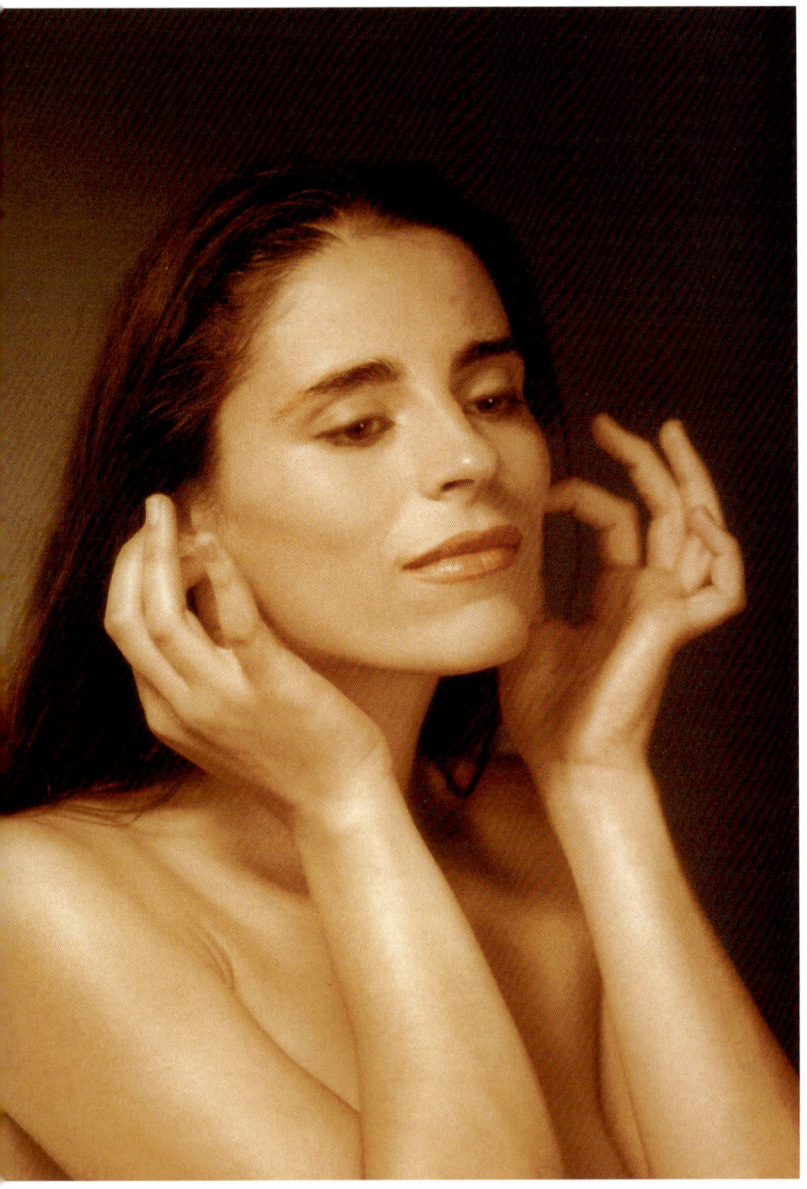

Säfte zum Fließen, sodass wir uns ganz dem Augenblick hingeben können.

Um die Ohren zu reinigen und die Feinheiten des Lebens wieder zu hören, werden im Ayurveda die Ohren massiert und mit etwas

Öl verschlossen. Massieren Sie mit den Fingerkuppen Ihre Ohren sanft von vorne nach hinten und von oben nach unten. Erkunden Sie jede Einzelheit des Ohrs, und spüren Sie, welcher Druck besonders angenehm ist. In unseren Ohren befinden sich sehr viele Marma-Vitalpunkte; eine Ohrmassage aktiviert diese, macht uns wach, nimmt Schweregefühl und Trägheit. Tauchen Sie nun die Fingerkuppen Ihrer Mittelfinger in warmes Sesamöl, und verschließen Sie damit Ihre Ohren. Spüren Sie den sanften Druck Ihrer Finger in der Ohrmuschel; achten Sie auf innere Geräusche. Schließen Sie die Augen, und atmen Sie tief und entspannt ein und aus. Öffnen Sie nach ein bis zwei Minuten die Ohren langsam wieder, und streichen Sie nochmals ganz zart den Ansatz hinter den Ohren aus.

Hören Sie regelmäßig gute Musik, die Ihre Sinne und Seele nährt. Besonders schön sind die ruhigen Konzerte von Vivaldi, Mozart, Telemann, Schubert und Mendelssohn. Aber auch die 6. Sinfonie von Beethoven ist ausgesprochen ausgleichend für die weiblichen Energien. Meditationsmusik und Klassik beruhigen unsere Sinne auf angenehme Weise, aber es gibt auch sehr schöne und romantische Balladen und Lieder von populären Musikgruppen.

Sinnliche Massage für einen genussvollen Abend

Nehmen Sie sich einmal in der Woche einen Abend Zeit für sich selbst. Genießen Sie die Fülle Ihres Körpers und den Freiraum. Schenken Sie sich alles, wonach Sie sich sehnen, und nehmen Sie diese Gaben in Dankbarkeit an. Pflegen Sie Ihre innere und äußere Schönheit, und tanken Sie neue Kräfte auf.

Beginnen Sie mit der schönen Gestaltung Ihrer Räume. Alle Sinnesorgane sollen sich so richtig erfreuen. Achten Sie auf eine angenehm warme Raumtemperatur, und dekorieren Sie sich Ihr Bad und Ihr Schlafzimmer mit Blumen, Stoffen und Kerzen. Beduften Sie Ihre Wohnung mit wohltuenden und entspannenden Gerüchen wie Weihrauch und Sandelholz. Hören Sie inspirierende und entspannende Musik.

Bereiten Sie sich auf eine sanfte Körper-Einölung vor. Entkleiden Sie sich ganz langsam und bewusst in Ihren schönen, geschützten Räumen, und genießen Sie mit der vollen Aufnahmefähigkeit Ihrer entblößten Haut die liebevolle Atmosphäre. Atmen Sie tief ein und aus, und spüren Sie, wie der ganze Tagesstress von Ihnen abfällt. Wenn Sie möchten, können Sie ein wenig tanzen, um sich wirklich frei zu fühlen. Mischen Sie sich nun ein Körperöl aus Johanniskrautöl, Weizenkeimöl und Sonnenblumenöl (zu je gleichen Teilen) mit je zwei Tropfen ätherischer Öle der Tuberose, Ylang-Ylang und schwarzen Pfeffers. Wärmen Sie dieses Öl leicht an, und verteilen Sie es ganz sanft auf der Haut. Beginnen Sie am Bauch, und streichen Sie mit den ganzen Handflächen und viel Öl über die Bauchdecke, die Hüften, die Brust, zu den Schultern, den Armen und den Händen. Nehmen Sie stets so viel Öl, dass die Haut gänzlich damit benetzt wird und Sie von warmem Öl ummantelt werden. Verteilen Sie erneut das Öl vom Bauch aus über den Rücken, die Hüften, das Gesäß zu den Oberschenkeln, innen und außen, zu den Knien, Waden und den Füßen. Schenken Sie Ihren Füßen ganz besonders Aufmerksamkeit, denn sie tragen viele Lasten und werden den ganzen Tag in enge Schuhe und Strümpfe gesteckt. Ölen Sie auch das Gesicht, den Kopf und die Haare ein; massieren Sie Ihre Kopfhaut mit den Fingerkuppen, ähnlich wie beim Haarewaschen.

Lassen Sie nun das Öl auf der Haut einwirken. Füllen Sie derweilen die Badewanne mit angenehm heißem Wasser. Legen Sie sich in die Wanne, und atmen Sie tief und entspannt ein und aus. Spüren Sie, wie Ihr Körper sich ausdehnt und in der wohligen Wärme lockert.

Streicheln Sie sich zart über den ganzen Körper und spüren Sie Ihre ölige Haut im Wasser. Erleben Sie ganz bewusst, wie unterschiedlich Ihre einzelnen Körperteile und Regionen

auf die sanften Berührungen reagieren und was sich besonders angenehm anfühlt. Steigen Sie nach etwa zehn Minuten langsam aus der Wanne, und trocknen Sie sich sanft ab. Spüren Sie Ihre Offenheit, und betrachten Sie sich in

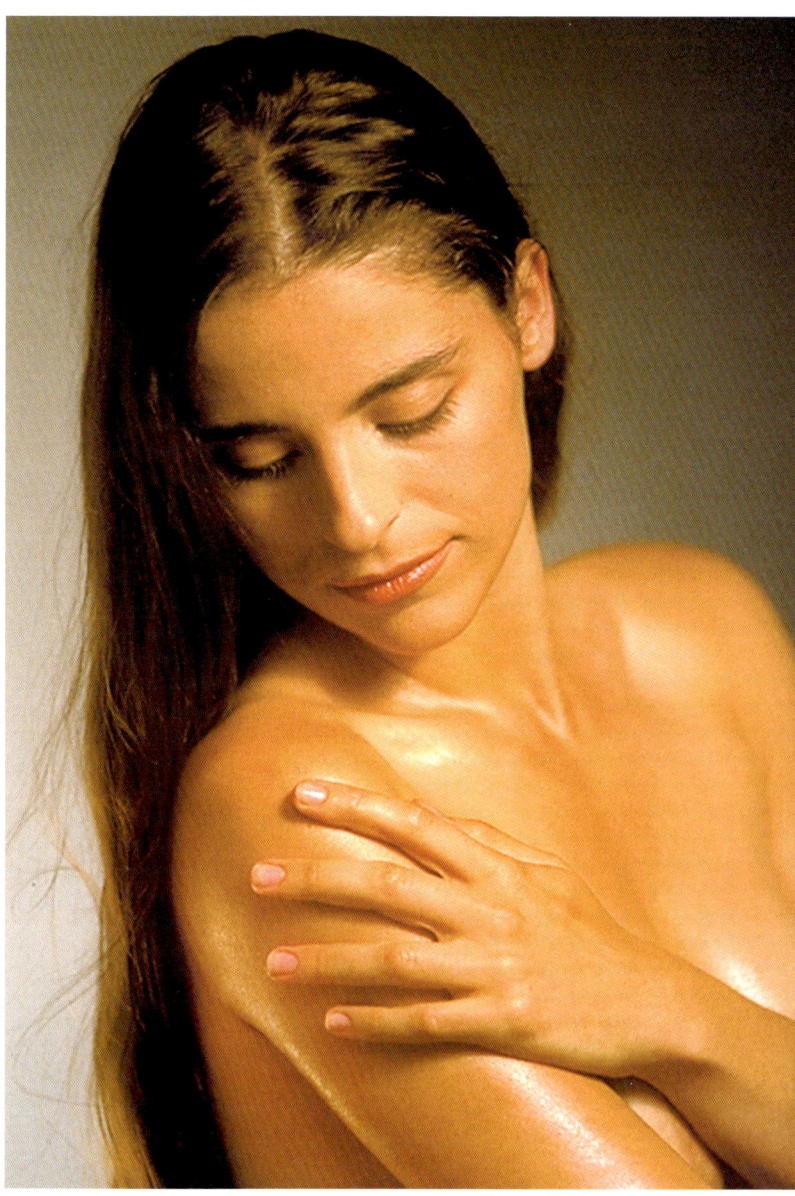

Ihrer vollen Schönheit im Spiegel. Kämmen Sie sanft die Haare, und machen Sie sich so richtig schön. Dazu benötigen Sie jetzt weder ein aufwendiges Make-up noch eine Gala-Garderobe – es genügt ein schönes leichtes Kleid

oder ein großes Tuch. Spüren Sie den edlen und fließenden Stoff auf Ihrer Haut, und bewegen Sie sich bewusst, fließend und aufrecht. Machen Sie es sich nun so richtig bequem. Sie können lesen oder Musik hören, träumen oder einfach zu Bett gehen und schlafen.

Dieses sinnliche Ritual können Sie auch mit dem Partner vollziehen. Dabei sollten Sie allerdings nicht viel sprechen; unterstützen Sie sich liebevoll in der Körperpflege. Sie können sich gegenseitig sanft massieren – oder jeder massiert sich selbst. Wichtig ist, dass Sie während des gemeinsamen Ölens und Badens die Sinnlichkeit genießen; halten Sie sich noch etwas zurück mit der sexuellen Vereinigung. Wenn Sie sich gegenseitig einölen, fragen Sie Ihren Partner, ob er Ihre Streichungen als angenehm empfindet. Oder möchte er lieber eine festere, dynamischere Massage? Zeigen Sie auch Ihrem Partner liebevoll, wie Sie berührt und geölt werden wollen. Halten Sie die innere Spannung, und lassen Sie sich nicht gleich zum Sex verführen. Genießen Sie erst gemeinsam die sinnlichen Momente, schauen Sie sich während des Badens tief in die Augen, und trinken Sie den Nektar der leuchtenden Liebe.

Vajikarana – die ayurvedische Medizin einer gesunden Sexualität

Vajikarana stellt den ayurvedische Medizinzweig der gesunden Sexualität und Nachkommenschaft dar. Übersetzt heißt Vajikarana »Kraft eines Hengstes«. Viele Rezepturen, spezielle Nahrungsmittel und Aromaöle werden als Aphrodisiakum eingesetzt.

Ein unerfüllter Geschlechtstrieb führt zu körperlichen oder geistigen Krankheiten. Rücksichtsloses, übermäßiges oder perverses Sexualverhalten führt ebenfalls zu einem Kräfteverlust, zur Schwächung der Abwehrkraft und zu Krankheiten. Je nach Konstitution haben unsere sexuellen Wünsche, Neigungen und Gewohnheiten unterschiedliche Ausprägungen. Beachten wir einige grundlegende ayurvedische Empfehlungen, können wir durch Sexualität unglaubliche Lebenskraft, Vitalität und Schönheit erfahren. Hegen wir hingegen schädliche sexuelle Gepflogenheiten, werden Körperenergien und Lebenskraft abgebaut. Wir erschöpfen uns und verlieren die Freude an sinnlicher Berührung und Begegnung.

Natürlicher Sexualverkehr hält den Körper jung, vital und gesund. Die Art und Häufigkeit sollte jedoch auf das Alter, die Konstitution und die Jahreszeit abgestimmt sein. Sexualverkehr ist generell Vata-fördernd und kann bei Menschen mit einem stark erhöhten Vata zu Kraftlosigkeit und Energieverlust führen. Kapha-Typen hingegen werden durch regelmäßigen Verkehr vital und aktiv. In den ayurvedischen Schriften wird im Winter uneingeschränkt Sexualverkehr empfohlen. Im Frühjahr und Herbst sollte sich der Beischlaf auf etwa dreimal die Woche und im heißen Hochsommer auf zwei- bis dreimal im Monat beschränken. Sex mit unbekannten oder ständig wechselnden Partnern, bei Krankheit und Schwäche, während der Schwangerschaft und Menstruation oder mit sehr viel älteren Partnern wird nicht empfohlen. Nach dem Liebesakt sollte man ein warmes Ölbad nehmen und etwas Kapha-Förderndes, wie zum Beispiel eine Tasse heiße Milch mit Honig oder etwas Süßigkeit, zu sich nehmen.

Folgende Vajikarana-Rezepte haben sich als Aphrodisiaka bewährt. Sie sind durch eine spezielle Aufbaukost mit Mango, Cocosnuss, Weintrauben, Datteln, Mandeln und Kürbis äußerst wirksam. Alle trockenen Nahrungsmittel, wie zum Beispiel Jackfruit, Erbsen, Mais und Hirse, sollten gemieden werden.

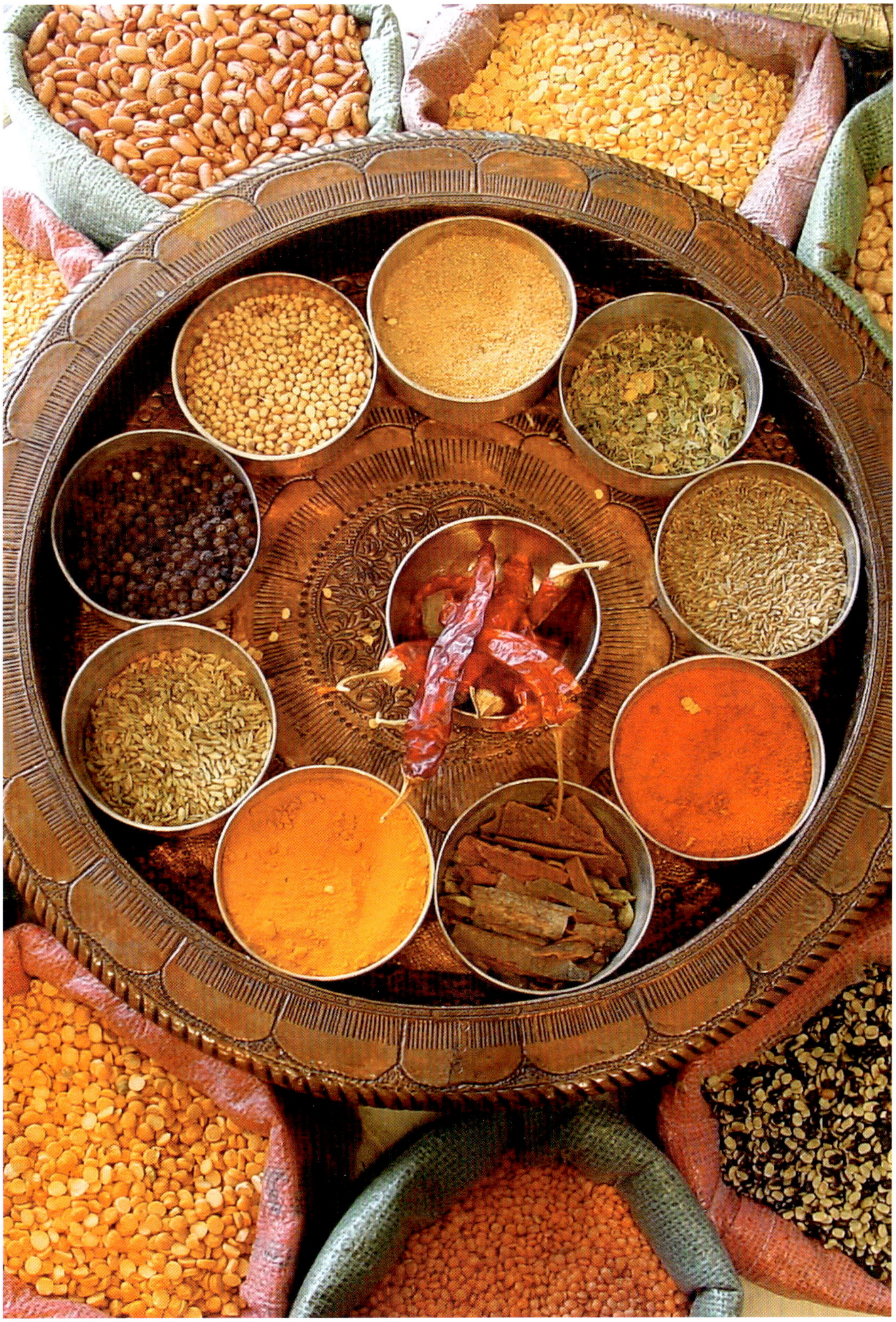

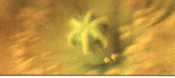

Klassische Vajikarana-Rezepte zur allgemeinen Stärkung der Sexualkraft

Amrapaka

> 500 g Mango
> 15 g Ingwer
> 2 g Zimt
> 500 ml Milch
> 7 g Pfeffer
> 2 g Nelken
> 100 g Zucker
> 2 g Koriander
> 2 g Muskat
> 30 ml Ghee
> 2 g Kreuzkümmel

Mangos frittieren; Muskat und Nelken zermörsern; Mangos und Milch in der Pfanne erhitzen. Das Ganze aufkochen, Ghee dazugeben, Ingwer und Pfeffer unterrühren, und so lange kochen, bis das Wasser verdampft ist und die Masse fest wird. Zum Schluss Zucker und den Rest hinzufügen.

Rasala

> 500 g Joghurt
> 20 g Ghee
> 5 g Nelken
> 250 g Zucker
> 2 g Ingwer
> 5 g Muskat
> 20 g Honig
> 2 g Pfeffer
> 1 g Safran

Joghurt von Wasser lösen (durch ein Tuch sieben); fein gemahlenen Zucker, Ingwer und Pfeffer dazugeben, Ghee und Honig gut unterrühren und im Handtuch durchsieben. Zum Schluss Nelken, Safran und Muskat hinzufügen. Bei einer Kuranwendung sollten Sie etwa zehn bis fünfzehn Tage lang zweimal täglich einen Esslöffel einnehmen.

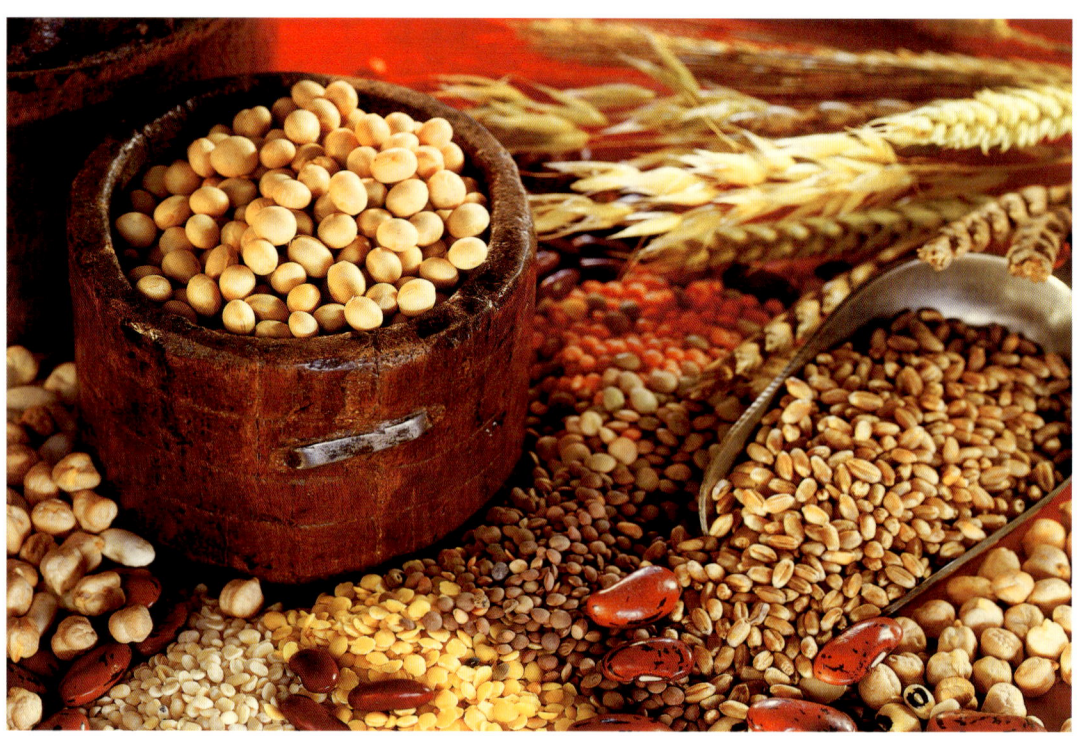

Süßholzwurzeln

10 g Süßholzwurzelpulver mit Milch und Honig vermischen, daraus eine Paste machen und mit Milch einnehmen: 1 Teil morgens, 1 Teil abends.

Rezepte für die starke Manneskraft

Krafttrunk für Männer

Folgendes wohlschmeckendes Getränk wird im Ayurveda als potenzsteigerndes Mittel und als Nerventonikum angewendet:

Für eine Tasse benötigt man sechs geschälte Mandeln, drei zerkleinerte Kardamomkapseln, einen halben Teelöffel Honig und eine Tasse Milch. Alle Zutaten zusammen in den Mixer geben und cremig rühren. Wenn möglich, die nächsten vier Stunden nach Einnahme nichts essen, damit dieser Krafttrunk vollständig aufgenommen und verdaut werden kann.

Weitere Rezepturen

- 10 g Uradmehl in Ghee anrösten; anschließend mit Honig vermischen und mit Milch einnehmen.

- Anecyclus Pyrethum (Wurzeln) in Pulverform (500 mg) mit Milch einnehmen; dies verzögert die Ejakulation.

- 500 mg Muskatnuss oder 200 mg Orangenschale einnehmen; verzögert ebenfalls die Ejakulation.

Klassische Aphrodisiaka

Masa payasam

> 50 g Uraddal (geschält)
> 1 g Muskat
> 10 ml Ghee
> 500 mg Kardamom
> ½ l Milch
> 50 g Safran

Uraddal über Nacht in Wasser einweichen; am Morgen zermahlen, in der Pfanne mit Ghee kochen, bis er braun ist, ½ l Milch dazugeben und aufkochen. Wenn das Wasser verdunstet ist, Zucker und Gewürze hinzufügen.

Einläufe (Basti) als Vajikarana

Dieser Basti ist besonders reinigend und stärkend für den Mann und die Frau vor der Empfängnis:

> 50 ml Milch
> 10 ml Honig
> 20 ml Ghee
> 2 g Steinsalz
> 20 ml Sesamöl

Zur Herstellung einer Emulsion zuerst Honig und Salz, dann Ghee und Öl zusammengießen. Zuletzt warme Milch dazugeben.

Aus je 10 g Spargelwurzel, Süßholz, Uriddalmehl einen Absud von 200 ml bereiten und anschließend mit einem Klistir in den Darm einführen.

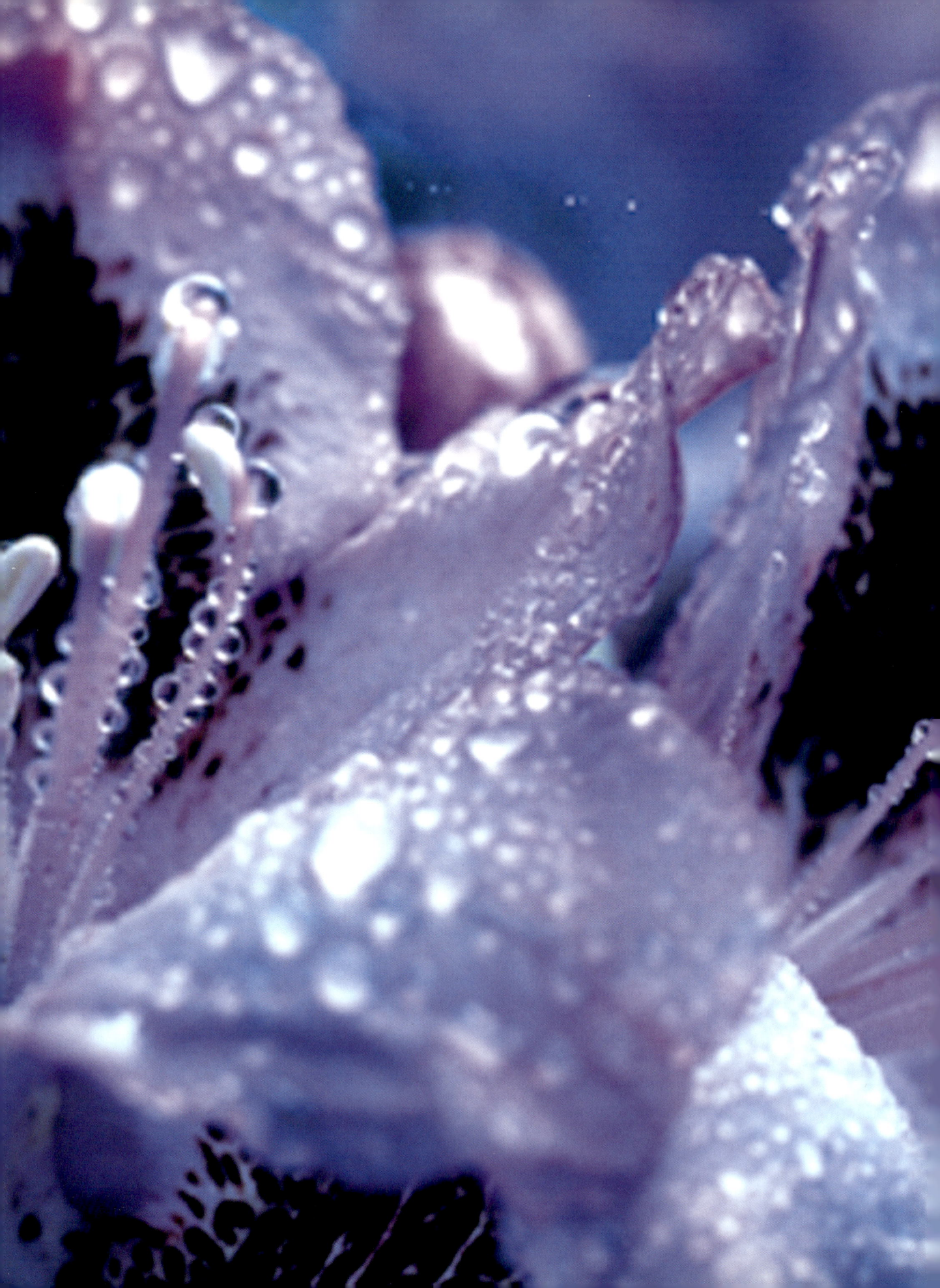

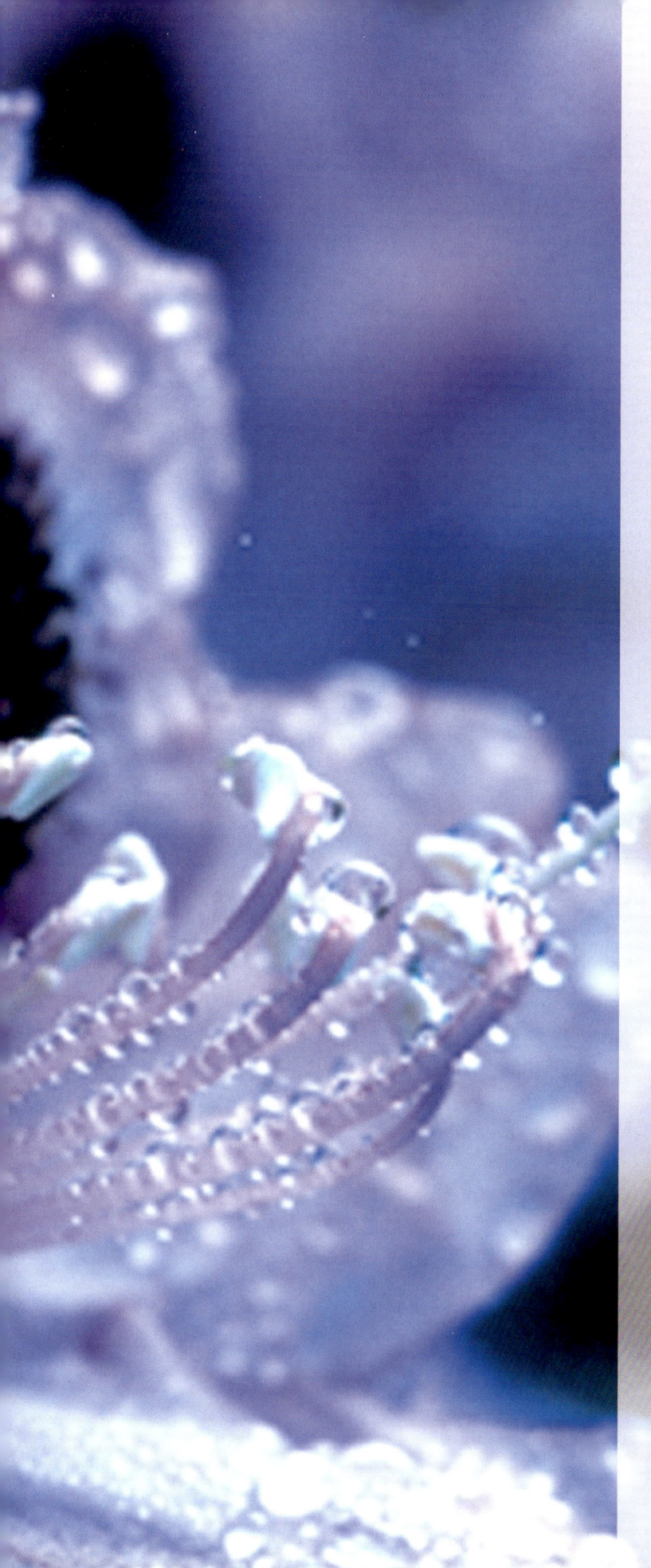

Teil 3

Svastha – ganzheitliche Gesundheit aus eigener Kraft

In der ayurvedischen Medizin wird Gesundheit nicht bloß definiert als »allgemeines Wohlbefinden«, sondern als ein Zustand voller Vitalität, Widerstandskraft und Lebensfreude. Der Sanskritbegriff »Svastha« (dt. »Gesundheit«, wörtlich übersetzt »im Selbst verweilen«) kündigt bereits den umfassenden Ansatz ayurvedischer Heil- und Lebenskunde an: Wahre Gesundheit liegt im Ausdruck des ganzen Menschen – in seiner vollen körperlichen Kraft, geistigen Präsenz und seelischen Entfaltung. Laut Ayurveda entsteht Krankheit durch Störungen des Gleichgewichts der drei Doshas Vata, Pitta und Kapha; Ursachen hierfür liegen in gestörten Sinnes- und Geistesfunktionen sowie klimatisch und ernährungsbedingt negativen Einflüssen. Das Bestreben ayurvedischer Medizin ist es, mit seinen Ausleitungstechniken (Panchakarma), Verjüngungstherapien (Rasayana) und seiner Pflanzenheilkunde (Dravyaguna) präventiv die Harmonie auf der Ebene der Körperenergien zu erhalten und somit Stabilität gegenüber pathogenen Fremdeinflüssen zu sichern. Der wahre Schlüssel körperlicher und geistiger Gesundheit liegt jedoch in der alltäglichen Lebensweise und dem harmonischen Einssein mit der ursprünglichen Konstitution.

Ayurveda beschreibt den Beginn einer Krankheit bereits in einem Stadium, wo das Auftreten bedenklicher Symptome noch weit entfernt ist. Wenn wir uns auf einer Skala von null bis hundert ein Energiepotenzial vorstellen, so wird der höchste Energiezustand, nämlich hundert, im Ayurveda als Svastha bezeichnet: strahlende, ganzheitliche Gesundheit. In den klassischen Schriften wird Svastha folgendermaßen definiert:

»Wahrhaft gesund ist der,
- dessen Doshas im Gleichgewicht sind,
- der über ein ausgewogenes Agni verfügt,
- bei dem die Gewebe (Dhatus) richtig aufgebaut sind und die Abfallstoffe (Malas) ausgeschieden werden,
- dessen fünf Sinne richtig arbeiten,
- der in innerem Glück und Selbsterfüllung lebt.«

Sinkt unser Energiepotenzial ab, entsteht unweigerlich ein Störungsprozess, der aus der Verschiebung des Dosha-Gleichgewichts resultiert. Je früher wir uns dieser inneren Disharmonie bewusst werden, desto besser, denn zu Beginn ist es leicht, das innere Gleichgewicht der Körperkräfte wiederherzustellen. Krankheiten im eigentlichen Sinne der westlichen Medizin sind erst ab einem Energiestadium von unter dreißig Prozent erkennbar, denn jetzt haben sich die Dosha-Störungen in den Körpergeweben (Dhatus) sichtbar manifestiert.

Am besten ist es, wenn Sie es gar nicht so weit kommen lassen, dass sich Ihre Energiedepots in diesem Umfang verbrauchen und sich eine derart starke Disharmonie Ihrer inneren Kräfte manifestiert. Ihre Gesundheit wird direkt von Ihrer Ernährungs- und Lebensweise, Ihrem sozialen Umfeld, seelischen Befinden und Ihrer geistigen Zufriedenheit bestimmt. Befinden Sie sich in innerem Gleichgewicht, arbeitet Ihr Stoffwechsel (Agni) gut, und Sie verwerten die Nahrung zu körpereigenen Brenn- und Aufbaustoffen, aus denen sich die neuen Körpergewebe bilden. Mit jeder Mahlzeit erneuern Sie Ihre drei Doshas und bestimmen, in welcher Form sie genährt oder abgebaut werden.

Bestimmen Stress, Zeitdruck, innere Unzufriedenheit und ungesunde Lebensgewohnheiten den Alltag, ist der Körper durch die täglichen Belastungen nicht in der Lage, sich von allen Giften und Verdauungsrückständen zu befreien. Die Ausscheidungen (Malas) des Körpers werden nur ungenügend ausgeleitet, sammeln sich an und werden zu Toxinen (Ama). Diese Gifte schwächen den Körper zunehmend, lagern sich ab und führen zu Krankheiten aller Art. Um Ihren Organismus von Ama zu befreien, ist es sowohl notwendig, Ihre Körpergewebe durch Massagen und Reinigungsbehandlungen zu entschlacken, als auch die Ursachen im geistig-emotionalen Bereich zu finden. Nur dadurch ist es möglich, die Lebensgewohnheiten langfristig so umzustellen, dass in Zukunft eine Schlackenansammlung vermieden oder stark eingeschränkt wird.

Yoga, Meditation, richtige Ernährung, positive Gedanken und ein religiöses Weltbild sind im klassischen Ayurveda unabdingbare Begleiter im alltäglichen Leben. Sie verhelfen uns zu einem Leben voller Kraft, Bewusstheit und Liebe. Dies sind Voraussetzungen für einen dauerhaft reinen und gesunden Körper.

Alle typischen Frauenbeschwerden während der Menstruation und Wechseljahre zeigen eine Veränderung des Dosha-Gleichgewichts. Haben sich jedoch Gewebsveränderungen in Form von Myomen (Geschwulste oder gutartige Tumore des Muskelgewebes), Zysten (mit Sekret gefüllte Blasen) und Hautbeschwerden manifestiert, ist die Frau alarmiert, ihre Körpergewebe durch eine gezielte Reinigungs- und Aufbautherapie zu regenerieren. Ernährungsfehler wirken nun genauso gravierend wie psychische Belastungen und hormonelle Schwankungen.

Meiner Erfahrung nach sind vor allem ungelebte Doshas auf der psychischen Ebene die Ursache für körperliche Beschwerden aller Art. Sind wir aufgrund einengender Lebensumstände oder eines mangelnden Selbstbewusstseins nicht in der Lage, all unsere inneren Bedürfnisse und Persönlichkeitsanteile zu einem harmonischen Ausdruck zu bringen, stauen

Anja ist Sachbearbeiterin in einer Bank und hat nebenbei eine Yogalehrerinnen-Ausbildung absolviert. Nun möchte sie gerne Yoga zu einem wesentlichen Teil ihres Lebens machen und mehr unterrichten, findet aber nur wenig Zeit. Als alleinstehende Frau möchte sie ihren sicheren Arbeitsplatz nicht aufgeben, doch leidet sie unter der einengenden Situation und fühlt sich unglücklich.

Rein äußerlich sieht man Anja an, dass sie einen großen Kapha-Anteil in ihrer Persönlichkeit hat. Sie ist ein wenig füllig, hat große Augen, kräftige Hände und eine sehr weiche, dicke Haut. Oft leidet sie unter Müdigkeit, Antriebslosigkeit und Lymphschwellungen im Gesicht und an der Brust. Seit zwei Jahren hat sie starke Probleme mit Myomen und verliert mit jeder Menstruation sehr viel Blut. Aus diesem Grunde soll sie operiert werden, wogegen sie sich jedoch innerlich sträubt.

In einem persönlichen Gespräch stellte sich sehr schnell heraus, dass Anja von ihrer psychischen Konstitution her neben dem Kapha-Anteil auch sehr viel Pitta besitzt. Dieses Pitta bringt sie allerdings nicht zum Ausdruck. Ihre Mutter war seit ihrer Kindheit immer sehr kränklich, und Anja lernte schnell, ihre eigenen Bedürfnisse zurückzustellen und ihren eigenen Lebenswandel auf die Wünsche ihrer Mutter abzustimmen.

Doch sie litt unter dem Gefühl der Einengung, hatte wenig Selbstvertrauen und viele Lebensängste. Die Ausbildung zur Yogalehrerin war das Erste, was sie aus eigenem Antrieb und gegen den Widerstand ihrer Mutter begonnen hatte. Mit diesem Schritt kam nun ihre unterdrückte Pitta-Energie zum Vorschein, doch sie hatte Angst, diese in ihr Leben zu integrieren. Zu viele Zweifel und Schuldgefühle hinderten sie an der Verwirklichung ihres Traumes, als Yogalehrerin zu leben.

Myome sind eine typische Pitta-Störung und zeigen eine starke Übersäuerung des Gewebes an. Da Anja seit Jahren Vegetarierin ist und recht gesund lebt, konnte sie nicht verstehen, dass ihr Körper solche Symptome entwickelt. Als ich ihr erklärte, dass ihre Beschwerden eine psychosomatische Ursache – nämlich ihre ungelebte Pitta-Kraft – haben könnte, wurde ihr die ganze Misere in völlig neuem Licht bewusst. Sie nahm nun ihre Beschwerden als Herausforderung, sich von ihrer Unterdrückung zu befreien und ihrem Persönlichkeitspotenzial und ihrer Berufung zu folgen.

Schließlich begann sie, als Yogalehrerin zu arbeiten (zuerst nebenberuflich, dann hauptberuflich), machte eine strenge Diät und wechselte ihren Wohnort. Bereits nach drei Monaten war das Wachstum der Myome gestoppt, und langsam bildete sich das Gewebe auch wieder zurück. Anja hat ihre Gebärmutter behalten und hofft, dass sie noch ihren Traumpartner findet und eine Familie mit zwei Kindern in naher Zukunft gründen kann.

sich die unterdrückten und ungelebten Doshas automatisch im Körper an. Diese führen zu einer Störung des inneren Gleichgewichts und drücken sich durch manifeste Krankheiten und Veränderungen im Gewebe aus.

Wahrhafte Gesundheit ist ein dynamischer Prozess, indem wir immer wieder erkennen dürfen, wer wir sind und was wir brauchen. Alte Erfahrungsmuster müssen durchlebt und transformiert werden, denn die gesamte Fülle der erlebten Gefühle hat ihre Strukturen in unseren Zellen hinterlassen. Die Veden nennen diese abgespeicherten Erfahrungen und Emotionen Samskara. Massage, Yoga und Ernährung helfen, diese Raster aus dem Gewebe zu lösen und damit die tiefen Krankheitsstrukturen abzubauen.

Haben Sie bereits gravierende Beschwerden und manifeste Krankheiten, so können diese durch die intensiven Entgiftungstechniken des Panchakarmas und die starke Wirkung spezieller Heilkräuter behandelt werden. Diese medizinischen Therapien leiten alle überschüssigen Doshas und toxischen Ablagerungen aus dem Körper. Das ayurvedische Heilungskonzept beruht auf Reinigung und Ausleitung. Spezielle Diäten, Schwitzkuren, die Reinigung des Verdauungstraktes durch medizinisches Erbrechen, Abführen und Einläufe sowie die Einnahme spezieller Pflanzenelixiere und Medikamente mit Edelmetallen, Edelsteinen und organischen Substanzen bewirken eine tiefe Reinigung und Erneuerung aller Körpergewebe. Doshas werden durch den Verdauungstrakt ausgeleitet, Ama durch Diät und Schwitzen. Haben sich Schlacken an bestimmten Körperregionen festgesetzt, werden diese durch Massagen und spezielle Yogaübungen gelöst und in Bewegung gebracht.

Pflanzenmedikamente unterstützen diesen Prozess und helfen dem Körper beim Wiederaufbau neuer Körpersubstanz. Besondere Aufbau- und Verjüngungsmittel (Rasayanas) werden im Anschluss eingenommen und versorgen den Organismus mit neuer Lebensenergie. Die aus speziellen Nahrungsmitteln und Heilpflanzen gewonnenen Rasayanas werden nach jeder Reinigungskur und auch zur alleinigen Einnahme bei Stressbelastungen und im Alter empfohlen.

Den weiblichen Rhythmus in sich spüren

Im klassischen Ayurveda gibt es viele allgemeine und praktische Empfehlungen, die Ihnen zu einer stabilen Gesundheit und ausgeglichenen Konstitution verhelfen können. Die große Auswahl an Ernährungsempfehlungen, Heilpflanzen und ausgleichenden Behandlungsmethoden wirkt besonders effektiv bei Menstruations- und Wechseljahresbeschwerden.

Die praktische Umsetzung ayurvedischer Medizin wird Ihnen leicht fallen, da Sie aufgrund Ihrer weiblichen Veranlagung ein sehr sensibles Wahrnehmungsvermögen besitzen. Durch dieses Feingefühl können Sie Ihre körperlichen und geistigen Dosha-Anteile hervorragend erleben und emotional nachvollziehen. Ihr Stoffwechsel reagiert empfindlich auf alle hormonellen Veränderungen während des monatlichen Zyklus und innerhalb der drei großen Lebensabschnitte von Jugend, Reife und Alter. Eine darauf abgestimmte Ernährungs- und Verhaltensweise wirkt sich äußerst positiv auf die psychische und physische Verfassung Ihrer weiblichen Natur aus.

Die Natur (Prakriti) des Menschen setzt sich aus den fünf Elementen zusammen, die sich in den drei Doshas manifestieren. Der Zyklus der Menstruation spiegelt im Körper der Frau die rhythmischen Wechsel der Doshas im Makrokosmos der Natur wider. So wie die Körperenergien sich mit den Tageszeiten, Mondphasen und Jahreszeiten unterschiedlich ausprägen, so haben wir auch während der einzelnen Zyklusphasen bestimmte Höhepunkte in der Ausprägung von Vata, Pitta und Kapha. Wir sind eins mit den Schöpfungsprozessen der Natur und haben eine tiefe und bewusste Verbindung zu Strömungen natürlicher Kreisläufe.

In jeder Zyklusphase können wir die körperlichen und emotionalen Qualitäten der einzelnen Doshas nachempfinden, da wir diese in mehr oder weniger starker Ausprägung jeden Monat erleben. So verdanken wir unserem Menstruationszyklus den engen Kontakt zum eigenen Körper und zu den persönlichen Bedürfnissen.

Die nachfolgende Beschreibung des Monatszyklus befasst sich vor allem mit den energetischen Aspekten der Doshas während der Menstruationsphasen, die ich in dieser Form von einer alten Vaidya gelernt habe. In der Ayurveda-Medizin werden die körperlichen Eigenschaften während der Zyklusphasen zum Teil anderen, etwas differenzierteren Dosha-Dominanzen zugeordnet, da die gebildete Eizelle eine Kapha-Substanz besitzt und das Menstruationsblut eine Pitta-Qualität aufweist. Dies widerspricht aber nicht den beschriebenen energetischen Dosha-Phasen, die für viele Frauen direkt nachfühlbar sind, und den entsprechenden praktischen Empfehlungen.

Unser Zyklus beginnt jeden Monat erneut mit dem Einsetzen der Blutung. In dieser Zeit ist der Körper sehr sensibel, die Doshas geraten leicht aus dem Gleichgewicht, und das Vata ist sehr stark. Die erste Phase nach der Menstruation ist ebenfalls von Vata bestimmt. Der weibliche Körper bereitet sich auf die Empfängnis und Geburt eines neuen Wesens vor. Damit steigt die körperliche und geistige Energie, und man fühlt sich aktiv, beschwingt und emotional ausdrucksstark. Unsere Vata-Qualitäten kommen nun intensiv zum Ausdruck. Wir fühlen uns leicht und haben ein großes Kreativitätspotenzial.

Je mehr Vata in Ihrer Konstitution verankert ist, umso intensiver werden Sie auch die

Britta, 38, selbstständige Geschäftsfrau, lebt seit zehn Jahren in einer festen Partnerschaft. Über zwölf Jahre litt sie unter starken Menstruationsbeschwerden, die sich jeden Monat in wehenartigen Krämpfen und anhaltenden Schmerzen wiederholten. Brittas größter Wunsch war ein Kind, doch trotz allen Versuchen blieb ihr dieser Wunsch unerfüllt. Ihre Gebärmutter war leicht verwuchert, doch dies konnte (nach Aussage ihres Arztes) nicht die Ursache für ihre starken Menstruationsschmerzen und mangelnde Empfängnisbereitschaft sein.

Da Britta nichts unversucht lassen wollte, um doch noch ein Kind zu bekommen, machte sie eine Ayurveda-Kur. Hier erhielt sie viele ayurvedische Massagen, Ölbehandlungen und eine auf sie abgestimmte Aufbaukost. Mit Öleinläufen und Kräuterspülungen wurde Brittas Darm gereinigt und das Vata-Dosha harmonisiert. Spezielle Breiumschläge und Schwitzbehandlungen lösten die Spannungen im Bauch und verbesserten ihre Verdauungskraft.

Schon während der Ayurveda-Kur fühlte Britta sich sehr wohl und konnte alte Kindheitserinnerungen aufarbeiten. Sie spürte, wie viel Schmerz und Enttäuschung in ihrem Bauch steckte, und dass sie auf ihrem Lebensweg vor allem gelernt hatte, »eine starke Frau« zu sein. Wenn sie allerdings mit ihren Menstruationskrämpfen im Bett lag, blieb von dieser Powerfrau nicht viel übrig. Jetzt fühlte sie sich schwach, allein, ungeliebt und ausgeliefert – so wie sie es als Kind schon immer empfunden hatte.

Innerhalb von vielen Gesprächen und liebevollen Behandlungen mit ihren Ayurveda-Therapeuten gelang es Britta, ein neues Selbstverständnis für ihre weiche, hingebungsvolle Weiblichkeit zu entwickeln. Dies bewirkte, zusammen mit einem Paket ayurvedischer Rasayana-Stärkungsmittel, dass sich ihre Menstruationsbeschwerden innerhalb von drei Monaten drastisch verbesserten und sie nach einem weiteren Jahr glückliche Mutter einer süßen Tochter war.

Noch heute bin ich mit Britta in engem Kontakt und verfolge mit Freude ihren Lebensweg. Aus der erfolgreichen Power-Geschäftsfrau hat sich eine sinnliche Geliebte und liebevolle Mutter entwickelt, die Beruf und Familie in ein interessantes und ausgefülltes Leben integriert. Sobald sie ihre eigenen Grenzen überschreitet und sich mit Härte durch ihr Leben kämpft, spürt sie unmittelbar, wie sich ihr Bauch verkrampft und sie zu den altbekannten Schmerzen zurückkehrt. Mit regelmäßigen Entspannungsübungen, Einläufen und Bauchmassagen gleicht sie dies dann aus und schenkt sich damit die liebende Kraft, mit der sie ihr Leben in Gelassenheit und Leichtigkeit genießen kann.

Vata-Kraft der ersten Zyklusphase erleben. Rein körperlich können wir das Vata mit seinen typischen Merkmalen von trockener Haut und Kältegefühl, oft geringem Appetit und leichtem Gewichtsverlust deutlich wahrnehmen. Diäten und Fastenkuren sind jetzt besonders erfolgreich, und überflüssige Pfunde purzeln in der ersten Zyklusphase mit Leichtigkeit. Vata-Beschwerden wie Nervosität, Schlaflosigkeit und übermäßiges Kältegefühl können sich ebenfalls leicht einstellen. Wir reagieren in dieser Phase sehr intensiv auf körperlichen und geistigen Stress, Wetterwechsel oder übermäßige Mahlzeiten mit schwer verdaulichen Nahrungsmitteln.

Im Laufe der zweiten Woche unseres Menstruationszyklus steigen die Pitta-Energien an, und am fünfzehnten Tag haben diese ihren Höhepunkt erreicht. Zur Zeit des Eisprungs verfügen Sie über besonders viel zielgerichtete Kraft und Energie. Ihre Ausstrahlung ist sehr stark, und Sie können mit Leichtigkeit schwierige Situationen meistern. Ihre sexuelle Energie ist auf dem Höhepunkt und wirkt ungeheuer vital und elektrisierend auf die Umwelt. Mit der herausragenden Pitta-Kraft erlebt jede Frau ganz direkt ihre eigenen Fähigkeiten und ihr Begehren; was sie sich wünscht, setzt sie auch um. Viele Ideen aus der Vata-Phase finden jetzt ihre praktische Verwirklichung.

Ist unser Pitta zur Zeit des Eisprungs allerdings zu hoch, neigen wir zu Übersäuerung, innerer Gereiztheit und unreiner Haut. Dies kann leicht bei ausgeprägter Pitta-Konstitution oder extremen Situationen, wie zum Beispiel großer beruflicher Verantwortung, schwierigen privaten Auseinandersetzungen oder starker Sonneneinwirkung, geschehen.

In einem harmonischen Zyklus fällt die Pitta-Phase mit dem aufsteigenden Mond zusammen. Dies bestätigen auch statistische Untersuchungen, die einen deutlichen Anstieg der Empfängnis- und Ovulationsraten bei Vollmond aufzeigen. Als eine sehr wirkungsvolle Therapie gegen Pitta-Überschuss werden im Ayurveda »Vollmondbäder« empfohlen: Machen Sie einen mitternächtlichen Spaziergang, oder nehmen Sie tatsächlich ein Bad mit Blick zum vom Vollmond erleuchteten Sternenhimmel.

In der dritten Woche verringert sich der Pitta-Einfluss, und Kapha gewinnt langsam an Gewichtung in unserem inneren Dosha-Gefüge. Unser Temperament wird nun stabiler und etwas phlegmatischer. In der vierten Woche oder einige Tage vor der Menstruation ist unser Kapha besonders ausgeprägt. Diese Zeit erleben viele Frauen als eine ruhige und in sich gekehrte Zyklusphase. Können wir jedoch unserem Wunsch nach Ruhe und »sich Hängenlassen« nicht nachkommen oder ist unser Kapha jetzt zu stark, reagiert der Körper mit einer vorübergehenden Kapha-Störung. Wir leiden unter übermäßigem Schlafbedürfnis, Depressionen und dem so genannten PMS (prämenstruellen Syndrom).

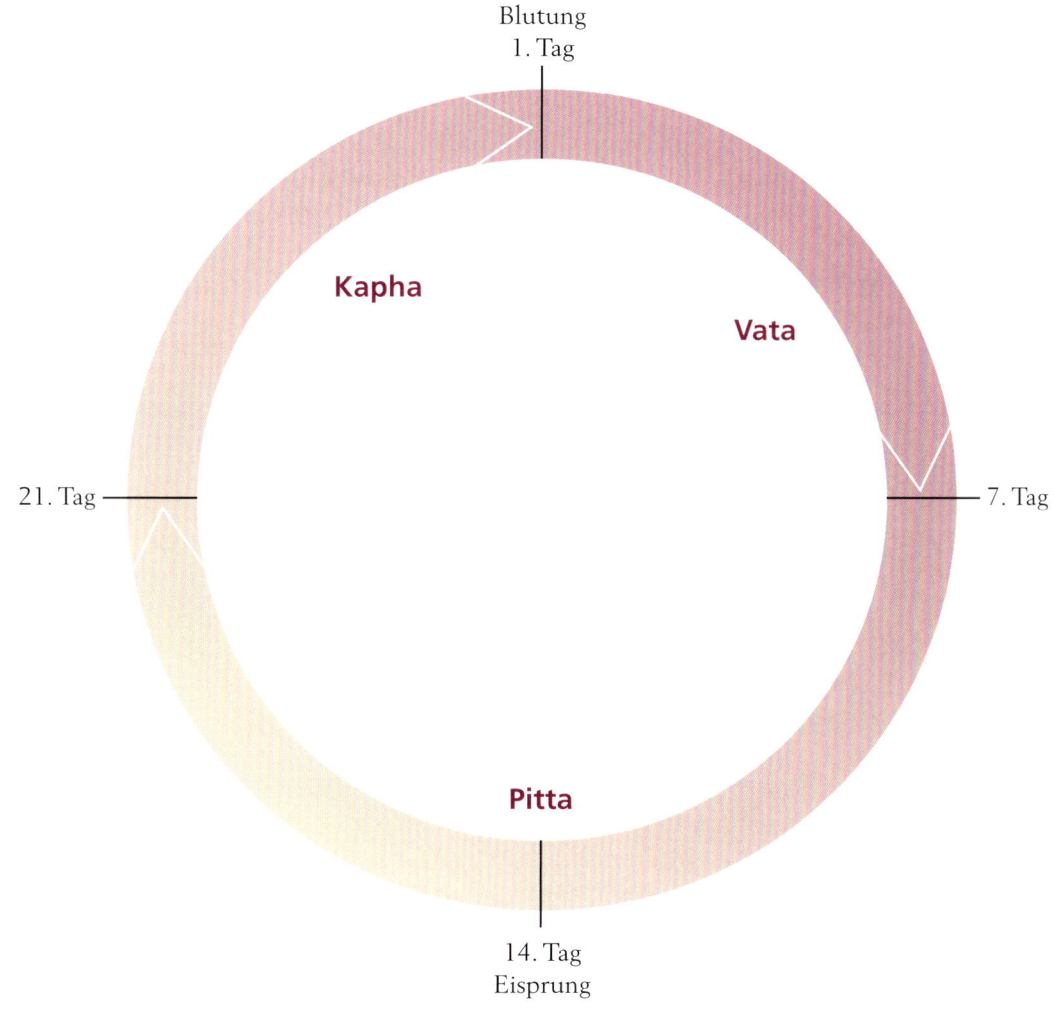

Der Monatszyklus.

Empfehlungen für jede Zyklusphase

Die erste Zyklusphase

Nach ayurvedischer Gesundheitslehre sollte sich jede Frau der natürlichen Phasen ihres Monatszyklus bewusst sein und ihr Leben darauf abstimmen. So fühlt sich die Frau in der Vata-Phase ihres Zyklus (ungefähr vom ersten bis zum siebten Tag) sehr leicht und beweglich: Ihr Nervensystem und ihre Wahrnehmung sind jetzt besonders sensitiv, sie ist kreativ, spontan und flexibel. Auf Ihr tägliches Leben übertragen heißt das, dass Sie sich während und nach Ihrer Menstruationsblutung in einer innovativen Lebensphase befinden. Sie haben viele Ideen, können gut kommunizieren und alles Spontane fällt Ihnen leicht. Für Ihr Privatleben und Ihren Beruf sondieren Sie neue Ziele, innere Vision erfahren neue Impulse, und eine Aufbruchsstimmung dominiert alle Empfindungen. Versuchen Sie jedoch, gleich alles zu verwirklichen oder zu verändern, geraten Sie völlig in Stress. Mangelnde Konzentration, körperliche Schwäche und nervöse Ungeduld machen sich breit. Besser ist es, Sie bereiten ihre neuen Projekte nur vor: knüpfen Kontakte, überlegen Strategien und erproben ungewöhnliche Wege, um diese zu einem späteren Zeitpunkt auszuführen. Überlasten Sie sich in Ihrer Vata-betonten Zyklusphase, neigen Sie insbesondere zu körperlicher Empfindlichkeit, Frieren und trockener Haut.

Bei vielen Frauen ist eine schlaflose Nacht während ihrer monatlichen Vata-Phase normal. Sie liegen mit tausend Gedanken im Bett, sprudeln über vor Ideen und Tatendrang oder wälzen ein akutes Problem immer wieder von neuem. Es empfiehlt sich, diese Gedanken aufzuschreiben, denn Vata-Ideen sind sehr wertvoll und können für lange Zeit als Inspiration genutzt werden.

Jeder angestaute Stress wird sich in der Vata-Zeit nachts wieder melden und zu wilden Träumen, Herzklopfen oder häufigem Erwachen führen. Passen Sie deshalb in Ihrer Vata-Phase gut auf sich auf, und vermeiden Sie seelische, körperliche oder geistige Überreizung. Leicht verdauliche, saftige Speisen, das Trinken von reichlich warmer Flüssigkeit sowie ein harmonisches Bewegungsprogramm helfen dem weiblichen Organismus, sich in dieser Zeit zu stabilisieren.

Empfehlungen für eine entspannte Vata-Zeit

- Bevorzugen Sie viele warme und gekochte Speisen, besonders am Morgen und Abend. Für das etwas sensible Verdauungssystem ist es gut, zum Frühstück sich mit einem gekochten Reisbrei und gedünsteten Äpfeln zu verwöhnen. Am Abend sind warme Suppen und leichte Gemüsegerichte mit Öl oder Ghee besonders empfehlenswert.
- Pflegen Sie in der Vata-Phase Ihre Haut mit nährenden Ölen und entspannenden Schönheitsbädern. Massieren Sie mindestens jeden zweiten Tag mit warmem Sesam-, Johanniskraut- oder Wildrosenöl Ihren Körper mit sanften, streichenden Bewegungen ein. Lassen Sie das Öl etwa zwanzig Minuten auf der Haut wirken, und duschen Sie sich anschließend heiß ab. Als Schönheitsbad eignen sich Bäder mit Milch, Honig und ätherischen Ölen wie Ylang-Ylang, Rose und Jasmin.
- Gönnen Sie sich nach dem Mittagessen eine kleine Ruhepause; dies beruhigt Vata und stabilisiert die Energie für den Nachmittag. Genießen Sie anschließend einen wohltuenden Tee mit Ingwer, Fenchel, Zimt und Süßholz, und nehmen Sie sich für den Nachmittag keine anstrengenden oder Ausdauer erfordernden Tätigkeiten vor.
- Zur Verhinderung schlafloser Nächte empfiehlt es sich, am Abend früh schlafen zu gehen (gegen 22.00 Uhr), alle kalten und schweren Speisen zu vermeiden und eine warme Milch mit Muskatnuss und Honig sowie ein warmes Bad als »Betthupferl« zu genießen.
- Zum vitalen Ausgleich in der Vata-Zeit eignen sich als Nahrungsmittel insbesondere

süße Früchte wie Mango, Trauben und Äpfel sowie leichte Gemüse wie Fenchel, Karotte, Spargel und Zucchini.

Die zweite Zyklusphase

Der Vata-Phase folgt nun eine Pitta-Zyklusphase. Ab dem achten Zyklustag steigt unsere Pitta-Energie stetig an und findet ihren Höhepunkt mit dem Eisprung. Danach sinkt sie wieder ab und verschmilzt mit der darauf folgenden Kapha-Zyklusphase. Natürlich ist es nicht so, dass die Frau sich am siebten Tag in der Vata-Energie befindet und am achten Tag in der Pitta-Energie; der Energiewechsel findet innerhalb weniger Tage auf harmonische Weise statt. In der Pitta-Phase sind wir sehr leistungsstark.

Große Anstrengungen und belastende Aktivitäten können Sie nun am besten bewältigen. Das heißt auch, dass Sie jetzt die Kraft, die Zielgerichtetheit und das Durchsetzungsvermögen haben, all Ihre Ideen aus der Vata-Phase produktiv umzusetzen. Die eigene Kraft zu spüren ist in der Pitta-Phase für eine Frau besonders wichtig und schön. Es erfüllt sie mit unermesslicher Freude, den starken, hitzigen Energiestrom im eigenen Körper zu spüren, in Diskussionen und Auseinandersetzungen die mentalen Kräfte zu erproben und ihre Fähigkeiten zu messen. Steigert sich die Pitta-Energie zu ihrem Höhepunkt, ist auch ihre erotische Ausstrahlung besonders stark. Jede Zelle des Körpers ist jetzt wie ein feuriger Vulkan, aus dem heiße Lava leicht ausbrechen kann.

In der Pitta-Phase liegen Glück und Leid nah beieinander, starke Verliebtheitsgefühle können sich mit Ärger und Aggressionen abwechseln. Unangenehme Tätigkeiten und Termine sollten Sie, wenn möglich, in Ihre Pitta-Phase legen (mit Ausnahme von ausgeprägten Pitta-Typen!). Hier haben Sie die energische Kraft, sich durchzuboxen und Unangenehmes auf schnelle und effiziente Weise zu erledigen. Versöhnungsgespräche während der Pitta-Phase sind allerdings nicht optimal, da Sie jetzt noch eine zu starke Feuerenergie in sich tragen und Sie die Erinnerung an alte Verletzungen sehr leicht in Rage bringen kann. Der Wunsch nach Harmonie, Verzeihen und Vergebung entsteht erfahrungsgemäß in der folgenden Kapha-Phase. Das Verdauungsfeuer ist während der Pitta-Phase gut; es empfiehlt sich eine aufbauende Ernährung mit viel Eiweiß und Frischkost. Alle extrem scharfen und sauren Speisen sollten gemieden werden, um die Körpergewebe in ihrem Aufbau nicht zu blockieren.

Empfehlungen für eine ausgeglichene Pitta-Zeit

- Beginnen Sie Ihren Tag, indem Sie einen strukturierten Tagesplan festlegen. Setzen Sie Prioritäten, und erledigen Sie die Punkte auf Ihrer Liste der Reihe nach.
- Vermeiden Sie exzessive Verhaltensweisen, und üben Sie sich in Mäßigkeit. Achten Sie darauf, dass Sie sich nicht durch übermäßigen Sport oder Alkoholgenuss verausgaben.
- Reduzieren Sie alle sauren und scharfen Nahrungsmittel, insbesondere den Genuss von Zitrusfrüchten, Joghurt, Fleisch, Kaffee und Gewürzen wie Knoblauch, Chili, Ingwer, Meerrettich und Pfeffer.
- Stärken Sie Ihr Verdauungs- und Enzymsystem, indem Sie täglich frische Gemüsesäfte, Rohkostplatten und Salate zum Mittagessen bevorzugen.
- Meiden Sie direkte Sonneneinwirkung auf Ihre Haut, und tragen Sie kühlende und beruhigende Stoffe und Farben. Sehr gut eignen sich Baumwolle, Seide und Leinen in hellen Frühlingstönen oder Blautürkis.
- Kühlende Bäder mit Neroli, Orangenblüten, Sandelholz, Rose, Kamille; sanfte Massagen mit Olivenöl, Sonnenblumenöl oder Jojobaöl und entspannende Spaziergänge und Mitternachtsbäder in Vollmondnächten wirken sehr Pitta-harmonisierend.

Die dritte Zyklusphase

Am Ende des monatlichen Zyklus dominiert Kapha im Körper. Durch die gesamte Hormonumstellung sind wir in der Zeit zwischen Eisprung und Menstruation am deutlichsten mit unserer inneren Stimme und Intuition verbunden. Häufig sehnen wir uns am Zyklusende nach Ruhe, Wärme und Geborgenheit. Können wir diesem Bedürfnis nicht nachkommen, wird das innere Gleichgewicht empfindlich gestört.

Die Kapha-Phase beginnt ungefähr sechs Tage nach dem Eisprung und hat ihren Höhepunkt zirka zwei Tage vor Beginn der Blutung erreicht. Sie ist wie eine Erntezeit für Körper, Geist und Seele. Nun gilt es, die Erfahrungen der vergangenen drei Wochen auf sich wirken zu lassen, Dinge zu Ende zu führen und eine kleine Rast einzulegen. Neue Projekte und herausfordernde Aktivitäten führen zu einem hohen Stresspotenzial, da der gesamte Organismus auf Ruhe und Entspannung ausgerichtet ist. Manche Frau bekommt zu Beginn ihrer Kapha-Phase (zirka 22./23. Zyklustag) einen regelrechten »Putzfimmel«. Sie putzt das ganze Haus, sortiert Schubladen und verbringt viel Zeit mit Kleinigkeiten im Haushalt. Dies ist eine typische Reaktion, um die überschüssige Pitta-Energie auszuleben und den Kapha-Wunsch nach einem gemütlichen Heim nachzugehen.

Anschließend möchte die Frau ihre liebevoll gestaltete Umgebung genießen; sie fühlt sich wohl und geborgen im selbst gemachten Nest. Sie möchte Zeit haben zum Lesen, Schlafen, Baden, für ihre Freundinnen und sich selbst. Sich gemeinsam etwas Gutes tun, sich von den täglichen Freuden und Sorgen erzählen – all das ist Balsam für das Kapha-Gemüt. Fehlt der Frau der weibliche Kontakt und Austausch in dieser Zeit, fühlt sie sich häufig allein, einsam und unglücklich.

Ein Übermaß an Kapha bewirkt Gewichtszunahme durch Wasserspeicherung, pessimistische Gedanken, Depressionen und ein übermäßiges Schlafbedürfnis. Alle gebratenen und stark gesalzenen Speisen sollten gemieden werden, auch um Wassereinlagerungen im Gewebe zu vermeiden.

Ich bin in meiner Praxis immer auf zwei Typen von Frauen gestoßen, die starke PMS-Beschwerden hatten. Zum einen waren dies Frauen, die von Natur aus viel Kapha in ihrer Konstitution verankert hatten. Vor der Monatsblutung wurde das Kapha jetzt natürlich noch stärker, und die Frauen nahmen leicht an Gewicht zu, fühlten sich müde, schwer und unbeweglich. Dies waren aber keine unbekannten Symptome für sie, sondern nur eine Verstärkung einer bereits vorhandenen Störung.

Die weitaus größere Gruppe von Frauen mit PMS-Beschwerden wies nur einen sehr geringen Kapha-Anteil auf. Wenn sich der Lebensstil einer Frau vor allem an der Vata- und Pitta-Energie orientiert, kommt oft der weibliche Kapha-Anteil zu kurz. Nach einigen Jahren der Unterdrückung rebelliert schließlich dieser ungelebte Teil und fordert seinen Tribut. Dies führt zu starken Beschwerden wie übermäßige Wasseransammlungen, Esslust, (wer kennt sie nicht, die Heißhungeranfälle kurz vor den Tagen – nach allem, was ungesund ist wie Schokolade, Käse, Chips?), Depressionen und Stoffwechselstörungen. Rein statistisch gesehen ist die höchste Selbstmordrate und Suchtrückfälligkeit von Frauen kurz vor Neumond, also im Zentrum der prämenstruellen Phase.

Wenn wir an 25 Tagen im Monat unser Kapha verleugnen und in unserem Alltag die Elemente der Ruhe, Stabilität und der weiblichen und mütterlichen Kraft nicht leben, sucht der Körper nach einer gewissen Zeit automatisch eine Möglichkeit, die unterdrückten Bedürfnisse zu äußern. Diese brechen dann in krankhaften Symptomen zum Kapha-Höhepunkt aus und signalisieren der Frau, dass sie eine gestörte Kapha-Energie in sich trägt, deren Ursache auf körperlicher, geistiger und seelischer Ebene liegen kann. So kann ein gestörter Lymphstoffwechsel, ein stressiger Lebenswandel oder eine unglückliche Liebesbeziehung zu einer prämenstruellen Kapha-Störung führen.

Empfehlungen für eine glückliche Kapha-Zeit

- Beginnen Sie Ihren Tag mit einer Tasse heißem Ingwerwasser und einem kleinen Sportprogramm mit zirka fünfzehn Minuten Yoga, Gymnastik, Schwimmen oder Laufen.
- Achten Sie während der Kapha-Phase auf eine leichte und anregende Ernährung, und bevorzugen Sie alle grünen und bitteren Gemüse wie zum Beispiel Spinat, Mangold, Artischocken, Chicorée, Zucchini und Wirsing.
- Vermeiden Sie alle gebratenen, fetten und sehr salzigen Speisen. Auch Käse, Wurst, Milch und Eiscreme sind jetzt ganz besonders schädlich.
- Essen Sie täglich eine kleine Portion Nüsse, um den erhöhten Vitamin-B-Bedarf zu decken. Sehr gut sind Mandeln, Cashewnüsse, Walnüsse und Pinienkerne. Ebenfalls eignen sich Birnen, Wirsing und Hülsenfrüchte als gezielte Vitalstoffträger.
- Gönnen Sie sich genügend Ruhe, und beenden Sie Ihr Tagewerk spätestens um 19.00 Uhr. Anschließend sollten Sie sich einfach Zeit gönnen zum Entspannen, Lesen und Faulenzen. Auch ein entspannendes Ölbad mit Lavendel, Muskatellersalbei und Rose ist sehr zu empfehlen.

Die vierte Zyklusphase

Die Phase unmittelbar vor und während der Menstruation ist im Körper der Frau eine sehr störungsanfällige Zeit. Unsere Vitalität und Abwehrkräfte sind geschwächt, und wir reagieren sehr empfindlich auf Infektionen. Auch chronische Beschwerden treten stärker in Erscheinung. Unsere Doshas sind aufgrund der Blutungen im Ungleichgewicht, und ein Überschuss an Kapha oder Vata führt zu trockener Haut, Bauchschmerzen, Verstopfung, Nervosität, Schlafstörungen und Verdauungsbeschwerden. Einige sehr strenge Ayurveda-Schulen empfehlen, dass die Frau während ihrer Menstruation nicht arbeiten und nicht in Kontakt mit anderen sein sollte. Diese Empfehlungen werden in unserer Gesellschaft oft als diskriminierend und nicht praktikabel empfunden.

Ich vertrete diesbezüglich ebenfalls eine etwas gelockerte Auffassung, empfehle Ihnen aber, während der zwei Tage vor Blutungsbeginn und der ersten drei Tage der Menstruation alle anstrengenden, aufregenden und unliebsamen Aktivitäten zu unterlassen. Unser weibliches Gleichgewicht benötigt jetzt eine schützende Atmosphäre, um sich zu reinigen, zu harmonisieren und neu aufzuladen. Dazu benötigen wir innere Stille und äußeren Rückzug. Das kommt vielen Frauen sehr entgegen, da sie aus eigenem Antrieb in der vierten Zyklusphase vor allem Ruhe, Geborgenheit und Entspannung suchen. Auch übermäßiger sexueller Kontakt sollte gemieden werden, da die Neumondphase weder für den Mann noch für die Frau die ideale Zeit der Vereinigung darstellt.

Bei starken Menstruationsbeschwerden ist eine Bettruhe innerhalb der ersten beiden Menstruationstage sehr empfehlenswert, da so die gestörten Vata-Energien beruhigt werden können und der Körper neue Stabilität und Kraft gewinnt.

Menstruation und Menstruationsbeschwerden

Die monatliche Menstruationsblutung ist eine innere und äußere Reinigungsphase des weiblichen Körpers. Der Organismus befreit sich von Ama, überschüssigen Doshas und Gebärmutterschleimhaut. Die Blutung stellt einen heilenden Selbstmechanismus dar, durch den Sie Ihre Gesundheit, Vitalität und innere Harmonie erhalten und stets erneuern können. In dieser Zeit sind Sie auch sehr empfindsam, und Ihr Dosha-Gleichgewicht kann durch physische oder psychische Belastungen leicht gestört werden. Alles, was Ihre Doshas in seinem harmonischen Gleichgewicht beeinträchtigt, sollten Sie deshalb zur Zeit der Monatsblutung sorgsam meiden.

Im Ayurveda gibt es Methoden, den Gesundheitszustand der Frau anhand des Menstruationsblutes zu diagnostizieren. Das Blut einer gesunden Frau weist die Merkmale rot, geruchlos und leicht auswaschbar auf. Ist Ihre Blutung sehr stark, schwärzlich und schmerzhaft, so zeigt dies einen Überschuss an Vata. Blut, das sehr schleimig ist oder Flecken in der Wäsche hinterlässt, deutet auf einen Kapha-Überschuss hin. Ist die Blutung sehr stark riechend, ist dies das Merkmal einer Pitta-Erhöhung.

Generell leiden viele Frauen während der Menstruation an Schmerzen, Krämpfen, Verdauungsproblemen, Übelkeit, Erbrechen, Verstopfung, Migräne oder Hämorrhoiden. All diese Symptome zeigen, dass sich der weibliche Organismus nicht in seinem natürlichen Gleichgewicht befindet. Eine auf die Bedürfnisse abgestimmte Lebens- und Ernährungsweise, ein regelmäßiges Bewegungsprogramm (Yoga, Spaziergänge) und spezielle Heilkräuter können diese Beschwerden vermeiden oder beheben.

Das für die Blutung verantwortliche Dosha ist das Apana-Vata. Apana-Vata ist ein Subdosha, eine Unterart des Vata-Doshas. Apana heißt »abwärts«, und Apana-Vata steuert alle abwärts gerichteten Bewegungen des Organismus. Apana-Vata wirkt besonders intensiv im Unterleib und in der Beckenregion. Verstopfung sowie unregelmäßige, schmerzhafte oder klumpige Menstruationsblutungen sind typische Symptome einer blockierten Apana-Vata-Energie.

Menstruationsbeschwerden, die ihre Ursache in einem gestörten Vata haben, sind von einer inneren Unruhe und Nervosität begleitet. Die Betreffende hat meist sehr trockene Haut, ist unausgeglichen und leidet an Verstopfung, starken Schmerzen, extrem schwerer Blutung (Menorrhagie), unregelmäßiger Blutung oder Menstruationskrämpfen. Wie bei allen Vata-Störungen sind jetzt warme, saftige und nährende Speisen besonders sinnvoll. Ausgekochte Gemüsebrühen mit Wurzelgemüse und Kartoffeln, saftige Eintöpfe und süßliche Gewürze wie Nelke, Muskat und Safran nähren, entspannen und beruhigen den Körper. Milchprodukte und rotes Fleisch, alle bitteren Gemüse wie Chicorée, Spinat und Endivien sowie rohes Obst sollten gemieden werden.

Einläufe und Bauchpackungen mit Rizinusöl lösen die Krämpfe und harmonisieren Vata auf direkte und effiziente Weise. Für die Einläufe werden 20 ml warmes Rizinusöl durch eine Blasenspritze in den Dickdarm eingeführt. Für die Bauchpackung wird ein Gazetuch in Rizinusöl getränkt und direkt mit einer Wärmflasche auf den Unterleib gelegt.

Ein wohltuendes Ölbad mit Johanniskrautöl, Sesamöl, ätherischen Ölen wie Zedernholz, Bergamotte, Mandarine, Sandelholz,

Milch, Sahne und/oder Honig kann ebenfalls wahre Wunder wirken.

Auch ein Übermaß an Ama kann die Ursache für Menstruationsbeschwerden sein.

Je mehr Ama sich im Körper sammelt, umso heftiger muss die monatliche Menstruation der inneren Reinigung dienen. Haben Sie von Natur aus ein schwaches Agni und sind Sie durch eine ungesunde Ernährungsweise, belastende Umweltfaktoren und schlechte Verdauung noch zusätzlich belastet, werden sich vor und während der Menstruation die typischen Beschwerden von Übelkeit, Unwohlsein, Schmerzen, Depressionen und anhaltende Müdigkeit einstellen.

Wichtig für die Therapie aller Ama-Beschwerden ist die Unterstützung und Entlastung des Stoffwechsels. Unser Körper kann sich von Ama befreien, wenn er die unverdauten Ablagerungen noch einmal verstoffwechselt und dann ausscheidet. Hier helfen am besten reinigende Kräutertees (wie Brennnessel und Fenchel) und Agni anregende Gewürztrunks (mit Kreuzkümmel, Ingwer und Peffer), die den Organismus während der Entgiftung unterstützen. Ebenfalls bewährt haben sich die Einnahme von Cuminwasser, Ingwerwasser und Kurkumawasser. Hierzu kochen Sie jeweils ½ TL Gewürz mit 50 ml Wasser auf und trinken anschließend den Gewürzsud lauwarm in kleinen Schlucken. Gelingt es Ihnen zusätzlich, auf eine fett- und milcheiweißreiche Ernährung zu verzichten und Kaffee, Zucker und Weißmehl zu reduzieren, erfahren Sie eine direkt spürbare Wirkung während der Menstruation.

Übelriechender oder schleimiger Ausfluss ist ebenfalls eine typische Ama-Beschwerde. Sie können aber auch eine Pilzinfektion oder Bakterienbefall anzeigen. Hier helfen Vaginaleinläufe mit Joghurt, Teebaumöl und Kurkuma oder in Kurkuma getränkte Tampons. Tauchen Sie ein unbenutzes Tampon in Kurkumapulver, und führen Sie dies in die Scheide ein. Das Gelbwurzpulver wird alle Bakterien neutralisieren. Ebenso können Sie eine geschälte Knoblauchzehe einführen oder einen kleine Schei-

denspülung vornehmen: Mischen Sie hierzu 3 EL Joghurt mit 5 EL warmem Wasser, geben Sie 1 Tropfen Teebaumöl und 1 TL Kurkuma hinzu und führen Sie die sämige Flüssigkeit mit einer Einlaufspritze in die Vagina. Nach einer halben Stunde können Sie ihren Basti unter der Dusche wieder ausspülen.

Als besonders wohltuende Selbstbehandlung empfehle ich eine den Stoffwechsel anregende Ganzkörpermassage mit Seidenhandschuhen oder etwas Jojobaöl mit Salbei- und Rosmarinextrakten. Diese regt den gesamten Hautstoffwechsel an, unterstützt die Lymphe in ihren reinigenden Funktionen und nimmt dem Körper das Schweregefühl und die Müdigkeit. Führen Sie die Massage mit streichenden Bewegungen, leichtem Druck und immer in Richtung entgegen der Haarwurzel *(Pratiloma)* aus, denn so wirkt sie anregender.

Ayurvedische Bauchmassage zum Entspannen und Loslassen

Der Bauch ist unser innerstes Zentrum. Hier liegen alle empfindsamen Bauch- und Unterleibsorgane unter einer schützenden Decke geborgen. Eine ayurvedische Bauchmassage ist äußerst entspannend und befreiend. Wir sind in Berührung mit unseren kraftvollen Körperregionen und lösen Energieblockaden durch enge Kleidung, Schmerzen, Krämpfe und Blähungen. Sie können die Bauchmassage für sich selbst praktizieren oder sich massieren lassen, beides ist schön und hat seinen besonderen Reiz.

Für Ihre Bauchmassage brauchen Sie zirka 20 bis 30 ml warmes Öl. Sehr gut eignet sich Sonnenblumenöl mit einem Teil Weizenkeim- oder Johanniskrautöl. Als ätherischen Zusatz können Sie noch 1 Tropfen Eichenmoos, 1 Tropfen Neroli und 2 Tropfen Sandelholz hinzugeben. Das Öl sollte angenehm warm sein und in einer schönen kleinen Schale in Ihrer Nähe griffbereit stehen.

Beginnen Sie Ihre Bauchmassage, indem Sie sich entspannt auf den Boden legen, die

Hände am Bauch anschmiegen und tief atmen. Spüren Sie, wie sich Ihr Bauch mit jedem Atemzug bewegt und Ihre Hände sich in diesem Rhythmus nach außen und nach innen wölben. Setzen Sie sich nun ganz entspannt hin, und betrachten Sie Ihren Bauch von oben. Welche Empfindungen haben Sie zu Ihrem Bauch? Streicheln Sie ihn, und nehmen Sie ihn liebevoll an, so wie er ist, denn er ist das Zentrum Ihrer weiblichen Kraft und Fülle. Ihr Bauch ist der Quell und Ursprung von allem,

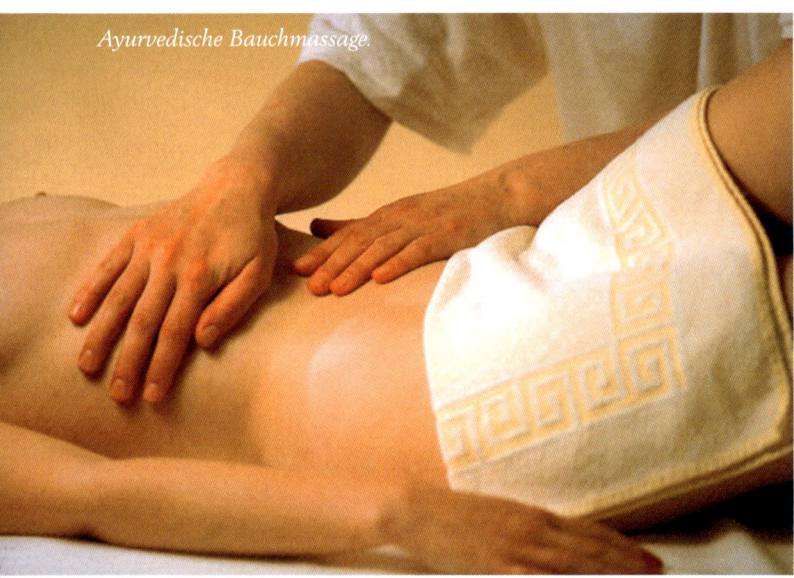

Ayurvedische Bauchmassage.

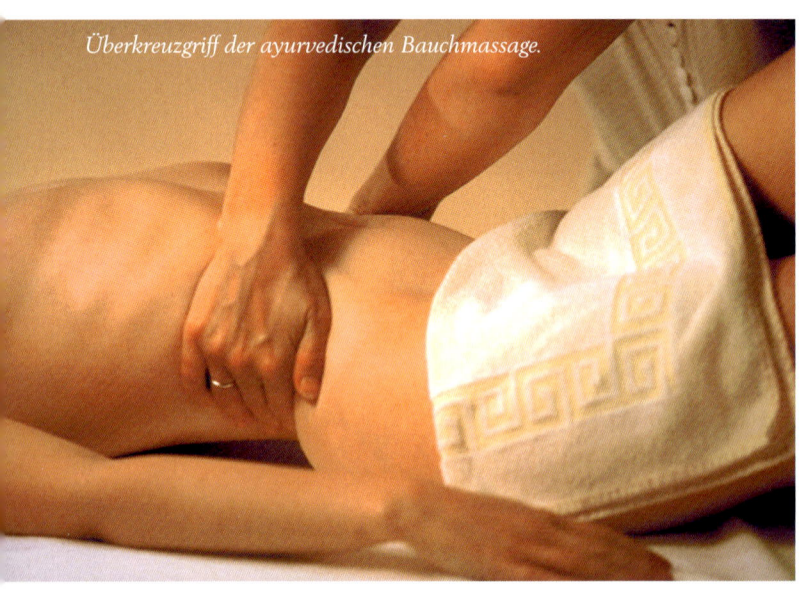

Überkreuzgriff der ayurvedischen Bauchmassage.

was auch immer Sie sich wünschen und brauchen. Sind Sie in Kontakt mit Ihrem Bauch, verfügen Sie über alle Fähigkeiten und Potenziale, die Sie sich nur vorstellen können.

Verteilen Sie das warme Öl über die ganze Bauchdecke. Legen Sie beide Hände übereinander, und fahren Sie im Uhrzeigersinn vom Brustansatz bis zum Haaransatz des Schambeins mit sanften Kreisen. Schmiegen Sie Ihre ganze Hand an die weiche Haut des Bauches, und lassen Sie den Bauchnabel bei Ihren Berührungen aus. Kreisen Sie weiter mit den Handflächen, und nehmen Sie wahr, welcher Druck und welche Geschwindigkeit besonders angenehm sind. Sind Ihre Hände am Unterbauch angekommen, massieren Sie nur mit den Fingerspitzen am Unterbauchrand entlang; benutzen Sie die ganzen Handflächen, sobald die Bewegung wieder aufwärts gerichtet ist. Wiederholen Sie dieses Ausstreichen und Kreisen einige Male.

Benetzen Sie erneut Ihre Hände mit warmem Öl, und legen Sie die Hände an die Hüften. Fahren Sie an der Bauchkante entlang zur Mitte, und streichen Sie beide Hände parallel nebeneinander hoch, über den Nabel zur Brust. Gehen Sie unter dem Brustansatz nach außen, an den Rippenbogen entlang wieder nach unten, und streichen Sie Ihre Hände am Bauchansatz wieder zusammen zur Bauchmitte, unterhalb des Nabels. Nun die Hände parallel noch oben streichen und den Ablauf wiederholen. Halten Sie anschließend Ihre Arme über Kreuz, und umfassen Sie mit den Händen die Taille. Ziehen Sie die Hände nach oben und nach innen, so das die Taille mit beiden Händen Richtung Bauchmitte ausgestrichen wird (vier- bis fünfmal wiederholen).

Zum Abschluss den Bauch mehrmals im Uhrzeigersinn ausstreichen, dann die Hände auf die Bauchmitte legen und nachspüren. Schließen Sie die Augen, und lassen Sie Ihre Hände tiefer und tiefer in Ihren Bauch hineinsinken; atmen Sie ruhig und gleichmäßig, und spüren Sie die wohltuende Wärme, die sich von Ihrem Bauch aus im ganzen Körper verteilt.

Yogaübungen für den weiblichen Energiefluss

Durch Yoga werden unsere Selbstheilungskräfte angesprochen und der ganze Körper energetisch aktiviert. Wir lösen Verkrampfungen, fördern die innere Spannkraft und verbessern unsere Haltung, Atmung und Stoffwechseltätigkeiten. In meiner langjährigen Yogapraxis konnte ich selbst erleben, wie Frauen ihre starke Blutung und Menstruationsbeschwerden mit Yoga regulieren konnten, unregelmäßige Zyklen in den richtigen Mondrhythmus kamen und Wechseljahrbeschwerden harmonischer und leichter zu bewältigen waren.

Die einzelnen Körperstellungen des Yoga heißen *Asana*. Dies sind – je nach Variation – leichtere oder schwierigere Stellungen, die mit Bewusstheit und Achtsamkeit ausgeführt werden sollten. Im Yoga gibt es keinen Leistungsanspruch oder Zwang; wir bewegen unseren Körper in Freude und Leichtigkeit und genießen die so gewonnene Lebensenergie. Die folgenden Asanas sind sehr effektive Übungen, welche die Beckenorgane stärken, die Durchblutung im Unterleib fördern und bei Rückenbeschwerden gute Dienste leisten.

Makrasana

Makrasana sind so genannte Krokodilübungen, die unsere Wirbelsäule, insbesondere im Hüft- und Kreuzbeinbereich, flexibler werden lassen und vorbeugend gegen viele Unterleibsbeschwerden und Frauenkrankheiten wirken. Es gibt verschiedene Makrasana-Variationen, von denen Sie hier kleine Auswahl finden:

Makrasana, sitzend

Ziehen Sie im Sitzen beide Beine an, und legen Sie die Hände eine Handlänge hinter den Hüften auf den Boden. Halten Sie das Körpergewicht auf dem Gesäß, und geben Sie nur wenig

Gewicht auf die Hände. Knie, Knöchel und Füße fest zusammenhalten und den Bauch entspannen. Beim Ausatmen die Knie nach rechts drehen und zum Boden bringen (die Fußinnenkanten zusammenlassen), den Kopf auf die linke Seite drehen. Beim Einatmen zurück zur Mitte drehen und beim Ausatmen die Knie auf die linke Seite drehen, Kopf nach rechts. Die Übung im eigenen Rhythmus wiederholen und dabei ganz entspannt atmen.

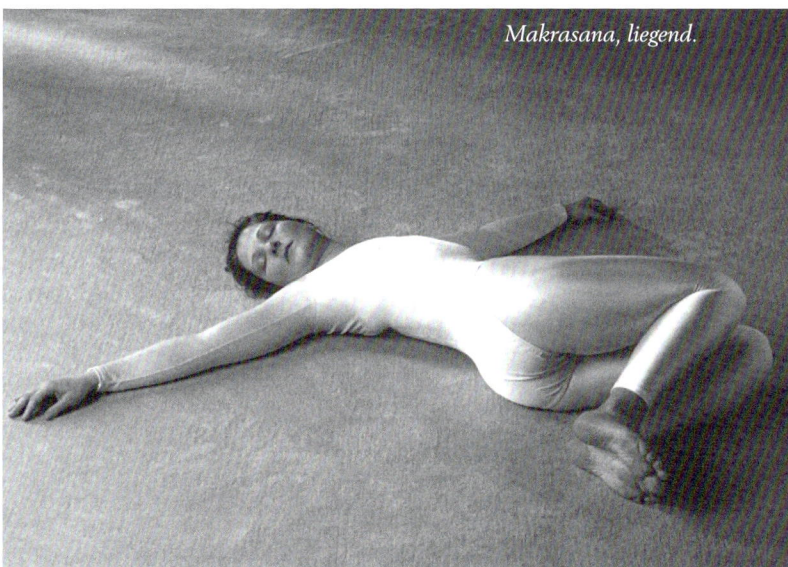

Makrasana, liegend.

Makrasana, liegend

Legen Sie sich nun auf den Rücken. Die Arme seitlich in Schulterhöhe ausbreiten, dabei die Handinnenflächen nach unten drehen. Die Füße nebeneinander auf den Boden stellen, Knie und Fersen zusammenhalten. Beim Ausatmen die Knie auf die rechte Seite drehen, den Kopf nach links. Beim Einatmen Knie und Kopf wieder zur Mitte drehen, beim Ausatmen Knie auf die linke Seite drehen, Kopf nach rechts. Die Übung im eigenen Rhythmus wiederholen und dabei ganz entspannt atmen.

Pavanmuktasana

Pavanmuktasana heißt übersetzt »windbefreiende Stellung«. Sie wirkt wunderbar bei Blähungen, Bauchkrämpfen und Schmerzen. Pavanmuktasana regt die Verdauung an, massiert die Bauchorgane und beugt Krampfadern vor.

Legen Sie sich auf den Rücken, und breiten Sie die Arme entspannt neben sich aus. Beim Einatmen das rechte Bein gestreckt nach oben heben. Die Ferse senkrecht zur Decke schieben und das Bein aus der Hüfte herausheben. Ausatmend das Bein anwinkeln und das Knie gerade zur Brust bringen. Die Hände über dem Knie verschränken. Tief und gleichmäßig bis tief in das Becken atmen, kurz verweilen. Dann beim Einatmen das Bein senkrecht zur Decke strecken und ausatmend langsam zum Boden zurücklegen. Die Übung mit dem rechten Bein insgesamt dreimal wiederholen und anschließend mit dem linken Bein praktizieren.

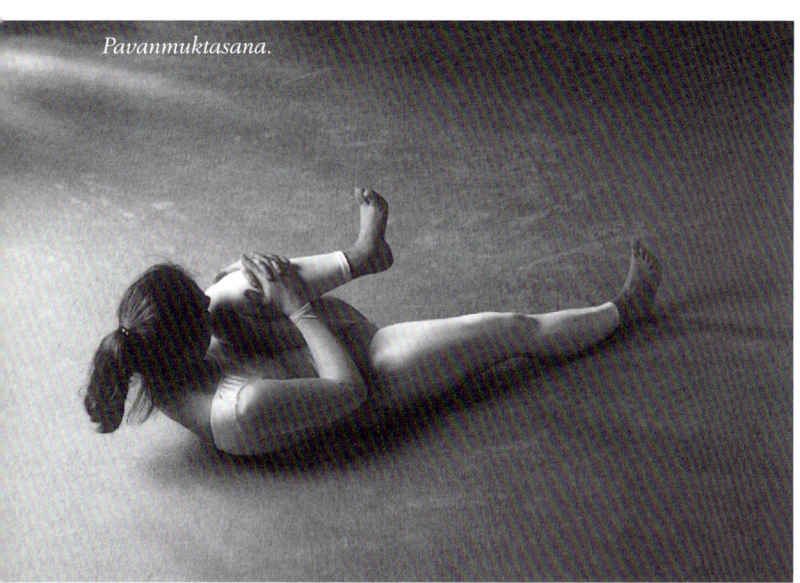

Pavanmuktasana.

Praktische Tipps zur Harmonisierung von Menstruationsbeschwerden

Schmerzen bei der Menstruation

In vielen Fällen ist eine vorwiegend sitzende Lebensweise die Ursache von Schmerzen und Unwohlsein während der Menstruation. Ein zehn- bis fünfzehnminütiges Gymnastik- oder Yogaprogramm täglich genügt, um den Unterleib der Frau vital und funktionsfähig zu erhalten. Vor dem Einsetzen der Menstruation ist Verstopfung ein weit verbreitetes Symptom und sollte unbedingt vermieden werden. Ein halber Liter warmes Wasser, direkt nach dem Aufstehen getrunken, sorgt für einen guten Stuhlgang und hält das Vata im Gleichgewicht. Ein kleiner Einlauf mit 20 ml warmem Sesamöl entlastet den Darm und kann zudem die Menstruationsschmerzen mindern. Ebenso sinnvoll ist es, den Bauch regelmäßig einzuölen und zu massieren. Hierzu eignet sich am besten Johanniskrautöl mit 1 Tropfen Ylang-Ylang. Anschließend sollte eine Wärmflasche auf den Bauch oder in die Lende gelegt werden.

Als traditionelle ayurvedische Therapie gegen Menstruationsschmerzen werden Mandeln, Gartenkresse, Dillsamen und Muskatnuss empfohlen:

Mandeln
8 bis 10 Mandeln vor dem Frühstück gut kauen und verzehren. Die Mandeln sollten über Nacht in Wasser eingeweicht und geschält werden.

Gartenkresse
Ebenso kann ½ TL zerriebene Gartenkresse Schmerzen, Anspannung und Verdauungsbeschwerden lindern. Die Kresse sollte drei Tage vor und während der Menstruation gegessen werden. Für Pitta-dominierte Frauen ist Kresse nicht empfehlenswert, da sie das Pitta stark erhöht. In diesem Falle sollte die Kresse zusammen mit Ghee und viel kaltem Wasser eingenommen werden.

Dillsamen

Dillsamen beziehungsweise Dillöl haben die gleiche Wirkung wie Kresse, erhöhen jedoch nicht das Pitta. Es werden ½ TL Dillsamen oder 3 Tropfen Dillöl vor und während der Menstruation empfohlen.

Muskatnuss

Muskatnuss hilft bei Schmerzen und verzögertem Beginn der Menstruation. ½ Gramm Muskatnuss (zirka ¼ Nuss) oder 2 Tropfen Öl schaffen Abhilfe.

Als in der Apotheke erhältliche Vitamin- und Mineralstoffergänzungen werden Vitamin B_6 und Magnesium Phosphorikum D6 empfohlen.

Vitamin B_6

Oft liegt einer schmerzhaften Blutung mit vorangehenden PMS-Beschwerden ein Mangel an Vitamin B_6 vor. Fragen Sie Ihren Arzt oder Apotheker nach einem entsprechenden Präparat, und achten Sie auch auf Vitamin-B_6-haltige Nahrungsmittel wie Vollreis, Meeresfische, Grünkohl, Kartoffeln, Blumenkohl, Eier, Milch, Birnen und Bananen.

Magnesium Phosphorikum D6

Magnesium Phosphorikum D6 ist ein bewährtes Hausmittel gegen kolik- und krampfartige Schmerzen. Die kleinen Milchzuckertabletten mit leicht potenziertem Magnesium können einfach gelutscht oder in Wasser aufgelöst und getrunken werden. Eine bewährte Rezeptur ist die »Heiße Sieben«: Hier werden sieben Tabletten mit Magnesium Phosphorikum D6 in einem Glas warmem Wasser gelöst und schluckweise getrunken.

Kräutertees

Die besten Kräutertees gegen Menstruationsschmerzen sind Frauenmantel, Kamille und Fenchel.

Bäder und Massagen mit ätherischen Ölen

Es gibt eine Auswahl an ätherischen Ölen, die eine positive Wirkung bei schmerzhafter Menstruation haben. Die beste Therapie ist ein tägliches Bad mit ätherischen Ölen in Verbindung mit einer täglichen Massage zur Lösung von Verkrampfungen. Beginnen Sie am ersten Tag der Periode, und wiederholen Sie die Anwendung eine Woche lang.

Folgende ätherische Öle helfen bei schmerzhafter Monatsblutung: Anis (grüner), Cajeput, Römische Kamille; Zypresse, Estragon, Wacholder, Pfefferminze, Rosmarin, Salbei und Muskat.

Als Massageöl wirkt folgende Mischung besonders entspannend und krampflösend:

*5½ EL (27 ml) Traubenkern- oder
Aprikosenkernöl
½ TL Borretschsamenöl
30 Tropfen ätherisches Öl (aus der oben
genannten Liste oder aus Mischung 1, 2, 3)*

- Mischung 1: je 10 Tropfen Muskatnuss, Rosmarin und Römische Kamille;
- Mischung 2: je 10 Tropfen Salbei, Pfefferminze, Cajeput;
- Mischung 3: je 10 Tropfen Zypresse, Estragon, Rosmarin.

Diese Massageölmischung sollte täglich für eine sanfte Massage von Bauch, Unterleib, Gesäß und Hüften verwendet werden. Massieren Sie sich mindestens eine Minute in sanften, streichenden Bewegungen, und lassen Sie das Öl anschließend zirka zehn bis fünfzehn Minuten einziehen. Jetzt ist es sehr gut, ein kleines Gymnastikprogramm mit Beckenbodenübungen zu machen oder einfach entspannt zu atmen und etwas herumzulaufen. Lassen Sie parallel dazu Badewasser einlaufen. Wählen Sie nun ein oder zwei ätherische Öle, und geben Sie insgesamt 5 Tropfen in die heiße Wanne. Genießen Sie die entspannende Wärme für mindestens fünf bis zehn Minuten.

Verzögerte und schwache Menstruation

Eine verspätete oder schwache Blutung kann durch Stress, Klimawechsel und Bewegungsmangel einmalig ausgelöst werden. Handelt es sich jedoch um einen Dauerzustand, sollte er mit therapeutischen Maßnahmen behandelt werden.

Pitta-fördernde Speisen wie Knoblauch, Kümmel, Zimt, scharfe Speisen und Gewürze sollten verstärkt gegessen werden, um die Konstitution auszugleichen und die therapeutischen Maßnahmen zu unterstützen.

Kresse- und Dillsamen

Diese einfachen Hausmittel sollten eine Woche vor der Menstruation eingenommen werden: einmal täglich ¼ TL zerriebene Samen vor dem Essen.

Sesamsamen

Helfen bei verspäteter Menstruation, wenn während den letzten zehn Tage vor der Blutung 1 TL davon eingenommen wird.

Safran

Davon sollte über einen längeren Zeitraum (zirka vier bis sechs Wochen) ¼ Gramm täglich zum Würzen verwendet werden.

Essenzielle Fettsäuren

Die Einnahme von essenziellen Fettsäuren unterstützt den Hormonhaushalt in der Inaktivierung des Östrogens und der Wiederherstellung des Prostagladin-Gleichgewichts. Zwei Kapseln mit Nachtkerzenöl oder Borretschöl am Vormittag und die regelmäßige Einnahme von frisch zubereiteten Fischgerichten geben dem Körper alle Stoffe, die er benötigt.

Rizinuspackung

Machen Sie für zirka zwei Monate zweimal pro Woche eine Rizinusölpackung. Hierfür wird ein vierfach gefaltetes Gazetuch mit Rizinusöl getränkt und auf den Unterbauch gelegt. Das Tuch mit etwas Frischhaltefolie abdecken und eine heiße Wärmflasche auflegen. Nochmals den Bauch mit einem Handtuch umwickeln und eine Stunde im Bett entspannen. Diese Behandlung harmonisiert die blockierte Vata-Energie im Unterleib und wird sich auch positiv auf die Verdauung und einen guten Schlaf auswirken.

Ätherische Öle

Eine Ölmassage mit ätherischen Zusätzen von Unterbauch, Hüfte bis zur Gesäßfalte bringt die blockierte Vata-Energie wieder zum Fließen und fördert den harmonischen Blutfluss. Mischen Sie einfach insgesamt 20 Tropfen von einem, zwei oder drei der unten genannten ätherischen Öle unter 30 ml warmes Sesamöl, und verteilen Sie dies mit sanften, abwärts gerichteten Streichungen am Unterleib.

Bei unregelmäßiger oder fehlender Menstruationsblutung sind folgende ätherische Öle sehr wirkungsvoll: Bulgarische Rose, Geranium, Salbei, Römische Kamille, Zypresse, Pfefferminze, Fenchel, Lavendel, Muskatnuss, Thymian. Bleibt die Menstruationsblutung völlig aus, probieren Sie eine Mischung aus je 8 Tropfen Rose, Zypresse und Fenchel in 30 ml Sesamöl; alternativ kann auch die Mischung mit je 8 Tropfen Salbei, Geranium und Lavendel verwendet werden.

Zu starke Blutung

Achten Sie bei einer zu starken Blutung auf einen ausgeglichenen Eisenhaushalt, da der Körper durch die starke Blutung übermäßig viel Eisen verlieren kann. Deshalb ist eine gesunde Ernährung mit viel grünem Gemüse wie Spinat und Mangold sehr wichtig.

Rettichsamen

Das Einnehmen von ½ TL zerdrückten Rettichsamen während vier Wochen reguliert den übermäßigen Blutfluss.

Vitamine

Besonders wirkungsvoll bei schweren Blutungen ist die zusätzliche Einnahme von Vitamin

A und E. Hierzu eignet sich ein natürliches Kombipräparat wie zum Beispiel Lebertran. Auch ein frisch gepresster Karottensaft mit etwas Weizenkeimöl ist eine gute Vitaminquelle.

Ernährung

Eine schwere Blutung (Menorrhagie) ist oft von Myomen begleitet beziehungsweise durch diese verursacht. Hier ist eine eiweißfreie Ernährung ohne Fleisch und Milchprodukte sehr empfehlenswert. Auch alle sauren Speisen

ten, gebratenen und frittierten Speisen. Vermeiden Sie alle kalten und rohen Speisen, und bevorzugen Sie alle bitteren Gemüse wie Chicorée, Endivien und Mangold in der Woche vor Ihren Tagen. Fügen Sie täglich etwas schwarzen Pfeffer, Bockshornkleesamen und Ingwer Ihren Speisen zu.

Vitamine

Ein Mangel an Vitamin B_6 kann ebenfalls Auslöser für PMS-Beschwerden sein. Lassen Sie

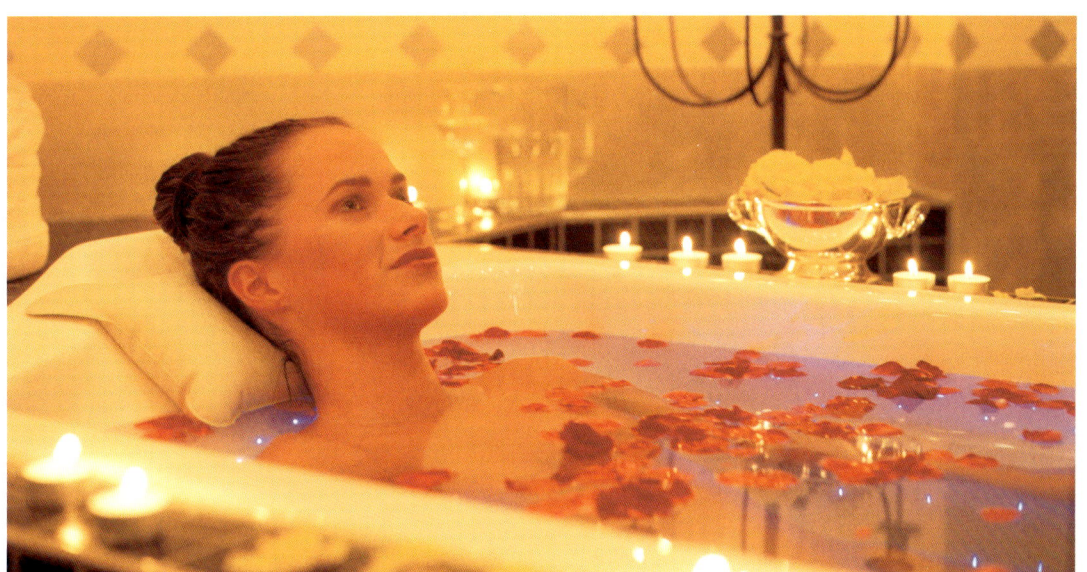

wie Zitrusfrüchte, Essig und Kaffee sowie alle sehr kalten Speisen sollten gemieden werden.

Prämenstruelle Beschwerden

Viele Frauen leiden an starken Beschwerden vor dem Einsetzen der Periode, dem so genannten prämenstruellen Syndrom (PMS): übermäßige Müdigkeit, Schweregefühl, Depressionen, Heißhunger oder Appetitlosigkeit, Wasseransammlungen im Gewebe und Gewichtszunahme.

Ernährung

Generell ist PMS eine Kapha-Problematik; somit hilft alles, was Kapha reduziert: regelmäßige Bewegung, leichtes salzarmes Essen, scharfe Gewürze und das Vermeiden von fet-

sich von Ihrem Frauenarzt ein Vitamin-B_6-Präparat verschreiben (zum Beispiel Bonasanit), und bevorzugen Sie Vitamin-B_6-haltige Nahrungsmittel wie Vollreis, Grünkohl, Kartoffeln, Blumenkohl, Bananen, Birnen, Milch, Eier und Meeresfische.

Bäder

Ein anregendes, Kapha-reduzierendes Ölbad belebt die Sinne und den Stoffwechsel. Verwenden Sie ein bereits fertig gemischtes Kapha-Öl, oder mischen Sie sich 3 Tropfen ätherisches Basilikum, 2 Tropfen ätherisches Pfefferöl, 2 Tropfen Wacholderbeeröl, 2 Tropfen Zypressenöl und 2 Tropfen Ylang-Ylang-Öl in Ihr Bad.

In der Schwangerschaft mit der Schöpfung verschmelzen

Die Schwangerschaft ist im Leben der Frau eine wichtige Zeit. Es entsteht eine energetische Verbindung mit dem göttlichen Schöpfungsakt; häufig reagiert die Frau äußerst sensibel auf alle Lebenseinflüsse. Der weibliche Körper erfährt mit einer Schwangerschaft seine wahre Kraft im persönlichen Ausdruck. Alle Organe funktionieren auf bestmögliche Weise, um das Leben des werdenden Kindes zu unterstützen. Eine Schwangere erfährt das Höchstmaß an göttlicher Verbindung, wenn sie auf die Signale ihres Körpers und ihrer Psyche hört und nach ihren persönlichen Bedürfnissen lebt.

Aus eigener Erfahrung weiß ich, dass eine Schwangerschaft immer eine grundlegende Neuorientierung im Leben darstellt. Nichts wird nach der Geburt wieder so sein, wie es vorher war. Dies ist nicht immer einfach zu verarbeiten, denn wir wissen im Voraus nicht, was auf uns zukommt und in welcher Weise sich unser Leben neu gestaltet. Die Frau gibt mit jedem Kind ein Stück ihres inneren Freiraumes, ihrer Zeit und ihrer Freiheit für einige Jahre auf. Dies bedeutet eine große Umstellung und löst einen tiefen Selbsterfahrungsprozess aus. Unverarbeitete Probleme in der Partnerschaft oder mit sich selbst brechen auf, und man steht als Frau vor gewichtigen Lebensentscheidungen. Durch Schwangerschaft, Geburt und Mutterschaft erwächst in der Frau eine tiefe Reife und starke weibliche Kraft. Sie erblüht in ihrer wahren Schönheit, und ihre Persönlichkeit erfährt einen unschätzbaren Gewinn.

Jedes Kind ist ein Geschenk, das uns als von Gott gesandter Lehrmeister all unsere Persönlichkeitsstrukturen, Verhaltensmuster und unrealistischen Lebenswünsche aufzeigt. Für jede Frau ist die Mutterrolle eine große Herausforderung, die sie von innerstem Herzen annehmen sollte, um ihre wahre weibliche Kraft und Stärke zu finden und zu entfalten.

Im Ayurveda gibt es eine Fülle von hilfreichen Empfehlungen, die zu einer energiereichen Empfängnis, gesunden Schwangerschaft und unproblematischen Geburt verhelfen. Nach vedischer Philosophie inkarniert sich die Seele während der Befruchtung in den Leib der Mutter. Von diesem Moment an ist die Mutter nicht mehr allein für ihr Leben verantwortlich, sondern auch für das des Kindes. Angemessenes Verhalten vor der Empfängnis und während der Schwangerschaft schenken der Mutter eine bereichernde Zeit und gute Voraussetzungen für die glückliche, gesunde Entwicklung des Kindes. Aus ayurvedischer Sicht tragen folgende Komponenten zur Entwicklung des neuen Lebens bei:

- die Konstitution von Sperma und Eizelle,
- der Zeitpunkt der Zeugung,
- die Zeit während der Schwangerschaft,
- die Umgebung des Uterus (Gebärmutter),
- die Ernährung, Bewegung und geistige Verfassung der Mutter.

Empfängnisbereitschaft und Fruchtbarkeit

Gemäß Ayurveda liegt das ideale Alter für werdende Eltern: beim Mann zwischen 25 und 30 Jahren und bei der Frau zwischen 20 und 25 Jahren. In dieser Zeitspanne ist der Körper ausgereift und sehr kraftvoll. Die Neubildung des Körpers ist äußerst effektiv, und der Stoffwechsel verfügt noch über alle Vitalstoffe und Reserveenergien, die er für seine Zellerneuerung benötigt.

Zur Vorbereitung der Empfängnis sollten beide Partner auf einen reinen, bewussten und gesunden Lebensstil achten, ihr spirituelles Bewusstsein verfeinern und den Körper mit Vitalstoffen aufbauen. Dies ist besonders wichtig, da die Substanz von Eizelle und Sperma einen großen Einfluss auf die Konstitution und Entwicklung des Kindes hat. Aus ayurvedischer Sicht sollten beide Elternteile etwa einen Monat vor der geplanten Empfängnis ihren Körper mit Schwitzbehandlungen, Einläufen und einer entschlackenden Ernährung reinigen, Stress und Anspannung vermeiden und möglichst enthaltsam leben. All dies verbessert die Qualität von Eizelle und Sperma. Sind die Doshas beider Elternteile vor der Empfängnis im Gleichgewicht, ist das Ojas stark, und spätere Schwierigkeiten vor oder nach der Geburt können vermieden werden.

Zur Förderung der Fruchtbarkeit

Ungewollte Kinderlosigkeit ist heutzutage ein großes Problem vieler Paare. Aus ayurvedischer Sicht ist sie vor allem in einer Störung des erhöhten Vata-Doshas begründet, wodurch die Qualität des Fortpflanzungsgewebes (Shukra) und die Fruchtbarkeit vermindert sind. Deshalb sind vor und zu Beginn der Schwangerschaft ganz besonders alle Vata-reduzierenden Maßnahmen zu empfehlen.

Um die Fruchtbarkeit beider Elternteile zu fördern, werden im Ayurveda neben Vitamin E, Calcium und Magnesium verschiedene Heilpflanzen empfohlen, welche sich durch ihre tonisierende Wirkung auf die Gebärmutter und ihre harmonisierende Wirkung auf das Nerven- und Hormonsystem auszeichnen. Als fruchtbarkeitsfördernde Pflanzen sind neben den bewährtesten Frauen-Rasayanas Ashwagana und Shatavari unter anderem die Rotkleeblüten, Brennnesselblätter und Himbeerblätter bekannt: Rotkleeblüten (Trifolum pratense) sind durch ihren hohen Eiweiß-, Vitamin- und Mineralstoffgehalt ein nützliches Einzelmittel zur Förderung der Fruchtbarkeit. Sie halten den Säure-Basen-Haushalt von Vagina und Gebärmutter im Gleichgewicht und wirken positiv auf das Hormonsystem. Brennnesselblätter (Urtica dioica) sind ein Gebärmuttertonikum, welches die Nieren- und Nebennierenfunktionen stärkt. Himbeerblätter (Rubus idaeus) enthalten viel Calcium und tonisieren die Gebärmutter.

Klassische Aufbaumittel sind die regelmäßige Einnahme einer Tasse warmer Milch mit Ashwaganda (Vitamnia somnifera) für die Frau und mit Ghee und Reis für den Mann. Zusätzlich sollte die Frau zur Stärkung Shatavari-Pulver, Sesamöl und schwarze Bohnen einnehmen.

Brennnesselsamen

Um bei jüngeren Frauen die Fruchtbarkeit zu verbessern, werden Brennnesselsamen empfohlen, da diese ein östrogenähnliches Pflanzenhormon enthalten.

Ätherische Öle

Als ätherische Öle, die das Hormon Östrogen nachahmen beziehungsweise stimulieren, werden empfohlen: Zypresse, Muskatellersalbei, Bohnenkraut, Petersilie, Thymian, Borneol, Muskatnuss, Anis (grüner), Angelika, Cajeput, Koriander, Geranium, Fenchel, Oregano, Basilikum, Ringelblume, Sternanis, Hopfen und Römische Kamille. Als besonders unterstützend für die weiblichen Fortpflanzungsorgane Eileiter und Gebärmutter gelten Bulgarische Rose, Melisse und Geranium. Mit einer Mischung aus zwei oder drei der angegebenen ätherischen Öle und etwas Sesamöl regelmäßig den Bauch, den Unterleib, die Hüfte und das Gesäß bis zur Gesäßfalte massieren.

Als synergistische Fruchtbarkeitsmischung für Frauen wirkt eine Mischung aus 4 Tropfen Melisse, 7 Tropfen Bulgarische Rose und 5 Tropfen Muskatellersalbei. Jeweils 1 Tropfen dieses Konzentrats auf 1 ml Öl geben und einmassieren.

Als Ölmischung für eine Ganzkörpermassage eignen sich folgende Rezepturen:

- Mischung 1: je 10 Tropfen Salbei, Angelika und Geranium;
- Mischung 2: 8 Tropfen Bulgarische Rose, 16 Tropfen Geranium, 6 Tropfen Muskatellersalbei.
- Mischung 3: 5 Tropfen Anis (Grüner), 10 Tropfen Zypresse, 15 Tropfen Fenchel.

Auch Männer können einiges tun, um ihre Zeugungsfähigkeit und Fruchtbarkeit zu verbessern. Hier eignen sich als ätherische Öle Kümmel, Angelika, Muskatellersalbei, Basilikum und Salbei besonders gut.

Für eine Ölmassage oder ein Ölbad haben sich folgende Mischungen bewährt:

- Mischung 1: 10 Tropfen Kümmel, 8 Tropfen Muskatellersalbei, 5 Tropfen Basilikum;
- Mischung 2: 9 Tropfen Angelika, 8 Tropfen Salbei, 6 Tropfen Basilikum.

Die ätherischen Öle in der angegebenen Mischung zusammenstellen und von diesem Konzentrat 1 Tropfen auf 1 ml Massageöl geben oder 3 bis 4 Tropfen ins Badewasser.

Verhalten während der Schwangerschaft

Ernährungs- und Lebensweise

Die ayurvedischen Schriften betonen, dass die werdende Mutter während der Schwangerschaft mehr als die Hälfte ihrer essenziellen Lebensenergie (Ojas) verbraucht und anschließend mehr als ein Jahr benötigt, um diese wieder aufzubauen. Deshalb sind eine gesunde und vitalstoffspendende Ernährung sowie eine ruhige, entspannte Lebensweise während der Schwangerschaft besonders wichtig für das Wohlergehen von Mutter und Kind. Ein Kind zu empfangen und auszutragen ist aus ayurvedischer Sicht die größte (und anstrengendste) Aufgabe für den weiblichen Organismus. Die Frau sollte diesen dynamischen Prozess von Anfang an bewusst erleben und genießen. Jede

zusätzliche Anstrengung auf körperlicher und mentaler Ebene kostet unnötige Energie und kann sich negativ auf die Konstitutionsbildung und die Entwicklung des Kindes auswirken.

Während der Schwangerschaft verändert sich der Körper der werdenden Mutter, und ihre Doshas üben einen neuen Einfluss auf den Organismus aus. Zu Beginn ist das Vata-Dosha der Schwangeren leicht erhöht. In den ersten drei Monaten ist der Körper in einer großen Umstellungsphase, die Vata sehr beansprucht. Die Schwangere fühlt sich oft müde, ausgelaugt und leidet unter Nervosität, Schlafstörungen, Ängstlichkeit, Kreislaufschwäche, Blähungen und Verdauungsstörungen. Jegliche Überlastung, Fremdbestimmung und Anspannung wird sie jetzt deutlich in ihrem sensiblen Unterleib spüren. Dadurch kann sie lernen, sich genügend Zeit für die eigene Pflege und Entspannung zu nehmen.

Die Substanz bildenden und nährenden Kapha-Anteile nehmen in der Schwangerschaft ebenfalls zu. Das vermehrte Kapha gibt dem Körper Stabilität und Kraft für das Wachstum und die Entwicklung des Kindes im Mutterleib.

Bereits wenige Wochen (oder manchmal Tage) nach der Empfängnis ist der Kapha-Einfluss im Körper der Frau zu sehen und zu spüren: Die Brust wird größer, die Augen beginnen zu glänzen, die gesamte Haltung verändert sich. Die werdende Mutter spürt eine neue innere Kraft, Geduld und Stärke, und der Organismus bereitet sich auf die Stillzeit vor.

Bei vielen Frauen machen sich auch Kapha-Störungen (besonders gegen Ende der Schwangerschaft) mit Übergewicht, Depressionen, Verstopfung, Hämorrhoiden, Krampfadern und anhaltender Müdigkeit bemerkbar. Hier helfen neben speziellen ayurvedischen Empfehlungen vor allem eine leicht verdauliche Ernährung mit viel gekochtem Gemüse, Ghee, leichte Rohkostsalate und -säfte sowie ausgleichende Bewegungsübungen. Ein geregelter Tagesablauf mit genügend Zeit für Ruhephasen, innere Einkehr und Entspannung, Atem- und Yogaübungen und Singen unterstützen die werdende Mutter auf emotionaler und energetischer Ebene. Die zusätzliche Einnahme von Nahrungsergänzungen und Vitaminen ist sehr empfehlenswert. Der Körper hat nun einen sehr hohen Bedarf an Aufbaustoffen, um die vielen neuen Zellen für das Baby zu bilden. Sind diese Elemente in der Nahrung nicht genügend vorhanden, nimmt sie der Organismus von den körpereigenen Depots der Mutter (Knochen, Zähne).

Calcium, Eisen, Vitamin A, Vitamin E, Vitamin B_6, B-Komplex und Folsäure sind die wichtigsten Grundelemente, die der Organismus während der Schwangerschaft in hohem Maße benötigt.

Calcium

Der Grundbaustein des Körpers ist Calcium. Calcium ist notwendig für die Knochenbildung und die Zähne und ist in fast allen gesunden und vollwertigen Lebensmitteln enthalten. Besonders reiche Calcium-Quellen sind: Frischkäse, Joghurt, Quark, Nüsse, grünes Blattgemüse, Vollkornprodukte, Petersilie, Datteln, Feigen, Zitronen und Orangen.

Vitamin A

Ab dem vierten Schwangerschaftsmonat ist der Bedarf an Vitamin A besonders hoch, da es dem Aufbau von weißen und roten Blutkörperchen, der Stärkung des Immunsystems und der vorgeburtlichen Entwicklung des Kindes dient. Die Schwangere braucht täglich zirka 1,3 mg (statt normalerweise 1,0 mg) Vitamin A und sollte aus diesem Grunde Leber, Vollmilch, Butter, Eigelb, Sahne, Käse, Karotten, Spinat, Grünkohl, Paprika, Tomaten, Feldsalat, Aprikosen und Brokkoli in ihren Speiseplan einbauen.

Folsäure

Folsäure ist sehr wichtig für das Wachstum und die Zellteilung im Organismus sowie die Eisenverwertung. In der Schwangerschaft und Stillzeit kommt es zu einem erhöhten Bedarf an Folsäure, der durch ein Präparat aus der Apotheke und/oder eine folsäurehaltige Ernährung gedeckt werden sollte. Alle grünen Blattgemüse und Salate, Nüsse, grüne Bohnen, Hefe, Eier und Milchprodukte sind folsäurereich. Sie sollten während der gesamten Schwangerschaft in erhöhtem Maße genossen werden.

Vitamin B_6

Ein erhöhter Bedarf an Vitamin B_6 macht sich im Organismus der werdenden Mutter durch Schwangerschaftsbeschwerden wie Übelkeit, Blutarmut, Kopfschmerzen, Nervosität, Fuß- und Beinkrämpfe, Hämorrhoiden und Ödeme bemerkbar. Der tägliche Bedarf von Vitamin B_6 steigt ab dem vierten Monat von 2,0 mg auf 3,3 mg und ist unter anderem durch die regelmäßige Einnahme von Getreide, Vollkornbrot, Vollreis, Meeresfischen, Leber, Grünkohl, Kartoffeln, Blumenkohl, Eier, Milch, Birnen und Bananen auszugleichen.

Vitamin E

Vitamin E hat die Aufgabe, ungesättigte Fettsäuren und fettartige Substanzen im Körper mit Sauerstoff zu zerstören und den aktiven Bewegungsapparat geschmeidig zu halten. Besteht ein Mangel an Vitamin E bei der Mutter, so kann dies die Ursache für eine Frühgeburt sein. Der Bedarf an Vitamin E steigt ab dem vierten Monat von 13 mg auf 15 mg täglich an und sollte durch kaltgepresste Öle, Vollkornprodukte, Eigelb, Muttermilch, Haferflocken, Fisch und Weizenkeime ausgeglichen werden.

Vitamin E ist besonders wichtig am Ende der Schwangerschaft, um das Gewebe elastisch und dehnbar zu halten. Für eine schmerzfreie und unproblematische Geburt ist es sehr gut, in den letzten beiden Wochen vor der Entbindung ein Vitamin-E-haltiges Präparat wie Lebertran oder Spondyvit einzunehmen und dies auch von außen im Vaginalbereich (rund um den Geburtskanalausgang) aufzutragen.

Um Eisenmangel vorzubeugen, ist es sehr sinnvoll, dem Gemüse immer einen Spritzer Zitronensaft zuzufügen, denn dadurch wird die Eisenresorbtion verstärkt. Kaffee sollte möglichst gemieden werden, denn er baut Eisen vermehrt ab und erhöht das Vata-Dosha. Bei Gelüsten und Heißhunger nach Süßigkeiten sollte die Schwangere zuerst Alternativen wie süße Säfte, Trockenobst, frische Früchte, Nüsse und Ähnliches ausprobieren. Weißmehlprodukte und Zucker sollten besser gemieden werden, da diese zwar die Lust auf Süßes befriedigen, aber keine Aufbaustoffe enthalten.

Generell ist der Heißhunger nach Süßigkeiten immer ein Signal des Körpers, dass er neue Mineral- und Aufbaustoffe benötigt. Denn Mineralien schmecken immer natürlich süß und stärken die Doshas auf positive Weise. Essen wir statt natürlich süßer Aufbaunahrung wie Nüssen, süßen Früchten und Gemüse (zum Beispiel Äpfel, Karotten, Trockenobst) Süßigkeiten und Schokolade, verliert der Körper sehr viel Energie, da er statt der erwarteten Mineralien nur Fett und Zucker erhält. Die notwendigen Mineralien nimmt er dann aus seinen Reservespeichern Knochen, Zähne und Haare. So ist es nicht verwunderlich, dass der Volksmund sagt: »Jede Schwangerschaft kostet einen Zahn.« Isst die Schwangere bei Heißhungeranfällen immer mineralhaltige Nahrungsmittel, gibt sie dem Körper, was er braucht, und verhindert Haarausfall, Knochenentkalkung und schlechte Zähne.

Als grundlegende Vitalstoffspender werden Nahrungsergänzungen wie Spirulina-Algenpräparate, Ginseng und Zuckerrohrmelasse empfohlen. Die täglichen Speisen sollten immer frisch zubereitet, wohlschmeckend und natürlich sein. Viel Gemüse, Obst, Salat, Nüsse, Getreide und hochwertiges Eiweiß wie Eier, Huhn und Fisch sind die besten Hauptnahrungsquellen während der gesamten Schwangerschaft.

Klassische Vajikarana-Regeln für die Frau während der Schwangerschaft

Ausgehend von den alten vedischen Schriften kann Schwangeren Folgendes empfohlen werden:

Sie sollten
- sich entspannen und geistigen oder physischen Stress vermeiden,
- immer in freudigem Zustand bleiben,
- weiße Kleidung tragen,
- sich inspirieren mit guter Lektüre,
- nicht mit Schmutz in Berührung kommen, auch auf Ansteckungsgefahren achten,
- schlechte oder irritierende Gerüche vermeiden,
- keine ekligen, aufregenden, bedrückenden Szenen betrachten,
- keine aufregenden, Besorgnis erregenden Geschichten oder Nachrichten hören,
- keine trockene, lang gelagerte oder aufgewärmte Nahrung,
- keine schimmelige oder verweste Nahrung und
- keine Nahrung, die den Geschmack verloren hat oder nicht gut schmeckt, zu sich nehmen, sondern:
- gut gekochte, flüssige, süße, wohlschmeckende, ölige, appetitanregende Nahrung verspeisen,
- einsame Plätze meiden,
- keine Krematorien oder Friedhöfe besuchen,
- Zorn, Stress, Ärger vermeiden.
- nicht laut sprechen oder schimpfen,
- sich nicht zu häufig massieren lassen,
- keine ermüdenden physischen Aktivitäten ausüben,
- bis zum achten Monat täglich Rasayanas einnehmen,
- während des neunten Monats Nähreinläufe mit Sesamöl oder abführende Einläufe mit Kräutersud durchführen.

Yoga in der Schwangerschaft

Spezielle Yogaübungen zur Lockerung und Entspannung für Schwangere wirken besonders wohltuend für Mutter und Kind. Die Haltung wird verbessert und stabilisiert, die Durchblutung gefördert, und im gesamten Beckenraum entsteht mehr Platz und Raum für das sich entwickelnde Kind. Natürlich sollten Sie jetzt keinen zu großen sportlichen Ehrgeiz an den Tag legen. Eine Grundregel beim Yoga ist es, niemals mit Zwang und Anspannung in die Übungen zu gehen, sondern mit innerer Leichtigkeit und Kraft. Dies ist auch für Schwangere sehr wichtig, da sich ihr Körper leicht überanstrengen kann.

Folgender Übungszyklus beinhaltet alle wichtigen Yogastellungen (Asanas), die zu einer gesunden und vitalen Schwangerschaft verhelfen.

Nehmen Sie sich genügend Zeit für jede einzelne Übung, und legen Sie zwischendurch immer wieder Phasen der Entspannung ein. Natürlich ist es auch möglich, dass Sie nur zwei oder drei Übungen aus dem Zyklus praktizieren. Achten Sie jetzt ganz besonders darauf, was Ihnen gut tut.

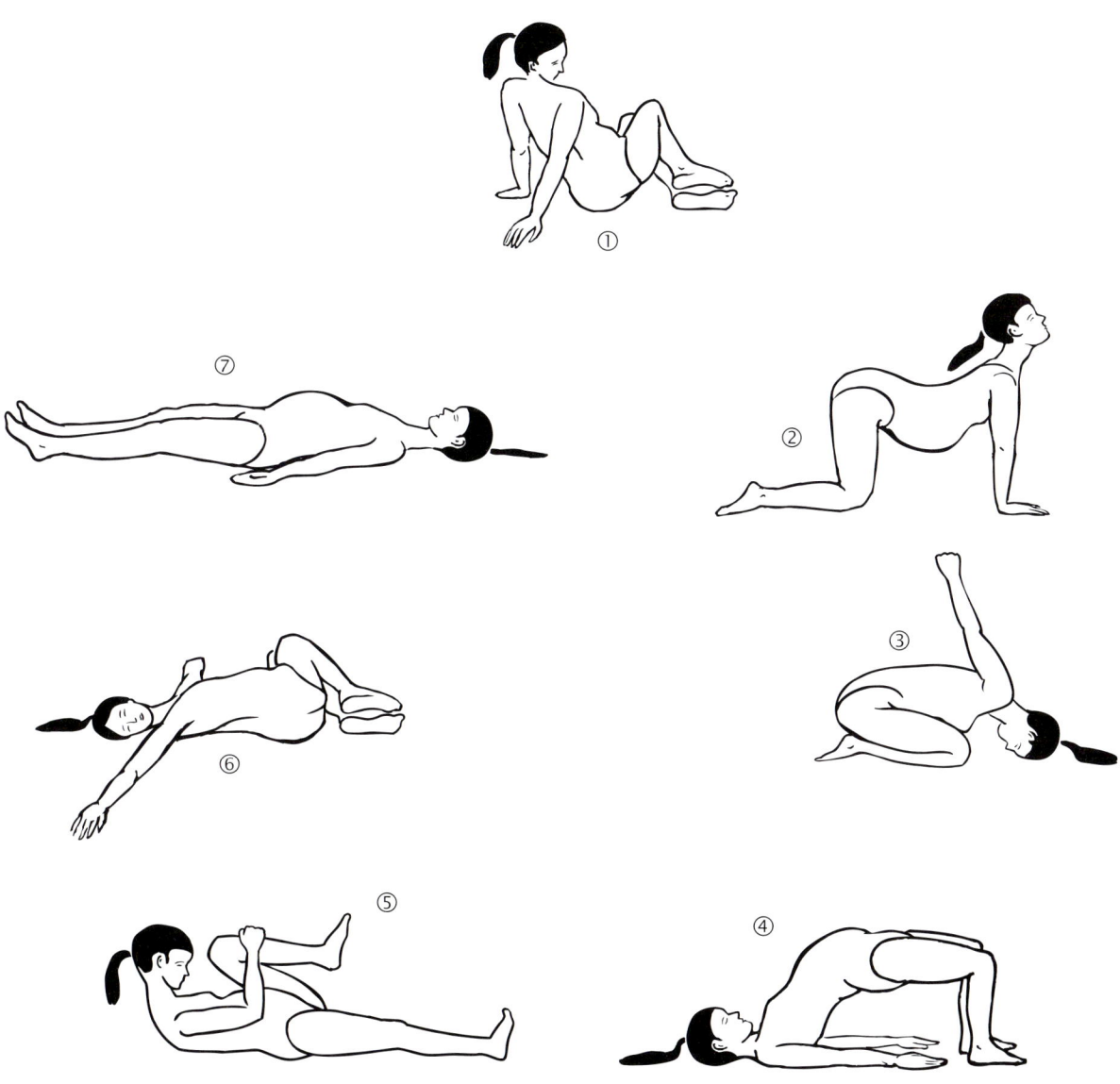

Yogazyklus für Schwangere.

Übungsanleitung für die einzelnen Asanas

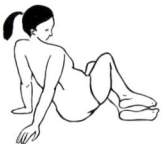

1. Makarasana, Krokodilübung im Sitzen

Die Beschreibung für diese Übung finden Sie im Kapitel »Menstruation und Menstruationsbeschwerden«, Seite 91.

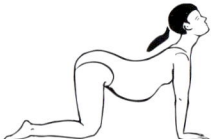

2. Majerasana, die Katze

Nehmen Sie den »Vierfüßlerstand« ein, das heißt, gehen Sie mit dem Gewicht auf die Knie und stützen Sie sich gleichzeitig mit den Händen am Boden ab. Dabei die Knie hüftbreit spreizen; die Handgelenke befinden sich unterhalb der Schultern. Wenn der Bauch schon sehr dick ist, können die Knie auch etwas weiter auseinander gespreizt werden.

Einatmend den Kopf heben, den gesamten Rücken nach unten wölben und den Bauch bestmöglich entspannen. Den Kopf dabei aus den Schultern herausheben. Ausatmend das Kinn Richtung Brust führen und den Rücken zu einem »Katzenbuckel« nach oben wölben; gleichzeitig die Bauchdecke nach innen ziehen. Wiederholen Sie diese Übung mehrere Male, und achten Sie auf eine gleichmäßige und entspannte Atmung.

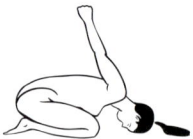

3. Shashankarasana, der Hase

Nehmen Sie den Fersensitz ein. Halten Sie Ihren Rücken aufrecht, und verschränken Sie die Hände hinter dem Rücken. Spreizen Sie die Knie etwas, und senken Sie mit dem Ausatmen langsam den Oberkörper, bis die Stirn auf dem Boden ruht. Der Rücken ist gerade gestreckt, und der Bauch liegt zwischen den ge-

spreizten Oberschenkeln. Halten Sie einen Moment inne, und atmen Sie ruhig. Beim Einatmen die verschränkten Hände gleichmäßig Richtung Decke strecken. Die Schultern dabei nach hinten ziehen und bewusst weiteratmen. Beim Ausatmen die Hände wieder zurück auf den Rücken legen, voneinander lösen und die Arme neben die Füße auf den Boden oder nach vorne legen. Kurz verweilen, dann den Kopf anheben, nach vorne schauen und den Rücken langsam wieder aufrichten.

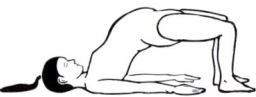

4. Sethubandasana, die indische Brücke

Die indische Brücke ist eine der wichtigsten Übungen für Schwangere, da sie den ganzen Bauch streckt, den Unterleib entspannt und eine gute Geburtsvorbereitung darstellt. Legen Sie sich auf den Rücken, und ziehen Sie die Beine in Richtung Gesäß an. Stellen Sie die Füße hüftbreit auseinander, und legen Sie Ihre Arme entspannt dicht neben den Körper; die Handinnenflächen liegen auf dem Boden.

Einatmen, das Gesäß leicht anspannen und die Wirbelsäule langsam Wirbel für Wirbel nach oben heben. Die Füße fest im Boden verankern, die Schultern entspannen und das Brustbein so nah wie möglich zum Kinn bringen. Die Stellung halten und entspannt weiteratmen. Ausatmen, die Wirbelsäule und das Gesäß zum Boden zurückbringen, indem Sie den Rücken Wirbel für Wirbel wieder am Boden abrollen lassen. Entspannen Sie sich kurz, und wiederholen Sie die Übung noch dreimal.

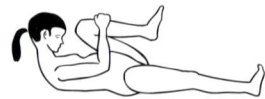

5. Pavanmuktasana, windbefreiende Stellung

Die Beschreibung für diese Übung finden Sie im Kapitel »Menstruation und Menstruationsbeschwerden«, Seite 92.

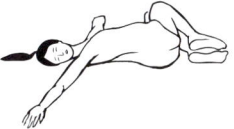

6. Makarasana, Krokodilübung im Liegen

Die Beschreibung für diese Übung finden Sie im Kapitel »Menstruation und Menstruationsbeschwerden«, Seite 91.

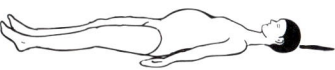

7. Savasana, Entspannung

Mit gestreckten Beinen ganz entspannt am Boden liegen. Wenn Sie möchten, können Sie sich auch eine Deckenrolle unter die Knie legen oder eine kleine Nackenrolle benutzen. Achten Sie auf ihren Atem, und atmen Sie tief durch den Bauch ein und aus. Spüren Sie, wie sich Ihre Bauchdecke mit jedem Einatmen ein wenig hebt und mit jedem Ausatmen wieder senkt. Legen Sie die Hände sanft auf den Bauch, und spüren Sie die pulsierende Lebenskraft darin. Stellen Sie sich ein weißes Licht vor, das Sie wie ein Mantel umhüllt und jede Zelle und Faser Ihres Körpers durchdringt. Sehen Sie sich selbst mit geschlossenen Augen im weißen Licht am Boden liegen ... angenehm warm und schwer ... Sie sind sicher und geborgen im weißen Licht.

Spüren Sie in sich hinein, und nehmen Sie Kontakt auf zu Ihrem Kind. Schenken Sie gedanklich Ihrem Baby alle Liebe und Zärtlichkeit. Ihr Kind ist von weißem Licht und von göttlicher Liebe durchdrungen. Sie sind offen und bereit für das neue Wesen in Ihrem Leben. Genießen Sie diese innigen Momente in der gemeinsamen Energie mit Ihrem Kind. Sie sind eins und gehören für immer zusammen. Verabschieden Sie sich nun langsam, und kommen Sie zurück in die äußere Welt. Recken und strecken Sie Ihren Körper, atmen Sie tief und bewusst ein und aus und öffnen Sie langsam die Augen.

Behalten Sie die innere Ruhe und Fülle, die Sie während Ihrer Yogaübungen und Entspannungsphasen genossen haben, so lange wie möglich bei. Egal was Sie nun tun, verweilen Sie immer mit einem Teil Ihrer Aufmerksamkeit bei Ihrem Kind. Freuen Sie sich über diese Bereicherung in Ihrem Leben.

Beschwerden während der Schwangerschaft

Die typischen Beschwerden während der Schwangerschaft wie Übelkeit, Schwäche, Verstopfung, Krampfadern und Hämorrhoiden können durch richtige Ernährung, Yogaübungen und einige ayurvedische Rezepturen weitgehend vermieden werden.

Übelkeit, Erbrechen und Schwäche zu Beginn der Schwangerschaft zeigen an, dass sich im Körper übermäßiges Ama und Kapha abgelagert hat und das Agni recht schwach ist. Folgende Agni-anregenden Maßnahmen sind sehr hilfreich:

- Ein Glas warmes Wasser mit Zitronensaft, Honig und 1 Msp. Kardamom direkt nach dem Aufstehen trinken.
- Am Morgen und Vormittag Ingwerwasser trinken.
- Fette, süße und schwere Nahrungsmittel vermeiden, insbesondere Milchprodukte und Käse.
- Scharfe Gewürze und bitterstoffreiche Gemüse und Salate in den täglichen Speiseplan einbauen.

Ebenso hilfreich ist die regelmäßige Einnahme von Himbeerblätter-, Pfirsichblätter oder Pfefferminztee und etwas frisch gepresster Zitronensaft. Ruhige Spaziergänge an der frischen Luft, Tiefenatmung und Yoga unterstützen den hormonellen Umstellungsprozess und schenken Ihnen neue Energie und Stabilität.

Krampfadern und Hämorrhoiden

Die Veranlagung für schwache und erweiterte Venen im Rektum (Hämorrhoiden) oder in den Beinen (Krampfadern) ist oft bereits genetisch angelegt. Einseitige Bewegung, ungesunde Nahrungsmittel, Übergewicht, zu enge Kleidung, langes Stehen und Sitzen sowie die Einnahme der Anti-Baby-Pille können diese Anlagen noch verstärken. Aus ayurvedischer Sicht haben sich Vata und Kapha unnatürlich angereichert und lagern sich nun in den Gefäßen ab. Auch ein schwaches Agni und Ama-Ablagerungen verstärken Varizen (Krampfadern).

Der erhöhte Progesteronspiegel und das erhöhte Blutvolumen während der Schwangerschaft sind oft die Ursache für Kampfadern und Hämorrhoiden. Bei Varizen sollte für eine gute Verdauung, aktive Stoffwechseltätigkeit und verstärkte Ausscheidung gesorgt werden. Da sich vor allem Ama in den Gefäßen ablagert, ist eine ausgewogene Agni-Tätigkeit Voraussetzung für jede Therapie. Hier helfen Kurkumawasser, Bitterstoffe und Trennkost. Alle tierischen Eiweiße und äußerst sauren Nahrungsmittel sollten gemieden werden, insbesondere Fleisch, Zitrusfrüchte, Käse und Schokolade.

Für Aufbau und Stärkung des Kreislaufs eignen sich hervorragend Buchweizen, Hafer, Weizenkeime, Okra, grünes Blattgemüse und alle Vitamin-A,-C,-E- und B-haltigen Nahrungsmittel. Knoblauch, Zwiebeln und Lecithin (zum Beispiel in Weizenkeimöl) erhöhen die Spannkraft in den Venen. Für brüchige Kapillargefäße sind aufgrund des hohen Rutin-Anteils vor allem Buchweizen, Holunderblüten und Holunderblätter zu empfehlen. Der regelmäßige Genuss von Roter Bete verschafft besonders bei Hämorrhoiden eine Linderung, da Rote Bete neben seinen leberunterstützenden Funktionen auch stuhllockernde Eigenschaften besitzt. Dies fördert die Ausscheidung, und der Druck auf die Hämorrhoiden wird verringert.

Ein bewährtes ayurvedisches Hausmittel ist auch der Basilikum. Im akuten Falle sollten täglich vier Tassen schwach gebrühter Tee eingenommen werden. Als Abkochung kann Basilikumsud mehrmals am Tag auf die betreffenden Körperzonen aufgetragen werden.

Als klassische Panchakarma-Techniken gegen Varizen werden im Ayurveda Einläufe (Basti) und Massagen (Abhyanga) mit medizinischen Kräuterölen sowie der Aderlass mit Blutegeln angewendet. Diese medizinischen Behandlungsformen dürfen nur von erfahrenen Therapeuten ausgeführt werden und verschaffen unmittelbare Linderung und Abhilfe.

Akute Hilfe bei Krampfadern

- Betupft oder befeuchtet man die Krampfadern mit Hamamelisrindenwasser, kann dies aufgrund seiner zusammenziehenden Eigenschaften die Schmerzen lindern, das Gewebe straffen und die Schwellungen verringern.
- Kräuterumschläge und -packungen (Lepa) mit Beinwell, Schafgarbe, Königskerze dienen der Schmerzlinderung und Straffung der Venen.
- Regelmäßige Ölbäder wirken gegen die Blutstauungen in den Venen. Hierbei sollten Sie warmes Sesam-, Sonnenblumen- oder Weizenkeimöl zart mit den Fingerspitzen auf die Haut auftragen, zirka eine Stunde einwirken lassen und anschließend warmheiß abduschen.

Akute Hilfe bei Hämorrhoiden

- Um Schwellungen zu lindern, Schmerzen zu stillen und Blutungen zu stoppen, eignen sich insbesondere frisch geriebene Kartoffeln oder Salben aus Beinwell oder Ampfer. Die entsprechenden Substanzen direkt auf die Hämorrhoiden auftragen und einwirken lassen.
- Durch Schafgarbe- und Wegerichsalbe können Schmerzen beruhigt werden. Es ist möglich, die Hämorrhoiden damit schon in wenigen Tagen einzudämmen.
- Eine sehr entspannende, beruhigende und schmerzlindernde Wirkung haben auch Sitz- und Dampfbäder mit frischem Salbeisud.

• Kurkumapulver, mit etwas Wasser und Ghee als Paste verrührt, wirkt antiseptisch, abschwellend und stoppt Hautblutungen.

Sodbrennen

Sodbrennen ist der gebräuchliche Name für Schmerzen, Hitzeempfindungen und Brennen in der Speiseröhre nach den Mahlzeiten. Es wird in der Schwangerschaft durch eine Lageveränderung des Magens ausgelöst und kann sich durch nervöse Anspannung oder überschüssige Magensäure verstärken.

Durch kleine Mahlzeiten, gründliches Kauen und Einspeicheln sowie die Vermeidung von sauren Speisen, Kaffee, Zigaretten, Fetten und Gewürzen können Beschwerden und Schmerzen in der Speiseröhre behoben werden. Im akuten Falle ist die regelmäßige Einnahme von Anis- und Fencheltee zwischen den Mahlzeiten, Ananas und Papaya nach den Mahlzeiten und frisch gepresstem Kartoffelsaft zur Magenentsäuerung ratsam. Die Einnahme von etwas Ghee oder einem Lassi schafft sofort Linderung und wird als wirkungsvolles Therapeutikum empfohlen.

Lassi

> *100 g Joghurt*
> *200 ml Wasser*
> *1 EL Vollrohrzucker*
> *1 TL Rosenwasser*
> *1 Msp. Kardamom*

Alle Zutaten im Mixer schaumig schlagen und in kleinen Schlucken trinken.

Die Geburt

Die Geburt eines Kindes ist für jede Frau ein unvergessliches Erlebnis. Trotz aller Geburtsvorbereitung können wir jedoch niemals planen, wie die Geburt ablaufen wird und mit welchen Anstrengungen sie verbunden ist. Je stabiler die Vata-Energie sich bei der Frau während der Schwangerschaft (und schon davor) verankern konnte, umso leichter wird voraussichtlich die Geburt werden.

Eine entspannende Umgebung mit schöner Musik, gedämpftem Licht und wohltuenden Düften stimuliert die Gebärende im Loslassen und ermöglicht einen harmonischen Energiefluss des Apana-Vatas, mit dem das Kind durch den Geburtskanal ins Leben tritt. Entspannungs- und Meditationsübungen helfen, in den angespannten und schmerzhaften Geburtsphasen den Schmerz zu lindern sowie in den dazwischen liegenden Ruhephasen wirksam zu entspannen.

Erblickt nun das Kind das Licht der Welt, sollte es sich auf dem Bauch der Mutter erst einmal etwas ausruhen dürfen und dann sanft gebadet und gereinigt werden. Nach dem Bad wird die Fontanelle mit einem in warmem Sesamöl getränkten Wattebausch bedeckt. Die Nabelschnur sollte erst nach einer Weile durchtrennt werden (frühestens, wenn sie nicht mehr pulsiert), da es sonst sehr schmerzhaft für das Neugeborene ist.

Die Mutter sollte nach der Geburt ebenfalls liebevoll versorgt werden und einige Vatareduzierende Maßnahmen durchführen. Sehr gut ist es, nach der Geburt eine Tasse warme Milch mit einem Teelöffel Ghee zu trinken und den ganzen Bauch mit warmem Sesamöl einzureiben. Es empfiehlt sich, den Bauch mit einem großen Tuch zu umwickeln, um ihm etwas Halt zu geben. Die erste Mahlzeit nach der Geburt sollte eine leichte Getreidesuppe mit Gemüseeinlage sein. Dies aktiviert die Verdauungskräfte und wirkt beruhigend auf Vata.

Die Wechseljahre als Offenbarung zur weiblichen Vollendung

Die drei großen Lebensphasen

Ayurveda beschreibt drei große Lebensphasen des Menschen, in denen sich körperliche und geistige Kräfte in unterschiedlicher Ausprägung manifestieren. Entsprechend dieser Lebensabschnitte sind die Doshas auf der körperlichen Ebene in besonderer Ausprägung.

In der Kindheit ist Kapha dominant. Selbst Kinder mit Vata- und Pitta-Konstitutionen haben in den ersten Lebensjahren weitaus mehr Kapha-Anteile als später. Der typische Babyspeck, die ständig laufende Schnupfnase und der Wunsch nach Regelmäßigkeit, Sicherheit, Geborgenheit und festen Regeln zeigen deutlich die Kapha-Dominanz an. Das ausgeprägte Kapha-Dosha ist für die kindliche Entwicklung sehr wichtig, da es das Wachstum, den Zellaufbau und die gesundheitliche Stabilität unterstützt.

Ab dem achten Lebensjahr sinkt das Kapha deutlich und mit der Pubertät findet ein großer Wechsel der physischen und psychischen Kräfte statt. Es folgt eine starke Pitta-ausgerichtete Lebensphase. Unreine Haut, Jugendakne, innere Revolte und ein hitziges Temperament sind lebhafte Zeugen der ungestümen Pitta-Kraft. Nachdem das Hormonsystem und der Stoffwechsel sich neu eingestellt haben, baut sich die Pitta-Lebensphase harmonisch auf und findet ihren Höhepunkt im 35. Lebensjahr der Frau. Diese aufbauende Pitta-Phase wird als die beste im Leben einer Frau angesehen. Zwischen 20 und 25 Jahren ist ihr Körper voller Vitalität und Energie. Der gesamte Zellaufbau funktioniert aus eigener Kraft und benötigt keine Unterstützung (zum Beispiel durch gesunde Ernährung, Pflanzen-

elixiere) von außen. Damit sind die besten Voraussetzungen für eine gesunde Schwangerschaft gegeben.

Ab 28 Jahren erlangt eine Frau auf der geistig-seelischen Ebene eine Reife, die mit zirka 34 Jahren ihren Höhepunkt findet. Für viele Frauen sind die Jahre zwischen 33 und 36 von großen Veränderungen geprägt. Sie fühlen sich im Zentrum ihrer Kraft, bestimmte Ziele haben sich erfüllt, und sie suchen eine langfristige Perspektive für ihren nächsten Lebensabschnitt. Häufig wechseln Frauen in dieser Zeit noch einmal ihren Beruf, beginnen mit neuen Ausbildungen, gründen eine Familie oder starten aus dem Mutter-Dasein in neue Aktivitäten, um darin ihre Lebenserfüllung zu finden. Auch Liebesbeziehungen und Ehen stehen in dieser Lebensphase auf dem Prüfstein.

Aufgrund der klaren Pitta-Kraft ist die Frau nicht bereit, sich mit »faulen« Kompromissen abzugeben. Sie spürt ihre eigene Dynamik und übernimmt die Konsequenzen für ihre inneren und äußeren Veränderungen. Ab dem 36. Lebensjahr sinkt die weibliche Pitta-Energie wieder ab, und der weibliche Organismus wird sensibler für das Vata-Element.

Die Wechseljahre sind die Zeit im Leben einer Frau, wo sich die Pitta-Dominanz vollständig in eine Vata-Dominanz wandelt. Denn die Reife des Menschen ist von Vata geprägt. Die Haut wird dünner und trockener, das Nervenkostüm empfindlicher und der Schlaf leichter. Im Körper wird zunehmend das Element Äther bestimmend, was zu geistiger Sensibilität und einer Öffnung für spirituelle Aspekte des Lebens führt. Mit zunehmendem Alter wird der Körper zwar empfindlicher und Vata-betont, idealerweise jedoch wird der Geist ruhig, weise und souverän. Auf diese

Weise gleichen sich die Kräfte der Natur in Körper und Seele wieder aus.

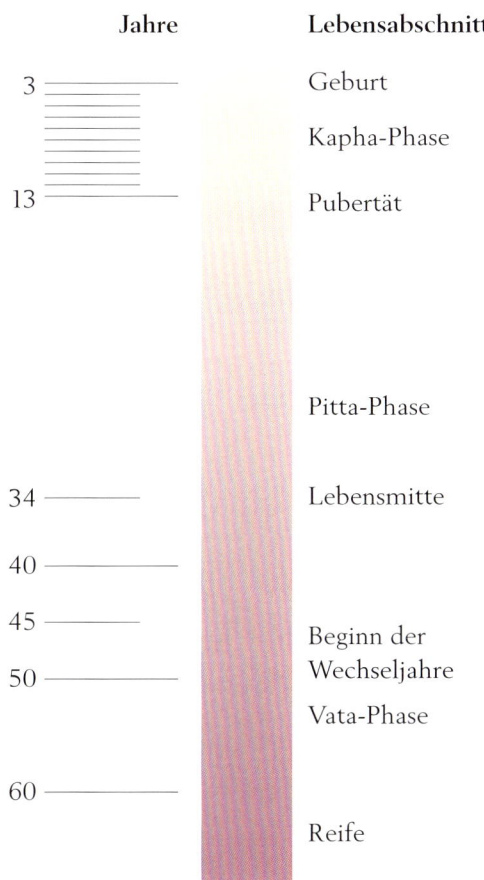

Jahre	Lebensabschnitte
3	Geburt
	Kapha-Phase
13	Pubertät
	Pitta-Phase
34	Lebensmitte
40	
45	Beginn der Wechseljahre
50	Vata-Phase
60	
	Reife

Die drei Lebensphasen.

Die Wechseljahre

Die Menopause kennzeichnet den Abschnitt im Leben einer Frau, in dem sich Pitta abschwächt und die von Vata dominierte Zeit des Alters beginnt. Die monatliche Menstruationsblutung bleibt aus, und die Eierstöcke und Unterleibsorgane verändern ihre Tätigkeit und Funktionsweise.

Mit den Wechseljahren treten Sie in einen neuen Lebensabschnitt ein. Sie durchlaufen über einige Jahre einen tiefen Reife- und Transformationsprozess, indem Ihre intuitiven Fähigkeiten der Heilung, des Sehens und der geistigen Kraft neue Ausdrucksmöglichkeiten finden. Von der häuslichen Verantwortung für Familie und Kinder zum Teil enthoben, können Sie Stärke und Freiheit im Geiste entwickeln und zur weisen Ratgeberin werden.

In allen alten Kulturen wurden Frauen etwa ab fünfzig als Heilerin und Weise würdevoll verehrt. Wechseljahrbeschwerden im heutigen Sinne waren zu jener Zeit nicht verbreitet. Insbesondere das heutzutage stark von Jugendlichkeit geprägte Frauenbild sowie die Weigerung vieler reifer Frauen, sich der natürlichen inneren Entwicklung hinzugeben, tragen dazu bei, dass verstärkt typische Krankheitsbilder der Menopause auftreten.

Wie bei allen Übergangszeiten können während der Hormon- und Lebensveränderung innerhalb der Wechseljahre eine Vielzahl physischer und psychischer Beschwerden auftreten. Unabhängig vom Konstitutionstyp äußern sich die meisten Symptome durch ein gestörtes Vata-Dosha. Je mehr Vata sich in Ihrer Konstitution oder als Störung bereits vor Ihren Wechseljahren manifestiert hat, umso stärker werden Sie auf die gravierende Umstellungsphase reagieren. Stimmungsschwankungen, innere Hektik, trockene Haut und Schleimhäute, Schlafstörungen und die Neigung zu Übersäuerung und Knochenschwund machen sich bemerkbar. Mit dem erhöhten Vata-Anteil reagieren Sie sehr sensibel auf alle belastenden Umweltfaktoren und äußeren Stress. Was Sie normalerweise gut bewältigen konnten, stellt sich plötzlich als enorme Überforderung dar. Starke Ängste, Sorgen und Grübeln verstärken diese Gemütslage und können sich bis zur Depression steigern.

Gesundheitliche Beschwerden, die aus einem gestörten Pitta-Dosha resultieren, sind ebenfalls eine Auswirkung des sich umstellenden Hormonsystems. Die dominante Pitta-Kraft will ihre Vorherrschaft nicht so ohne weiteres aufgeben und flammt immer wieder mit starken Hitzeschüben und Schweißausbrüchen auf. Diese Pitta-Symptome zeigen sich überwiegend in der Prämenopause in

Form hormoneller Schwankungen und Hitzewallungen.

Je mehr Kapha Sie von Natur aus besitzen, umso leichter werden Sie die Wechseljahre empfinden. Viele Kapha-Frauen spüren keinerlei Beschwerden und sind nur froh, »das lästige Übel mit den Tagen« hinter sich zu haben. Wird jedoch durch die veränderte Hormonausschüttung das Pitta-Kapha-Verhältnis gestört, kann es zu extremer Körperhitze in der Kopfgegend und zu innerer Trägheit und Depressionen kommen.

Generell können in der umfassenden Neugestaltung der Körperkräfte viele kurz- und langfristige Beschwerden auftreten. Je labiler Ihre Konstitution ist, desto stärker können bestimmte Dosha-Schwankungen Sie aus dem Gleichgewicht bringen. Hatten Sie bereits mit 40 Jahren Vata- oder Pitta-Probleme, werden Sie mit 50 möglicherweise mit einigen typischen Wechseljahrbeschwerden konfrontiert sein.

Typische Wechseljahrbeschwerden bei Vata-Störungen sind:

- Stimmungsschwankungen, Nervosität, innere Hektik, depressive Reaktionen,
- leichter Schlaf oder Schlaflosigkeit,
- trockene Haut und Schleimhaut,
- Neigung zu Obstipation oder Reizdarm,
- Neigung zu übermäßiger Besorgtheit, Grübeln,
- steife Gelenke und arthritische Schmerzen,
- graue und dünne Haare,
- zunehmender Knochenabbau.

Wechseljahrbeschwerden bei Pitta-Störungen äußern sich folgendermaßen:

- starke Hitzewallungen,
- Reizbarkeit,
- hormonelle Schwankungen (zum Beispiel zu schwache oder zu starke Blutungen),
- Hautprobleme,
- Stoffwechselstörungen,
- nachlassende Libido.

Ist das Kapha während der Wechseljahre etwas ausgeprägter, haben Sie vermutlich nur wenig Beschwerden. Nimmt Kapha jedoch überhand, können folgende Symptome entstehen:

- Gewichtszunahme,
- Lymphstauungen, Ödeme,
- erhöhte Fettstoffwechselwerte (Cholesterin, Triglyceride),
- Depressionen.

Die Hauptsäulen der ayurvedischen Behandlung gegen Wechseljahrbeschwerden sind:

- Harmonisierung der Doshas durch entsprechende Ernährung,
- regelmäßige Yoga- und Atemübungen,
- regelmäßige Ölbehandlungen,
- die Einnahme von Verjüngungsmitteln (Rasayana).

Um sich vor schwerwiegenden Wechseljahrstörungen zu schützen, sollten Sie bereits ab Ihrem 40. Lebensjahr Ihren emotionalen und körperlichen Zustand genau beobachten und auf die auftretenden Schwankungen reagieren. Jetzt ist es Zeit, sich auf grundlegende Veränderungen Ihres Körpers einzustellen und alle Vata-erhöhenden Verhaltensweisen und Speisen zu meiden. Der Genuss von Kaffee, Alkohol, schwarzem Tee und Tabak verstärkt die Beschwerden der Menopause. Es empfiehlt sich, diese Alltagsgifte zu reduzieren oder gar einzustellen. Ein ruhiger, beständiger Lebensrhythmus, zwei warme Mahlzeiten täglich, aufbauende Nahrungsergänzungen und Mineralien sowie die alten ayurvedischen Rezepturen helfen Ihrem weiblichen Organismus, das innere Gleichgewicht in dieser neuen Lebensphase wiederzufinden. Ihre täglichen Speisen sollten zu einen hohem Anteil aus Frischkost, Suppen und Eintöpfen bestehen. Äpfel und Karotten haben gemäss Ayurveda besonders gute und verjüngende Eigenschaften.

Regelmäßige Entschlackungsmaßnahmen stabilisieren ebenfalls die körperliche Konstitution. Wie wir bereits gesehen haben, findet durch die Menstruationsblutung ein regelmäßiger Reinigungsprozess statt. Deren Ausfall in der Menopause führt zu vermehrter Ansammlung von Ama. Um Ama und die damit verbundenen Symptome abzubauen, empfiehlt es sich, regelmäßig Reinigungskuren in Form von Fasten- und Abführtagen einzulegen. Sesamölmassagen, Nasen-, Magen- und Darmspülungen, Einläufe mit Heilkräutern und die Einnahme von Rasayana können diesen Prozess sinnvoll begleiten.

Zur Reinigung der Gebärmutter und zur Vitalisierung des Körpers sind folgende Rezepturen empfehlenswert:

- 20 Tage lang täglich ½ TL zerriebene Kressesamen mit Ghee oder Kandiszucker einnehmen.
- 4 Wochen lang täglich ½ g Safran einnehmen.
- 20 Tage lang täglich 1½ TL Kreuzkümmel zerdrückt in Kandiszucker einnehmen.

Hilfe bei Beschwerden in der Menopause

Ayurveda kennt viele einfache Rezepte und Hausmittel, die Ihnen in der Menopause zu innerer Balance verhelfen. Natürlich zeigen diese nur direkte Wirkung, wenn der Körper seine ursprüngliche Sensibilität erhalten hat. Ist das Hormonsystem durch die jahrelange Einnahme der Anti-Baby-Pille oder andere Hormonpräparate beeinflusst, benötigen die natürlichen Kräfte oft lange Zeit, um wieder ins Gleichgewicht zu kommen.

Treten die ersten Menopausensymptome auf, wie beispielsweise unregelmäßiger Zyklus, emotionale Unausgeglichenheit, depressive Verstimmungen und Hitzewallungen, ist es sehr empfehlenswert, täglich etwas Knoblauch und Kresse zu essen. In Kressesamen ist ein Östrogen-Derivat enthalten, welches die Hormonschwankungen etwas ausgleichen kann. Besonders während der Wintermonate empfiehlt Ayurveda, jeden zweiten Tag ¼ TL Kressesamen einzunehmen.

Knoblauch ist ein altes Heilmittel, welches die Verdauungsorgane und Widerstandskräfte stärkt und den Körper verjüngt. Knoblauch hat eine stark aktivierende Wirkung auf die Keimdrüsen und regt die sexuelle Energie an. Während der Menopause werden täglich zirka 2 g empfohlen. Vata-dominierte Menschen sollten ihn mit Ghee einnehmen, pitta-dominierte Menschen mit etwas Vollrohrzucker und Wasser, Kapha-dominierte Menschen mit Honig.

Hitzewallungen

Treten starke Hitzewallungen auf, sollten alle Pitta-reduzierenden Maßnahmen in der Ernährungs- und Lebensweise befolgt werden. Besonders sinnvoll ist der regelmäßige Genuss von grünen Salaten, Rohkost und bitterem Gemüse wie Spinat, Mangold und Artischocken. Melonen, Gurken und Bananen sind ebenfalls kühlende und ausgleichende Nahrungsmittel. Zusätzlich helfen täglich 3 Tassen kühlender Kräutertee aus ½ EL Koriander-, Cumin- und Fenchelsamen. Auch Salbei, Frauenmantel und Zinnkraut zeigen eine ausgleichende Wirkung.

Lutschen Sie bei jeder Hitzewallung das Innere einer Kardamomkapsel, und bevorzugen Sie frische Gurken und Melone als Zwischenmahlzeit. Starke körperliche Anstrengung, Sauna und Schwitzkuren sollten gemieden werden. Eine regelmäßige Fußmassage mit Ghee (Butterfett) und eine Kopfmassage mit Kokosöl leiten die gestörte Pitta-Energie aus, kühlen und entsäuern den gesamten Organismus.

Gebärmuttersenkung und Reizblase

Viele Frauen neigen während der Menopause auch zu Senkungserscheinungen der Gebärmutter und einer Reizblase. Bei diesen Beschwerden sind aufsteigende Fußbäder mit Zusätzen aus Melisse, Hopfen, Frauenmantel oder

Baldrian sehr wirkungsvoll. Auch die regelmäßige Einnahme von Kürbis- und Pinienkernen kann sich als sehr hilfreich erweisen. Zur Stärkung des Beckenbodens ist es sehr gut, Yoga zu praktizieren. Beginnen Sie, regelmäßig bewusst Ihre Beckenboden- und Aftermuskulatur anzuspannen und anschließend wieder zu entspannen.

Osteoporose

Ein weit verbreitetes Problem ist die Osteoporose (Knochenentkalkung), die fünf Jahre lang nach dem Ausbleiben der Menstruation erfolgt. Haben Sie einen ausgewogenen Stoffwechsel und gute Mineralstoffreserven, werden Sie diese Zeit beschwerdefrei erleben. Der Körper baut lediglich das überschüssige Calcium ab, das er nicht mehr für weitere Schwangerschaften benötigt. Litt Ihr Körper jedoch schon zuvor an Übersäuerung, Mineralstoff- und Calciummangel, treten die typischen Beschwerden der Osteoporose in der Menopause auf. Vorbeugend sollten alle Vata- und Pitta-erhöhenden Verhaltensweisen und der Genuss von Zucker, Fleisch, Alkohol, Kaffee und Weißmehlprodukten gemieden werden.

Ein regelmäßiges Sport- und Bewegungsprogramm, mineralstoffreiche Ernährung mit Milch, Fisch und Rohkostsäften und äußere Behandlungsmethoden (Snehana und Swedana) helfen, den Calciumstoffwechsel des Körpers anzuregen.

Als besonders mineralstoffhaltige Nahrungsmittel empfehle ich Ihnen Milch, Mandeln, Sonnenblumenkerne, Walnüsse, Kokosnüsse, Mungobohnen und grünes Blattgemüse. Diese enthalten sehr viel Calcium und verstärken den basischen Knochenaufbau. Der körpereigene Calciumhaushalt arbeitet jedoch nur, wenn er mit Bewegung und Wärme aktiviert wird. Daher sollten Sie täglich ein kleines Bewegungsprogramm durchlaufen, sodass Sie ins Schwitzen kommen (Radfahren, Laufen, Yoga). Ebenso sinnvoll sind regelmäßige Schwitzkuren mit Saunagängen und vorherigen Ölmassagen.

Ist die Haut gut geölt und mit Vitamin E versorgt, kann der Körper aus dem Sonnenlicht ebenfalls Vitamin D und Calcium bilden. Für ein ayurvedisches Sonnenbaden sollten Sie Ihren ganzen Körper mit einer Ölmischung aus Sonnenblumenöl, Weizenkeimöl und Nachtkerzenöl einsalben und sich anschließend mit Sonne und frischer Luft umgeben. Im Winter können Sie sich auch vor das geschlossene Fenster legen. Waschen Sie nach etwa zwanzig Minuten das Öl ab, und entspannen Sie sich anschließend. Dieses Ritual reinigt, nährt und entspannt das gesamte Körpergewebe; es wirkt auf den Stoffwechsel und das Nervenkostüm äußerst harmonisierend.

Fehlende Scheidensekretion und trockene Schleimhäute

Diese Problematik trifft vor allem Vata-Frauen, die schon immer unter einer trockenen Haut und der Tendenz, zu wenig oder keine Scheidensekrete zu produzieren, gelitten haben. Aber auch bei anderen Frauen kann durch die drastische Hormonumstellung der Menopause eine reduzierte Scheidensekretion auftreten. Wichtig ist, darauf zu achten, alle psychischen Vata-Verstärker wie Ängste, Stress, Anspannung und Leistungsdruck (auch sexuell) zu reduzieren. Zärtliche Berührungen, Massagen und intime Begegnungen mit dem Partner sind eine wichtige und heilsame Therapie.

Ernährung

Essen Sie viel warme und gekochte Speisen mit süßlichem Gemüse und Getreide. Vermeiden Sie alle Bitterstoffe und bitteren Gemüse und Salat. Das heißt, eine schöne Karottencremesuppe oder Minestrone ist weitaus besser für Sie als ein grüner Salat oder Spinatgemüse. Achten Sie darauf, dass Sie genügend Salz essen, und trinken Sie jeden Nachmittag eine Gemüsebrühe. Hierzu einfach 1 TL Gemüsebrühe (aus dem Naturkostladen) in heißem Wasser auflösen und schluckweise trinken.

Trinken Sie täglich ein kleines Glas (zirka 30 ml) frisch gepressten Orangensaft oder Ananassaft. Durch den süßsauren Geschmack wird ebenfalls die Flüssigkeitsproduktion im Körper verstärkt.

Massage

Auch Ölmassagen gleichen die erhöhte Vata-Energie aus und können gezielt auf den Feuchtigkeitshaushalt im Körper einwirken. Mischen Sie sich Ihr persönliches Massageöl und massieren Sie liebevoll Ihren ganzen Körper – oder lassen Sie sich massieren. Um die Säfte so richtig ins Fließen zu bringen, sollten Sie den Raum mit viel Wärme, Blumen, Kerzen und guten Gerüchen gestalten.

Für Ihr Massageöl verwenden Sie:

9 Teile Sesam- oder Sonnenblumenöl,
1 Teil Borretsch-, Jojoba- oder
Nachtkerzenöl,
1 Mischung der unten genannten
ätherischen Öle (Mischung 1, 2 oder 3).

Als ätherische Öle sind folgende Mischungen besonders zu empfehlen:

- Mischung 1: je 10 Tropfen Geranium, Fenchel und Lavendel.
- Mischung 2: 15 Tropfen Sandelholz, 5 Tropfen Neroli, 4 Tropfen Verbene.
- Mischung 3: 5 Tropfen Zypresse, 10 Tropfen Hyazinthe, 15 Tropfen Muskatellersalbei.

Massieren Sie den ganzen Körper, und behandeln Sie Brüste und Unterleib besonders intensiv.

Bäder

Ein entspannendes Ölbad wirkt stoffwechselanregend und aphrodisierend.
Bei fehlender Scheidensekretion empfehle ich Ihnen folgende Mischung:

10 Tropfen Bulgarische oder
Marokkanische Rose

10 Tropfen Muskatellersalbei
2 Tropfen Fechel
2 Tropfen Hyazinthe

Die Öle gut vermischen und jedem Bad 6 Tropfen dieses Konzentrats hinzufügen.

Ist Ihre Scheidensekretion nur gering und möchten Sie diese anregen, sind folgende ätherische Ölmischungen zu empfehlen:

- Mischung 1: 4 Tropfen Bulgarische Rose, 1 Tropfen Geranium, 1 Tropfen Verbene.
- Mischung 2: 2 Tropfen Geranium, 2 Tropfen Lavendel, 2 Tropfen Fenchel.
- Mischung 3: 1 Tropfen Zypresse, 2 Tropfen Hyazinthe, 3 Tropfen Muskatellersalbei.

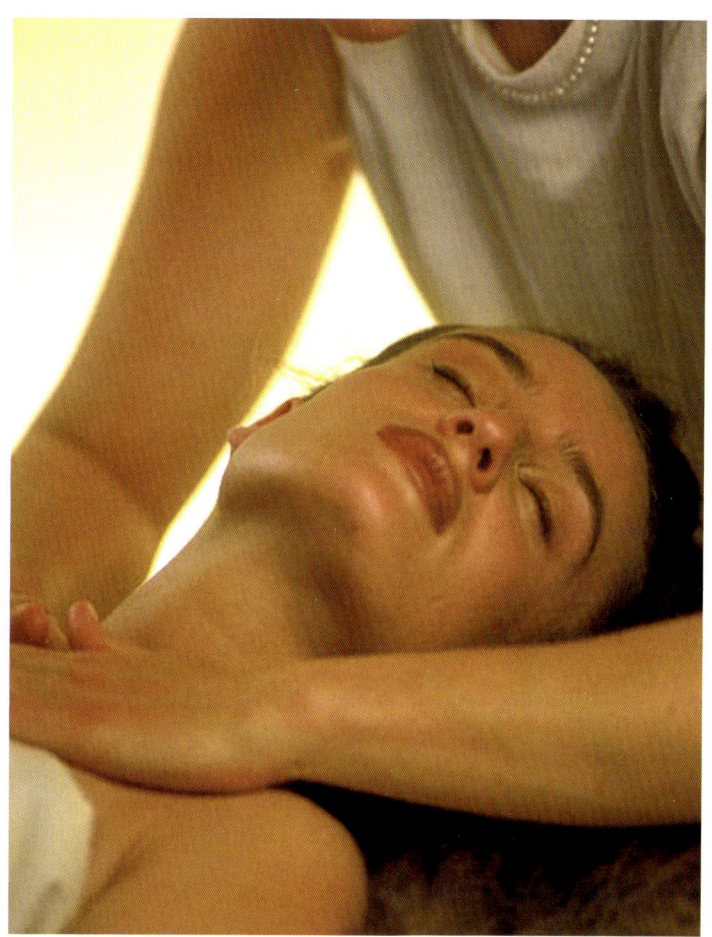

Ölmassage.

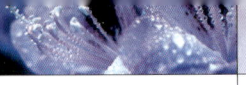

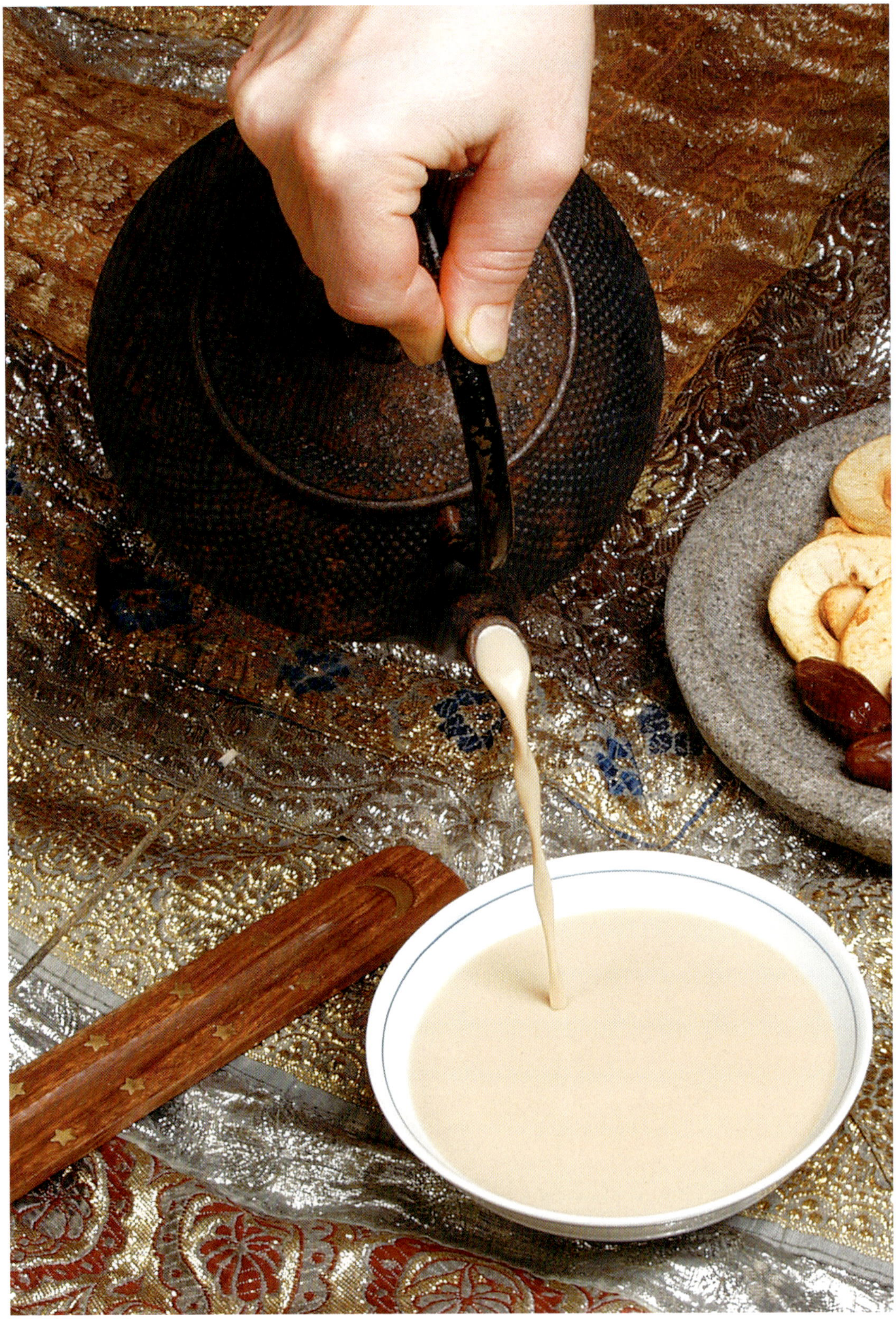

Rasayanas in den Wechseljahren

Rasayana – die ayurvedische Lehre der Verjüngung und des langen Lebens – kennt viele aufbauende und stärkende Rezepturen, die Körper und Geist vitalisieren. Gerade in den Wechseljahren ist es notwendig, dem Körper ein Konzentrat an Aufbaustoffen zuzuführen, mit dem er die Hormonumstellungen gut bewältigen kann. In der Rasayana-Lehre gibt es für Frauen in den Wechseljahren spezielle Nahrungsmittel und Rezepturen. Die Einnahme dieser Verjüngungsmittel kann jedoch nur sinnvoll und wirksam sein, wenn Sie diese in eine bewusste Ernährungs- und Lebensweise integrieren. Viele Lebensmittel zählen aufgrund ihrer vitalisierenden und zellerneuernden Eigenschaften zu den Rasayanas: Äpfel, Karotten, Mandeln, Kokosnuss und Cashewnüsse und Gewürze wie Knoblauch und Safran.

Die von mir bevorzugten Rasayana-Rezepte sind Nusspasten mit Gewürzen. Die Zutaten sind leicht erhältlich, sodass Sie ohne großen Zeitaufwand Ihre Rasayanas selbst herstellen können.

Mandelpaste

200 g Mandeln, eingeweicht, geschält und getrocknet, mit der doppelten Menge Honig in ein Glas geben und verschließen. 10 Tage stehen lassen. Dann folgende Zutaten in zerstoßener Form zugeben: 50 g Pfeffer, 80 g Spargelwurzel, 80 g Lakritze, 80 g Basilikum, 80 g Anissamen.

Alle Zutaten zu einem Brei mischen und täglich vor dem Frühstück 3 TL davon einnehmen.

Mandel-Cashew-Paste

Jeweils 100 g Mandeln, Chashewnüsse und Kandiszucker mischen. 50 g Anis, 20 g schwarze Pfefferkörner hinzufügen. Alles zerstoßen, gut mischen und in einem Glas verschließen.

Täglich 1 EL mit heißer Milch oder heißem Wasser einnehmen.

Weitere Rasayanas

Safranmilch mit eingelegten Aprikosen

Dieses Rezept ist ein aufbauendes Verjüngungsmittel, welches den Körper besonders mit Vitamin A, D, Calcium und Kalium versorgt. Die Kombination von Milch, Safran und Aprikosen stärkt den ganzen Körper und beruhigt die Nerven. Wer keine Kuhmilch verträgt, sollte Reismilch oder Mandelmilch verwenden.

> ¼ Liter Milch
> 1 Msp. Safranfäden
> 6–8 getrocknete ungeschwefelte Aprikosen

Aprikosen und Safran über Nacht in der Milch einweichen. Alles zusammen erwärmen. Als Frühstück oder Zwischenmahlzeit die Aprikosen essen und die warme Safranmilch trinken.

Ingwer-Frauentee

Dieses äußerst heilsame Universalgetränk ist sehr wohltuend für die weiblichen Unterleibsorgane, gestresste Nerven, den Darm und zur Anregung des Kreislaufs.

> 1 daumengroße Ingwerwurzel
> ½ Liter Wasser
> ¼ Liter Milch
> 1 Msp. Zimt

Ingwerwurzel in Streifen oder Stücke schneiden und mit dem Wasser kurz aufkochen und zwanzig Minuten leicht köcheln lassen. Milch und Zimt zugeben und nochmals aufkochen lassen. Je nach Geschmack etwas Vollrohrzucker zugeben.

Klassische Rasayana-Pflanzen und -Rezepturen

In Indien gibt es eine Fülle von Rasayana-Rezepturen, die alle stärkend und vitalisierend für Körper und Geist sind. Die oft jahrtausendealten Rezepte werden nur mit ausgewählten

Pflanzen und nach besonderen Verfahrensweisen hergestellt. Es ist für uns schwierig, diese langwierigen und alchimistischen Prozesse in der eigenen Küche nachzuahmen und ein hochwertiges Rasayana herzustellen.

Die wichtigsten und bekanntesten Aufbaumittel für die Sexualkraft und Gesundheit des weiblichen Unterleibs sind Ashwagandha und Shatavari. Ashwagandha (Withania omnifera) ist im Deutschen auch als Wildkirsche bekannt und wird als allgemeines Stärkungs- und Verjüngungsmittel verwendet. Schwächliche Kinder, ältere Menschen, Schwangere und von langer Krankheit Genesende sollten Ashwagandha regelmäßig einnehmen. Ebenso findet es in der Therapie Anwendung bei körperlicher und geistiger Erschöpfung, Gewebeschwäche, Rheumatismus und Hautproblemen. Shatavari (Asperagus racemosus) ist für Frauen eines der wichtigsten Verjüngungsmittel und beeinflusst alle weiblichen Sexualorgane.

Im Folgenden eine kleine Auswahl klassischer Rezepturen, die Sie ohne weiteres zu Hause herstellen oder auch bestellen können (siehe Adressenverzeichnis im Anhang).

Kukkutanda Twak Bhasma

Kukkutanda Twak Bhasma wird vor allem zur Vorbeugung gegen Wechseljahrbeschwerden, Osteoporose und Calciummangel verabreicht. Um Bhasma herzustellen, weicht man Eierschalen über Nacht in Zitronensaft ein (Eierschalen zuvor abschälen und Häutchen entfernen) und mischt diese mit Aloe-Vera-Gel. Die Mischung im Mörser so lange zerkleinern, bis sie trocken ist (eventuell im Backofen mit Warmluft trocknen lassen).

200 g Bhasma mit Milch und 2 g Ashwaganda ist gut bei Weißfluss und bei Calciummangel.

Schwarze Sesamsamen

Eine Handvoll schwarze Sesamsamen im Mund zerkauen, anschließend mit Wasser runterspülen. Dies kräftigt den Körper und die Zähne. Man sagt, dass bei regelmäßiger Anwendung die Zähne nie ausfallen werden.

Kalmuswurzel

Täglich 1 g Kalmuswurzel entweder mit Milch, Sesamöl oder Ghee einnehmen. Wirkt exzellent für die Intelligenz und eine klare Stimme und ist ebenfalls für Kinder im Wachstumsalter als Kur empfehlenswert (aber nicht mehr als 500 mg täglich).

Süßholz (Liquorice)

½ g Süßholz in Pulverform mit etwas Milch oder Ghee einnehmen.

Ashwaganda

Ashwaganda-Wurzeln sind bewährte Rasayanas und Vajikaranas. Ihre Eigenschaften sind süß, bitter, herb und heiß. Sie reduzieren Vata und Kapha. Die aktiven Wirkstoffe im Ashwaganda haben spezifische Enzymwirkung bei Tumorzellen sowie eine immunstimulierende Wirkung; die Heilpflanze ist gut bei Geschwüren und hervorragend für das Gedächtnis und die Konzentrationsfähigkeit.

3 g Ashwaganda-Pulver mit Zucker, Ghee und Milch einnehmen.

Basilikum

Ocimum Sanctum (Basilikum) wirkt Blutdruck senkend und hilft bei vielerlei Beschwerden, insbesondere bei stressbedingten Geschwüren.

Triphala

Triphala ist eines der bekanntesten ayurvedischen Pflanzenheilmittel, das sehr gut auf die Verdauung und den gesamten Stoffwechsel wirkt. Es besteht aus drei Teilen: Amla, Haritaki, Taminalia Balerika. 3 g von jedem Pulver zu einer Paste verreiben und mit Wasser einnehmen. Eine weitere bewährte Rezeptur schlägt vor, einen Eisentopf mit Triphala-Paste zu bestreichen, diesen über Nacht stehen zu lassen und den Inhalt am Morgen mit Honig oder Wasser zu mischen und einzunehmen.

Shatavari

Shatavari bedeutet übersetzt: »die (Frau, die) hundert Männer besitzt«; es wirkt bei allen

Frauenbeschwerden, von nachlassender Libido über Hormonschwankungen bis hin zu Wechseljahrbeschwerden aller Art. Shatavari sind pulverisierte Spargelwurzeln, welche am Morgen mit Milch (3 g Spargelwurzel mit 1 Tasse Milch) eingenommen werden.

Shatavari Grtam (Ghee)

Shatavari Grtam ist die Bezeichnung für medizinisches Spargelwurzel-Ghee. Hierzu wird eine Abkochung zubereitet aus 1 Teil Pulver der Wurzeln, 8 Teile Absud, 8 Teile Milch, 4 Teile Ghee. Shatavari Grtam ist gut für den Magen, bei Dickdarmentzündung und Geschwürbildung. Zur Vorbeugung solcher Beschwerden sollten 5 ml am Tag eingenommen werden; bei akutem Krankheitsbefund 10–20 ml.

Eine weitere Spargel-Ghee-Variante besteht aus 100 g Spargelwurzeln, 400 g Ghee, 800 g Saft von Spargeln, 800 g Milch. Alles zusammen kochen, bis sich das Ghee absetzt; anschließend aussieben.

Chyavanaprash

Chyavanaprash ist ein sehr bekanntes Rasayana und ist auch als Amla-Marmelade zu kaufen. Es stärkt den gesamten Organismus und das Immunsystem, wirkt stabilisierend für die Nerven und verjüngend auf den Zellstoffwechsel.

Chyavanaprash besteht aus verschiedenen Zutaten:

Astavarga (8 Pflanzen)
Dasa Mula (10 Wurzeln)
Rosinen
Haritaki (Teil von Triphala)
Sandelholz
Kurkuma (Gelbwurz/Phillantus Nirori)
Süßholz (Phillantus Emblica)
Ipomea Digitata

Um Chyavanaprash herzustellen, bereitet man einen Absud aus allem (1:8 oder 1:16, auf ¼ herunterkochen): Alle Zutaten mischen, mit der 8- beziehungsweise 16fachen Menge Wasser aufgießen und so lange köcheln lassen, bis nur noch ¼ der Flüssigkeit im Topf ist. Separat werden Amla-Früchte entkernt. Die Fruchtmasse wird in Ghee angebraten, bis sich bräunliche Färbung einstellt. Die gebratenen Früchte dem Absud beimengen und gut durchkochen. Safran, Kardamom, Zimt, Pippali, Bambu-Manna-Pulver, Honig beifügen; das Ganze gut vermischen. Zur Stärkung sollte man täglich 10–20 g Chyavanaprash einnehmen (am besten mit Milch).

Natürlich können Sie Chyavanaprash auch als fertiges Produkt kaufen oder bestellen. Dies ist weitaus einfacher als die Selbstherstellung, zumal viele Zutaten nur in Indien erhältlich sind.

Hingvastaka Churna

Hingvastaka Curna stimuliert das Agni, korrigiert das Vata und ist gut bei Blähungen und Asthma. Es besteht aus:

10 g Steinsalz
10 g Pippali
10 g Hing (Asafoetida)
10 g Ingwer (= Atrak)
10 g Kreuzkümmel
10 g Ajwain

Das Hing mit 1 TL Ghee anrösten, Cumin, Pippali, Thymian, Ingwer und Salz unterrühren. In einem geschlossenen Gefäß 1 Jahr lagern.

Mineralien

Auch Mineralien gehören im Ayurveda zu den Rasayanas: Gold wird innerlich in Form von Asche angewendet und korrigiert Agni, verbessert das Immunsystem und die Dhatus. Sila Jatu (Sila = Fels) ist ein Bitumen-ähnlicher Stoff und kann für alle Krankheiten verwendet werden. Es wirkt hauptsächlich auf den Urintrakt und die Fortpflanzungsorgane.

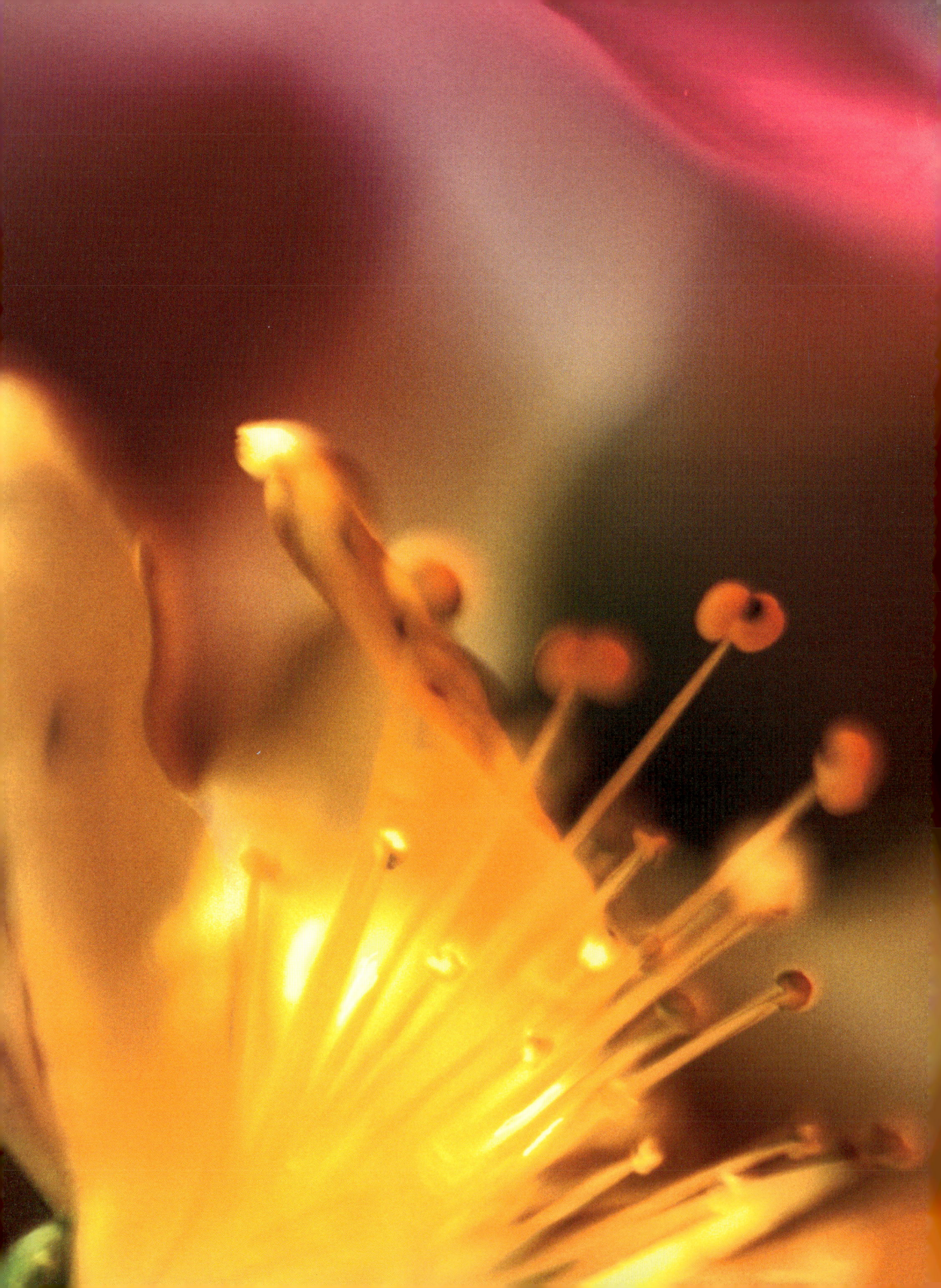

Teil 4

Saundarya – innere und äußere Schönheit mit Ayurveda

Im Ayurveda wird Schönheit definiert als innerer und äußerer Ausdruck des ganzen Menschen und umfasst persönliche Ausstrahlung, Liebesfähigkeit und seelische Ausgeglichenheit. Unser Körper drückt mit jeder Zelle die gegenwärtige Lebensenergie aus und spiegelt sowohl Gefühle als auch Lebenseinstellung.

Die meisten Menschen glauben, sich Anerkennung, Liebe und Glück immer erst verdienen zu müssen. Sehr deutlich wird dies in unserer Einstellung zum eigenen Körper und zu dessen natürlicher Schönheit. »Schön« ist für viele von uns gleichbedeutend mit harter Arbeit, strenger Diät, anstrengendem Sport und Fitnesstraining sowie dem täglichen Kampf gegen überflüssige Pfunde, Falten und Pickel.

Um die wahre Schönheit zu entdecken, bedarf es lediglich der Zeit und Liebe zu sich selbst. So wie eine Blume in jedem Stadium ihrer Blüte durch Farbe und Duft betörend wirkt, so leuchtet innere Schönheit aus einem erfüllten Selbst heraus. Das Leben an sich zu genießen und die eigene Persönlichkeit und dessen körperliche Ausdrucksform wirklich mit offenem Herzen anzunehmen und ohne Vorbehalte zu schätzen, ist der erste und wichtigste Schritt zur Entfaltung von Schönheit und Anziehungskraft.

Ich kenne keine Frau, der es gelungen ist, nur aufgrund äußerer Ziele oder rein ästhetischer Gründe ihre Lebensweise wirklich zu ändern. Jene Frauen, die ihr gewünschtes Idealgewicht erreichen (und halten) oder einen echten Regenerations- und Verjüngungserfolg verbuchen konnten, verfügten über eine innere Reife und entschieden sich ganz bewusst für eine neue Lebensform sowie einen neuen Umgang mit körperlichen und psychischen Bedürfnissen.

Um schön zu sein, bedarf es der Bewusstheit für den eigenen Körper und die inneren Bedürfnisse. Wenn Sie Freude und Lust an der Auseinandersetzung mit sich selbst empfinden, werden Sie sich auch die Zeit nehmen, sich zu pflegen und zu verwöhnen. Ein tiefes Selbstwertgefühl und vitale Spannkraft werden dann von Ihrer ganzen Erscheinung ausgehen; Ihr Charme und Ihre Kraft übertragen sich schließlich auf die Umgebung.

Für jede Frau ist die persönliche Erscheinung von großer Wichtigkeit. Selbst wenn sie der Ansicht ist, dass innere Werte wichtiger sind als äußere, so legt sie doch Wert auf ihre Figur, ihren Teint und ihre Ausstrahlung. Ich kenne viele intelligente, gebildete und erfolgreiche Frauen, die mir ihr geheimes Leid klagen, dass der Busen zu groß oder zu klein ist, sie sich zu dick oder zu dünn finden, die Haare nicht sitzen oder die Nase zu spitz ist.

Wir identifizieren uns häufig sehr stark mit dem eigenen Körper und so genannten Unzulänglichkeiten. Selbst wenn anderen die »Unvollkommenheiten« lächerlich erscheinen, ist es für die betroffene Frau eine große Belastung. Allem Anschein nach waren Frauen zu keiner Zeit mit ihrem Äußeren zufrieden. Bereits im alten Indien und Ägypten finden wir eine große Auswahl an Rezepturen, die der Brustvergrößerung, der Poverkleinerung und der Hautstraffung dienen sollten.

Anders als die Kosmetikindustrie und Werbung mit ihren suggestiven Schönheitsidealen, existiert im Ayurveda kein Schönheitsmaßstab. Jung, schlank und faltenfrei sind demnach nicht die Kriterien, die innere und äußere Schönheit definieren. Viel wichtiger ist es, dass eine Frau (oder ein Mann) eine positive und vitale Ausstrahlung hat, sich selbst annimmt und liebevolle Umgangsformen mit sich und anderen pflegt. Der Glanz der Augen, der Schimmer der Haut, aber auch die anziehende Aura, die einen Menschen umgibt, sind im Ayurveda Zeichen wahrer Schönheit. Umfassende und richtige Körperpflege sind im Ayurveda die Grundlage für Schönheit und ein langes, gesundes und glückliches Leben. Ist der Körper gesund und besteht eine geistig-seelische Zufriedenheit, stellt sich eine ausdrucksvolle Schönheit von ganz alleine ein.

Je nach Konstitutionstyp zeichnet sich Schönheit auf unterschiedlichste Weise aus. Die Schönheit der Vata-Frau ist wie der Morgentau auf einer frischen Knospe – zart und elfenhaft, rein und unberührt. Ihr Körper ist mädchenhaft und fein, die Haut durchsichtig, und die gesamte Erscheinung wirkt ätherisch, rein und jugendlich. Diese reizvolle Mischung von Weiblichkeit und inspirierender, sprudelnder Lebendigkeit macht Vata-Frauen unwiderstehlich und löst in jedem Betrachter den Wunsch aus, sie zu halten und zu beschützen.

Pitta entfaltet die weibliche Schönheit feurig, prickelnd und ausdrucksstark. Es wirkt mit seiner lebhaften und extrovertierten Dynamik verführerisch. Pitta-Frauen sind voller Glut und faszinieren mit ihrer pulsierenden Anziehungskraft. Sie stehen als strahlende Schönheit im Mittelpunkt des Interesses – ihre kräftigen Farben leuchten, ihre verheißungsvollen Augen sprühen Funken, und ihre vibrierende Ausstrahlung bringt das Blut in Wallung. Wie ein in Farbe, Geruch und Leuchtkraft explodierendes Blumenbeet im Sommer hat die Pitta-Frau eine intensive Schönheit von durchdringender und einnehmender Kraft.

Kapha ist die volle weibliche Schönheit, die uns wie ein tiefer Gebirgssee erfüllt und zum Fließen bringt. Hingebungsvolle Blicke aus großen glänzenden Augen, verführerische Rundungen und Formen, samtzarte Lippen und kräftige, glänzende Haare – das sind die bezaubernden Attribute der Kapha-Kraft. Die Schönheit einer Kapha-Frau gleicht einer reifen, saftigen Frucht: Sie ist sehr weiblich, weich und üppig und umfängt die Menschen

Als Anette das erste Mal zu mir in die Praxis kam, war sie 32 Jahre alt, hatte eine unreine Haut, Ränder unter den Augen und Übergewicht. Sie hatte von den großen und schnellen Erfolgen der ayurvedischen Schönheitstherapie gehört und wollte eine effiziente Hautkur machen.

Nach einer gründlichen Diagnose stellte ich fest, dass ihr Kapha- und Pitta-Dosha gestört waren, der gesamte Leber- und Nierenstoffwechsel nicht richtig arbeitete und sich sehr viel Ama im Körper abgelagert hatte. Als ich Anette erklärte, dass ihre äußeren Haut- und Gewichtsprobleme nur die Spitze des Eisbergs darstellten und sie eine wirklich gründliche Reinigungs- und Regenerationskur benötigte, war sie nicht sehr erbaut. Sie erwartete von mir ein paar Ernährungstipps, Kräuterpräparate und wirkungsvolle Gesichtsbehandlungen, um nach vier Wochen fit, vital und schön mit ihrem Mann eine wichtige Geschäftsreise zu unternehmen. Natürlich blieb die erhoffte Langzeitwirkung unserer ayurvedischen Behandlungsreihe aus, da Anette nicht wirklich ihr Leben änderte, sondern sich lediglich nach einem äußeren Effekt sehnte.

Nach einem Jahr konsultierte sie mich erneut, diesmal hatten sich die Hautprobleme in eine entzündliche Akne gesteigert, und sie litt unter starken Wassereinlagerungen und gelegentlichem Sodbrennen. »Ich fühle mich leer und ausgebrannt. Mein Leben erscheint mir hoffnungslos, und ich kann nichts von dem, was ich habe oder erlebe, wirklich genießen. Vielleicht kann ich ja jetzt mit Ayurveda wirklich neu anfangen und das finden, wonach ich mich schon so lange innerlich sehne.« Mit diesen Worten beschrieb Annette ihren erneuten Anlauf und war bereit und offen, grundlegende Veränderungen im Umgang mit sich selbst einzuleiten. Schritt für Schritt stellte sie ihre Ernährung auf eine säurearme, entwässernde Kost mit viel bitterem Gemüse, gekochtem Getreide und Agni anregenden Getränken um; sie gestaltete ihren Tagesablauf neu, integrierte Morgenrituale und ein tägliches Meditationsprogramm, genoss lange Spaziergänge am Wochenende mit ihrem Mann und wurde eine echte Expertin für Aromaöle und energetisierende Badeerlebnisse. Gezielte Vitamin- und Kräuterpräparate und ein ayurvedisches Kosmetikpflegeprogramm ließen ihre Haut schnell gesund werden, und bereits nach sechs Monaten war sie schlanker, dynamischer und attraktiver als je zuvor. »All dies hätte ich niemals gemacht, nur um schöner zu werden. Erst als aus meiner inneren Not ein wirklicher Lebenswandel anstand – weil ich keine andere Alternative mehr sah – und ich meinen ganzen Frust und die ständig nagende Unzufriedenheit in mir nicht mehr akzeptieren wollte, konnte ich die unglaubliche Veränderung durch Ayurveda in mir zulassen.«

mit ihrem Charme und Liebreiz. Aus jeder Pore des Kapha-Seins strahlt eine voll erblühte Sinnlichkeit mit Liebe und tragender Stärke. Es geht eine sanft beschienene Aura von der Kapha-Frau aus, die sie in genussvollen Augenblicken unwiderstehlich macht.

Das Geheimnis jeder Schönheit ist die Menge und Qualität der essenziellen Lebensenergie Ojas, dem letzten Körpergewebe, das als feinstoffliches Stoffwechselprodukt aus der Gewebserneuerung entsteht. Ojas heißt übersetzt »die feinste Essenz« oder »die feinste Lebensenergie«. Arbeitet der Stoffwechsel Agni in ausgewogener Weise und verfügt unser Organismus über alle Vitalstoffe und Bausteine, die er benötigt, dann werden alle Körpergewebe ständig erneuert. Die Haut ist das erste Körpergewebe, das sich bildet und damit eine Art Seismograph für die Harmonie und Gesundheit des Einzelnen.

Ojas ist maßgeblich für die persönliche Ausstrahlung und Stimmung verantwortlich. Es bringt die Augen zum Strahlen, die Haut zum Schimmern und bewirkt eine unwiderstehliche Anziehungskraft. Freude, Glück und Liebe sind ebenfalls Gefühle, die mit Ojas einhergehen. Erfahren wir diese Gefühle von außen, wird Ojas in uns angeregt. Und produziert der eigene Körper viel Ojas, dann erscheint uns das ganze Leben in einem goldenen Glanz, wir spüren tiefe Liebe und freudiges Glück in unserem Inneren. Leben wir unter Zeitdruck, Anspannung und Überforderung, streichen wir häufig zuallererst die Dinge vom Tagesplan, die wohltuend wären. Die Bedürfnisse anderer und die alltäglichen Verpflichtungen von Familie und Beruf versuchen wir Frauen hingegen meist so lange wie möglich zu erfüllen, anstatt gezielt Erholungs- und Entspannungsphasen einzubauen.

Die ayurvedischen Schönheitsbehandlungen schenken Ihnen alles, was Sie für Ihr körperliches und seelisches Wohlbefinden benötigen. Sie sollten sie insbesondere dann anwenden, wenn Sie mit Stress und Überlastung konfrontiert werden, um Ausgleich zu verschaffen. Nehmen Sie sich täglich fünfzehn Minuten Zeit für Ihre Schönheit und Ihren Energieausgleich; Sie gewinnen dadurch ein Vielfaches an innerer Kraft und Gelassenheit, um Anforderungen zu begegnen.

Das ayurvedische Schönheitskonzept beruht auf den drei Säulen Snehana (Behandlung/Ölung), Yoga (Bewegung) und Annavijanna (Ernährung). Durch Snehana – die äußeren Ölbehandlungen und Massagen – wird der Körper bis tief in die einzelnen Körpergewebe gereinigt und genährt. Über die Haut wird der ganze Organismus tief entspannt, und besonders das Kapha-Prinzip erfährt wirkungsvolle Regeneration, Streicheleinheiten und neue Fülle. Yoga oder andere ganzheitliche Bewegungsformen wirken besonders intensiv auf das Vata-Prinzip der inneren und äußeren Bewegung. Der harmonische Energiefluss wird gefördert, Hormon- und Nervensystem werden neu belebt und stabilisiert. Die Ernährung ist ebenfalls ein wichtiger Baustein für die Gesundheit und Schönheit. Über das Pitta-Prinzip wird der Stoffwechsel aktiviert, der Zellaufbau gestärkt und die Entgiftung gefördert

Ein komplettes ayurvedisches Schönheitsprogramm besteht aus einer individuell abgestimmten Haut- und Körperpflege, einer konstitutionsgerechten Ernährungs- und Lebensweise sowie aus speziellen Körperübungen, Massagen und Ölbehandlungen zur Tiefenreinigung, Zellerneuerung und Körpermodellierung. Der Organismus wird dadurch mit allem versorgt, was er braucht, und kann sich aus eigener Kraft regenerieren. Dieser intensive Erneuerungsprozess stärkt Körper, Geist und Seele, bringt uns in Kontakt mit unserem innewohnenden Potenzial an Schönheit, Jugendlichkeit und Dynamik.

Mit Saundarya bezeichnet man eine umfassende Palette von äußerst wohltuenden Schönheitsbehandlungen. Hierzu zählen entspannende und vitalisierende Gesichtsmassagen, natürliche Kosmetikanwendungen mit Frischfrucht- und Kräutermasken, spezielle Behandlungen für die Augen, Haare, Nägel und Problemzonen des Körpers.

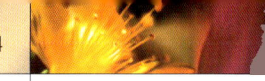

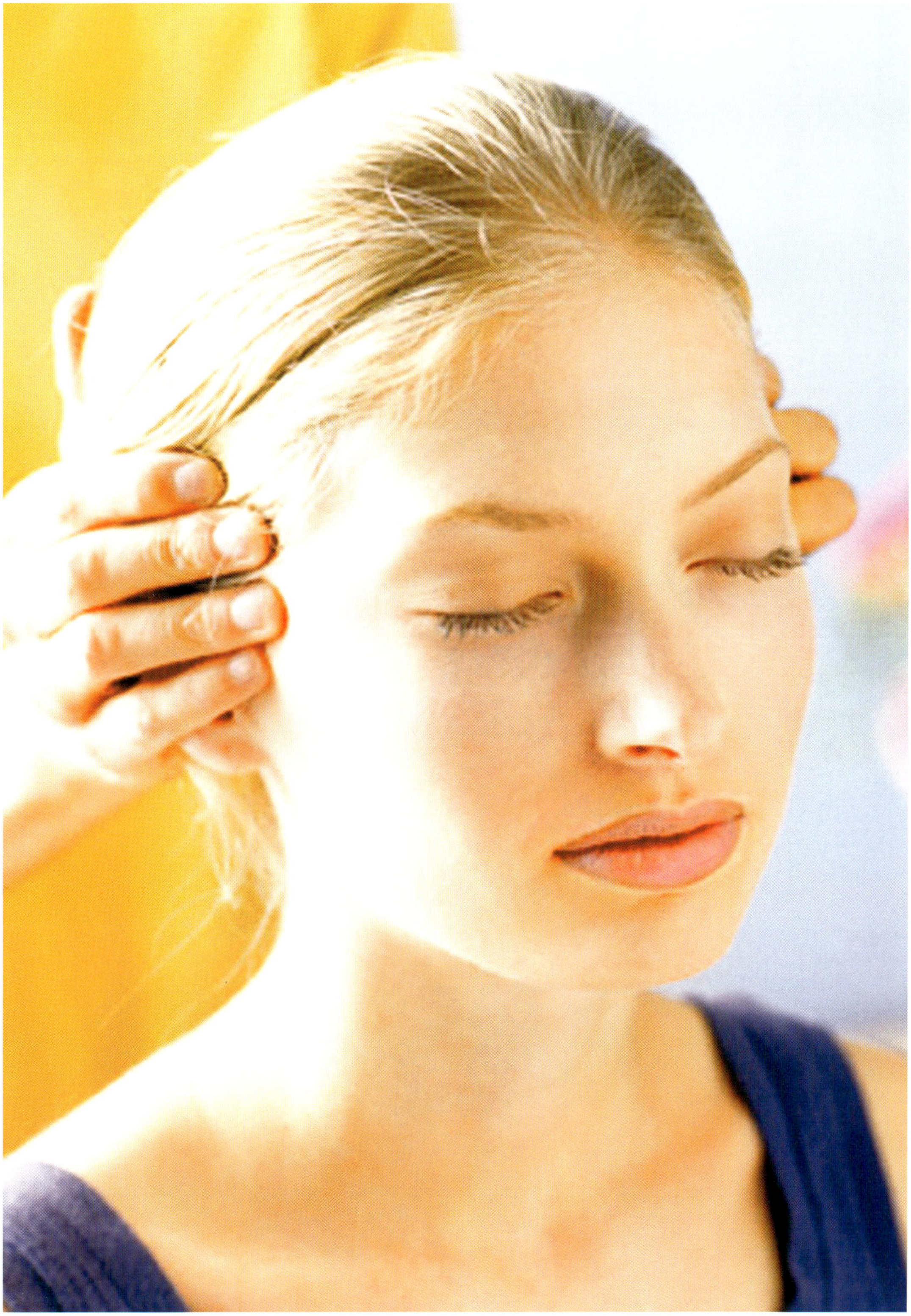

Gesichtsmassage.

Schöne Haut als Spiegel der Persönlichkeit

Die Haut wird im Ayurveda als Spiegel der Seele betrachtet und ist ein feinfühliges Abbild aller Funktionen und Organe im Körper. Als größtes Körperorgan ist die Haut ein wichtiges Sinnesorgan, dient als Schutzschild und Speicher und gleicht die Körper- und Außentemperatur aus. Über unsere Haut nehmen wir direkt die Außenwelt wahr.

Mit einer ausgewogenen Haut- und Körperpflege nach ayurvedischen Prinzipien erhalten wir nicht nur ein schönes Aussehen; auch unsere persönliche Entwicklung und Lebenskraft erfahren wertvolle Impulse, sich auszudrücken. Dies geschieht vor allem durch die individuelle und konstitutionsgerechte Auswahl an Pflegeprodukten und Ölen, durch liebevolle und harmonisierende Massagen sowie Kontaktaufnahme zu den einzelnen Doshas,

Dhatus und emotionalen Speicherungen in der Haut.

Gemäß Ayurveda finden wir die drei Doshas in unseren Hautfunktionen und deren Beschaffenheit wieder. Je nach Konstitutionstyp unterscheiden sich auch die Hauttypen voneinander. Die Eigenschaften der Haut müssen jedoch nicht mit den typischen Konstitutionsmerkmalen übereinstimmen. Eine Vata-Konstitution kann beispielsweise auch eine empfindliche Pitta-Haut oder eine Pitta-Kapha-Konstitution eine trockene Vata-Haut besitzen. Die Auswahl an Pflegeprodukten und Behandlungsformen sollte immer auf die Bedürfnisse und Eigenschaften der Haut abgestimmt werden – auch wenn dies abweicht von sonstigen konstitutionellen Empfehlungen.

Unsere Haut besteht aus drei Hauptschichten mit unterschiedlichen Geweben. Als Epidermis bezeichnet man die Oberhaut, als Cutis oder Lederhaut die darunter liegende Keimschicht und als Subcutis das Unterhautfettgewebe. Die gefäßlose Oberhaut dient vor allem als Schutzschicht, und das Vata ist in ihr besonders stark ausgeprägt. Unser größtes Sinnesorgan befindet sich in der Oberhaut. An ihrer Beschaffenheit erkennen wir die Ausprägung und Dominanz unseres Vata-Doshas. Vata-Konstitutionstypen haben normalerweise eine zarte und feinporige Haut, welche eine leicht rosige oder bräunliche Färbung aufweist. Ist das Vata aus dem Gleichgewicht geraten, spiegelt sich dies deutlich in der Haut wider: Bei Stress und innerem Ungleichgewicht reagiert der Körper häufig mit trockener, rauher, schuppiger und kalter Haut.

Pitta zeigt seinen Wirkungsbereich überwiegend in der mittleren Hautschicht, der Le-

Wirkung der Doshas in der Haut

	Hauptsitz	Funktionen der Haut
Vata	Oberhaut (Epidermis) und Lederhaut (Cutis)	Wahrnehmungsorgane und Nervenstrukturen, Stofftransport, Bewegungsvorgänge
Pitta	Lederhaut (Cutis) und Grenze zur Oberhaut (Keimschicht)	Stoffwechsel, Durchblutung, Zellversorgung, Wärmebildung und -regulation
Kapha	Unterhautfettgewebe (Subcutis) und Lederhaut	Flüssigkeiten, Lymphe, Talg- und Fettbildung, Form- und Strukturgebung, Grundsubstanz

derhaut. Hier werden die neuen Hautzellen gebildet, und Pitta steuert die Durchblutung, den Zellstoffwechsel und den Wärmehaushalt mit seiner Schweißbildung. Wir erkennen das Pitta in der Haut durch die Wärme und die gelegentliche Rötung; je mehr Pitta wir haben, umso schneller reagiert die Haut mit diesen Symptomen auf innere und äußere Faktoren. Im Allgemeinen verfügen Pitta-Typen über eine gut durchblutete Haut, die sich warm, geschmeidig und weich anfühlt. Oft neigt der Pitta-Hauttyp zu allergischen Hautreaktionen, Sonnenempfindlichkeit und Hautunreinheiten.

Das Unterhautfettgewebe und der Flüssigkeitshaushalt sind Ausdruck des Kapha-Prinzips in unserer Haut. Je stärker das Unterhautfettgewebe ausgeprägt ist, umso mehr Kapha haben wir in unserer Konstitution verankert. Kapha-Typen verfügen normalerweise über eine gut gepolsterte und robuste Haut, die widerstandsfähig, gut durchfeuchtet und leicht fettig ist. Gerät das Kapha aus dem Gleichgewicht, wird die Haut fettig, blass; es können sich Pustel-Akne, Hautpilze, Wasser- und Lymphansammlungen bilden.

Konstitutionsbezogene Hauteigenschaften

	Normalzustand	bei Störungen
Vata-Haut	• dünn, feinporig, dunkler Teint mit weißlicher oder gräulicher Tönung • fühlt sich kühl an (insbesondere an Händen und Füßen), klimaempfindlich • trocken, rauh, fleckenweise schuppig	• fehlender Tonus oder Glanz • rauhe Flecken, rissig, aufgesprungen • trockene Ausschläge • Hühneraugen und Verhärtungen • trockene Ekzeme
Pitta-Haut	• heller, pfirsich- oder kupferfarbener Teint, eventuell Sommersprossen • weich, schimmernd, warm • empfindlich gegenüber chemischen Verbindungen	• Ausschläge, Entzündungen, Juckreiz • fettig im T-Bereich des Gesichts • frühzeitige Faltenbildung • gelbe, pustelartige Akne, Mitesser, Hautgries, allgemein übermäßig fettige Haut
Kapha-Haut	• dick, feucht, blass • fühlt sich allgemein weich und kühl an • straffes Gewebe, altert langsam	• matte, träge, unreine Haut • vergrößerte Poren • Mitesser, große weiße Pusteln, zystische Gebilde • zähe, fettige Sekretion

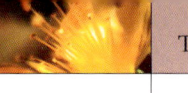

Kleiner Hauttest der konstitutions-bezogenen Hauteigenschaften

Betrachten und fühlen Sie Ihre Haut unter den in der obigen Tabelle aufgeführten Kriterien, und erkennen Sie die typischen Merkmale der konstitutionsbezogenen Hauteigenschaften. Dabei muss nicht immer nur ein Dosha die Hauteigenschaften beschreiben; natürlich können sich die Konstitutionsmerkmale auch mischen. Allerdings sollte dies später bei der Auswahl der Produkte und Pflege berücksichtigt werden.

1. Aussehen

Schauen Sie Ihre Haut im Spiegel an, und bestimmen Sie, welche Punkte zutreffen.

- *Vata:* blass, rauh, trocken, Tendenz zu spröder Haut, feine Poren ☐
- *Pitta:* gut durchblutet, leicht fettig, Tendenz zu Sommersprossen und Hautunreinheiten/Irritationen, geplatzte Äderchen, vergrößerte Poren in der T-Zone ☐
- *Kapha:* helle Haut, dick, rein, glatt, sanft, fettig, große und offene Poren ☐

2. Fühlen

Fühlen Sie Ihre Haut, und achten Sie darauf, ob sie sich warm, kalt, weich oder rauh anfühlt.

- *Vata:* kalt, rauh, etwas hart ☐
- *Pitta:* warm, weich, etwas feucht oder ölig ☐
- *Kapha:* feucht, kühl, weich ☐

3. Kälte- und Trockenempfindlichkeit

Wie reagieren Sie auf Ihr äußeres Klima und bei Temperaturschwankungen?

- *Vata:* starke Reaktion auf Kälte und Trockenheit, Neigung zu Schuppenbildung ☐
- *Pitta:* kann Kälte gut vertragen und reagiert wenig auf Trockenheit ☐
- *Kapha:* starke Empfindlichkeit gegen Kälte und sehr schwache gegen Trockenheit ☐

4. Sonnen- und Hitzereaktion

Denken Sie an Ihren letzten Sommerurlaub zurück.

- *Vata:* wenig empfindlich bei Sonne und nur zeitweise bei Hitze, die Haut bleibt relativ hell ☐
- *Pitta:* starke Empfindlichkeit und leichte Sonnenbrandgefahr, die Haut färbt sich rot ☐
- *Kapha:* unempfindlich bei Hitze und Sonne, wird leicht braun ☐

5. Hautveränderungen

Wenn Sie Hautunreinheiten oder -veränderungen haben, wo treten diese auf und in welcher Form äußern sie sich?

- *Vata:* wenig Hautunreinheiten, wenn, dann im Stirnbereich, Neigung zu Milien (Grieskörnern), dunkle Pigmentierung an den Wangen oder dunkle Augenringe ☐
- *Pitta:* bekommt leicht rote Flecken, Entzündungen, Ausschläge, die Haut brennt und ist heiß, besonders im Nasen- und Wangenbereich ☐
- *Kapha:* Pustel, Pickel und Akne, besonders im Mund-, Kinn- und Halsbereich. ☐

6. Haare

Betrachten und fühlen Sie nun ihre Haare; bestimmen Sie ihre Eigenschaften.

- *Vata:* trocken, dünn, spärlich, leicht lockig oder kraus ☐
- *Pitta:* mitteldick, fein, weich, golden oder rötlich, früh ergraut oder Haarausfall ☐
- *Kapha:* dickes Haar, fettig, üppig, wellig ☐

7. Fingernägel

Wie die Haare, so sind auch die Fingernägel Anhangsgewächse der Haut und verfügen über aufschlussreiche Konstitutionsmerkmale.

- *Vata:* trocken, klein, gerillt, brüchig, rauh, verfärbt ☐
- *Pitta:* rosa, weich, biegsam ☐
- *Kapha:* dick, glatt, hell, kräftig ☐

Gesunde Haut durch gesunde Körpergewebe

Wie bereits erwähnt, hängt die Gesundheit unserer Haut vom Gleichgewicht der Doshas und Neubildung unserer Körpergewebe ab. Im Ayurveda benennt man sieben Körpergewebe, die so genannten Dhatus, welche sich aufeinander aufbauen. Im Einzelnen sind dies: Plasma, Blut, Muskeln, Fett, Knochen, Knochenmark und Nervengewebe und Fortpflanzungsgewebe.

Die Bildung des Hautgewebes ist direkt von der Qualität des ersten Körpergewebes, dem Rasa-Dhatu, abhängig, da die Haut ihre gesamten Nährstoffe direkt aus dem Blutplasma bezieht. Im Sanskrit wird die Haut auch als Rasasara, »der Rahm, der an die Oberfläche steigt«, bezeichnet. Und genauso wie der Rahm in konzentrierter Form die Bestandteile der Milch enthält, so ist die Haut die Essenz des Rasa-Dhatus. Hautbeschwerden und -krankheiten sind eines der ersten sichtbaren Symptome für einen desolaten Zellaufbau und zeigen äußerlich die toxischen Funktionsstörungen des individuellen Stoffwechsels.

Mit den täglichen Stoffwechselprozessen werden die drei Doshas genährt und ausgeschieden und die gesamte Zellerneuerung gesteuert. Die komplette Assimilation der Nährstoffe durch alle sieben Dhatus dauert etwa vierzig Tage, das heißt fünf bis sechs Tage pro Dhatu. Ist das Agni zu schwach und der Stoffwechsel aufgrund einer falschen Ernährungsweise oder körperlich-seelischer Überlastung gestört, gerät der gesamte Gewebsaufbau ins Ungleichgewicht.

Je nach Hautbeschaffenheit sind die auftretenden Mangelerscheinungen und Dosha-Störungen mit bestimmten Symptomen auf der rein ästhetischen Ebene und im fortgeschrittenen Stadium auf der gesundheitlichen Ebene verbunden. Beachten Sie jedoch die individuellen Gesundheitsempfehlungen für die Erneuerung der einzelnen Körpergewebe, werden Sie als Lohn nicht nur einen straffen, jugendlichen und schönen Körper erhalten, sondern sich auch vor vielen Krankheiten schützen können. Und dies ist das Ziel von Ayurveda, dem »Wissen vom langen Leben«.

Bildung und Ernährung der einzelnen Körpergewebe

Rasa, das Plasma

Als erstes Körpergewebe bildet sich Rasa. Rasa ist das Blutplasma, die Lymphe und die Nährflüssigkeit der Zellen. Ein gesundes Rasa-Dhatu beeinflusst alle anderen Körpergewebe positiv und spielt eine Schlüsselrolle im Körperaufbau. Seinen Hauptsitz hat Rasa in der Haut, und somit ist die Haut das erste manifeste Körpergewebe.

Um das Rasa-Dhatu und damit die Hautbeschaffenheit zu stärken, sind frische Luft, Bewegung und eine frische, vitalstoff- und flüssigkeitshaltige Ernährung die wichtigste Maßnahmen. Besonders warme Getränke, beruhigende Kräutertees und frisch gepresste Gemüse- und Obstsäfte stellen dem Organismus alle Bausteine zur Verfügung, die er für ein harmonisches Rasa braucht. Auch Reis, Hülsenfrüchte, eingeweichte Trockenfrüchte (besonders Rosinen und Feigen) und Milch kann das Agni ideal weiterverarbeiten.

Weist die Haut viele Symptome eines erhöhten Vata-Doshas auf, sollte die betreffende Person alle nahrhaften Flüssigkeiten wie Gemüsebrühe, Suppen, Getreidebrei und mit Gewürzen und Ghee angereicherte Linsengerichte (Dal) bevorzugen. Besteht ein Pitta-Überschuss in der Haut, welcher sich durch Irritationen, Rötungen, Entzündungen und andere Empfindlichkeiten bemerkbar macht, sind alle kühlenden Flüssigkeiten wie Lassi, süße Säfte aus Sommerfrüchten und mild gewürzte Gemüsesuppen aus grünem Gemüse zu empfehlen. Für die dicke und etwas träge Kapha-Haut ist es empfehlenswert, ein bis zwei Trinktage pro Monat einzulegen, damit die Entgiftung angeregt wird und das Rasa-Dhatu sich in seiner Wirksamkeit verstärken kann. Als sinnvolle Begleitung bieten Trockenmassagen, Schwitzbehandlungen und anregende Peelings die ideale Stoffwechselaktivierung.

Von außen wirken insbesondere körperliche Aktivitäten im Freien, regelmäßige Öl- und Bürstenmassagen sowie alle feuchtigkeitshaltigen Cremes und Pflegemittel anregend auf den Lymph- und Plasmafluss der Haut.

Rakta, das Blut

Als zweites Körpergewebe wird Rakta, das Blut, gebildet. Die von vielen Blutgefäßen durchzogene Lederhaut ist der Hauptsitz von Rakta im Hautorgan. Ist die mittlere Hautschicht (Cutis) in einem gesunden Zustand, kann man davon ausgehen, dass sich das gesamte Blutsystem des Körpers im Gleichgewicht befindet. Dies zeigt sich an einer warmen, rosigen Haut. Ist das Hautgewebe hingegen schlecht durchblutet, blass, unrein oder mit rötlichen, bläulichen oder bräunlichen Flecken ausgestattet, signalisiert dies eine Störung des Rakta-Dhatus. Ist die Leber von dieser Störung mit beeinträchtigt, zeigt sich dies durch eine gelblich grünliche Färbung der Haut und Schleimhäute.

Um das Rakta-Dhatu und damit die Lederhaut zu verbessern, werden im Ayurveda alle Nahrungsmittel und Heilpflanzen mit bitteren, kühlenden und natürlich süßen Eigenschaften empfohlen. Besonders eignen sich alle grünen Blattgemüse wie Mangold, Spinat, Blattsalate und Artischocken. Da Rakta sehr nah mit dem Pitta-Prinzip im Körper verbunden ist, sollten alle pitta-störenden Nahrungsmittel wie Fleisch, Kaffee, saure Früchte und scharfe Gewürze innerhalb einer Hautkur vermieden werden. Auch Schwitzkuren, Sonnenbäder und fetthaltige Pflegeprodukte wirken wenig zuträglich.

Mamsa, das Muskelgewebe

Mamsa (Muskelgewebe im Körper) ist ausschlaggebend für einen jugendlichen und frischen Tonus der Haut und die Beschaffenheit des Körpergewebes. Um das Mamsa-Dhatu im Gleichgewicht zu halten, sind ein typgerechtes Gymnastik- und Sportprogramm sowie eine proteinhaltige Ernährung notwendig.

Vata-Typen sollten täglich eine meditative Bewegungsart wie Yoga oder Tai-chi praktizieren und warme Milch mit Safran und Kardamom, Dal, Mandeln, Nüsse und gedünsteten Fisch in die persönlichen Ernährungsgewohnheiten einbauen. Pitta-Menschen lieben sportliche Aktivitäten und werden von Natur aus ein aufbauendes Körperprogramm betreiben. Dies sollte durch eine eiweißreiche Ernährung mit Hülsenfrüchten, Eiern, Lassi, Nüssen, Fisch und Geflügel unterstützt werden. Kapha-Typen sollten darauf achten, einmal am Tag durch körperliche Bewegung ins Schwitzen zu kommen. Hierzu eignen sich sehr gut Yogaübungen, Radfahren, Schwimmen und Laufen. Die Ernährung sollte leicht sein und die Proteine aus Hülsenfrüchten, Lassi, Mandeln, Sonnenblumenkernen und frischen Sprossen stammen.

Wichtig für einen optimalen Gewebsaufbau des Mamsa-Dhatus ist, dass Eiweiße und Kohlenhydrate nicht innerhalb einer Mahlzeit zusammen verspeist werden (Trennkost). Dies verschlackt den Körper, belastet die Lymphe und behindert die effiziente Muskelbildung.

Meda, das Fettgewebe

Meda, das Fettgewebe, dient als Wärmeschutz und Nährstoffspeicher am ganzen Körper. Als Hauptsitz in der Haut stellt es das Unterhautfettgewebe dar. Hier wirkt es als Speicher und Schutzpolster gegen Verletzungen und Stöße. Ist das Meda-Dhatu im Körper gestört, macht sich dies durch Übergewicht, Fettsucht und zu hohe Blutfettwerte bemerkbar. Abmagerung, Unterernährung und Anämie sind als Meda-Mangel bekannt. Das Fettgewebe ist eines der wichtigsten Dhatus für den menschlichen Organismus. Es dient als Reserve- und Energiespeicher, schützt die Nerven und Knochen und ist durch die Lipidstrukturen in jeder Zelle enthalten.

Für ein angemessenes und gesundes Fettgewebe sind drei regelmäßige Mahlzeiten, der Genuss von gesunden und leicht verdaulichen Fetten wie Ghee und kaltgepressten Speiseölen sowie ayurvedische Ölmassagen notwendig. Bei einem Übermaß an Meda werden scharfe Gewürze, regelmäßiger Sport, Trockenmassagen mit Seidenhandschuhen und die Panchakarma-Reinigungsbehandlungen empfohlen. Wichtig ist, dass der Magen niemals überfüllt wird und zwischen den Mahlzeiten drei bis fünf Stunden Essenspause liegen.

Asthi, das Knochen- und Bindegewebe

Das Asthi-Dhatu wird durch Knochengewebe, Bindegewebe, Haare und Nägel repräsentiert.

Asthi ist ein besonders wichtiges Körpergewebe, da es sozusagen das tragende Gerüst des Körpers liefert. Die elastischen Fasern der Haut und die Anhangsgebilde Haare und Nägel sind die Entsprechung des Asthi in unserer Haut.

Ist Asthi krankhaft verändert, äußert sich dies in gesundheitlichen Störungen wie Osteoporose, Skoliosen und Abnutzungserscheinungen. Brüchige Nägel, eine unelastische Haut, Haarspliss und Haarausfall sind die ersten Anzeichen, dass das Asthi-Gewebe aus dem Gleichgewicht geraten ist und Mangelerscheinungen aufweist. Hier helfen vor allem calciumhaltige Nahrungsmittel, Vitamin D und Rasayanas. Als besonders wirkungsvolle Nährsubstanzen haben sich Datteln, Feigen, Mandeln, frische Keimlinge von Mungo-Bohnen, warme Milch mit etwas Safran und Weizenkeime bewährt. Lange Spaziergänge an der frischen Luft und Sonnenbäder sind ebenfalls eine sehr gute Anregung für den Calcium- und Vitamin-D-Stoffwechsel. Auf emotionaler Ebene sind Tatkraft, Optimismus und Lebensfreude die wichtigsten Lebensimpulse für ein gesundes und stabiles Asthi-Dhatu.

Majja, das Knochenmark und Nervengewebe

Mit Majja wird das Knochenmark, Nervensystem und Nervengewebe benannt. Kein anderes Dhatu wird so stark von geistigen und körperlichen Impulsen beeinflusst wie unser Nervengewebe. Eine ausgewogene Mischung an pulsierenden Reizen, welche die Kreativität und geistige Fitness anregen, und entspannender Ruhe ist das Geheimnis für andauernde Gesundheit und Jugendlichkeit. Sind wir überlastet und gestresst, gerät Majja sehr leicht aus dem Gleichgewicht und bewirkt damit eine unzulängliche Zellerneuerung und einen beschleunigten Alterungsprozess. In unserer Haut können wir Majja sehr gut durch Nervenimpulse der Sinneswahrnehmung spüren. Nervöses Kribbeln, Jucken und Zucken der Haut zeigen uns ebenso die Belastungen von

Majja an wie eine hypersensible Wahrnehmung von Gerüchen, Berührungen und Geräuschen.

Vata-Menschen haben von Natur aus ein empfindliches Nervengerüst, weshalb sie auch sehr reizbar auf alle übersteigerten Sinneseindrücke reagieren. So sind das Tragen von natürlicher Kleidung aus unbehandelten Stoffen, die Vermeidung von extremer Parfümierung und das Nichtunterdrücken natürlicher Bedürfnisse (wie Ablassen von Gasen, Aufstoßen, Urinieren) wichtige Verhaltensmaßnahmen für ein entspanntes und gesundes Nervensystem.

Eine kosmetische Gesichtsbehandlung oder Ganzkörpermassage haben durch die sanfte, beruhigende Berührung immer einen sehr wohltuenden und ausgleichenden Charakter für das Majja-Dhatu. Eine nervenstärkende Ernährung mit vitamin- und mineralstoffhaltigen Nahrungsmitteln (insbesondere Lezithin, Vitamin B und Vitamin E) sind ebenfalls sehr empfehlenswert. Durch den regelmäßigen Verzehr von Ghee, Nüssen, Birnen, Rosinen, Datteln und Karotten wird der notwendige Bedarf an Vitalstoffen normalerweise gedeckt.

Shukra, das Fortpflanzungsgewebe

Das Sukra-Dhatu ist das entscheidende Dhatu für die persönliche Ausstrahlung und Schönheit eines Menschen. Es repräsentiert die Keimdrüsen und Sexualorgane und besitzt somit die Fähigkeit, neues Leben zu schaffen. Durch ein ausgeglichenes Shukra wirkt eine Person auf uns attraktiv, anziehend und jugendlich. Sie ist liebevoll, erotisch und besitzt einen angenehmen, reinen Körpergeruch. Die Hormone arbeiten ausgeglichen.

Fehlt das Shukra, so kann ein Mensch einen noch so schönen Körper haben – er wirkt wie eine leblose Hülle und besitzt wenig persönliche Ausstrahlung. Ein unangenehmer Körpergeruch zeigt die Schlacken des Stoffwechsels und seelisch-geistigen Belastungen an, welche das Shukra negativ beeinträchtigen.

Neben schönen sinnlichen Eindrücken (wie beispielsweise Betrachtung der Natur, angenehme Düfte), Meditation und kreativer Beschäftigung wirken auch Milch, Honig, Rosinen, Datteln und Nüsse als besonders Shukraaufbauend.

Ojas, die feinste Lebensenergie

Ojas ist kein eigentliches Körpergewebe, zumal man es weder sehen und noch messen kann. Es ist die feinstoffliche Essenz, die Lebensenergie, die unser Organismus als Resultat seines gesamten Assimilationsprozesses bildet. Was im Shukra-Dhatu gebildet wird, kommt durch Ojas zu seiner vollen Ausdrucks- und Wirkungsweise. Es ist die spirituelle Kraft im Menschen, die zum kosmischen Lebensatem Kontakt hat und uns mit der göttlichen Liebe und Kraft verbindet. Ojas lässt uns fein, lichtvoll und in innerer Harmonie und Liebe sein. Es ist die Erfüllung der feinsten Lebenskraft, nach der in jeder Religion und Gott zugewendeten Lebensweise gestrebt wird.

Dhatus und Emotionen

	Emotionale Auswirkungen bei gesundem Dhatu	Emotionale Auswirkungen bei gestörtem Dhatu
Rasa	Freude, Gelassenheit, Zufriedenheit, Aufbau	Depression, Fehlen von Energie, Fehlernährung, Unruhe, Essstörungen
Rakta	Anregung, Heiterkeit, Ehrgeiz	kein Spaß am Leben, keine Aufregung, kein Ehrgeiz, Hass, Wut, Eifersucht
Mamsa	ermittelnd, hegt und pflegt, vergebend, mutig, sicher	Hilflosigkeit, Unsicherheit, wird nicht genährt, vermehrte Passivität und Anhänglichkeit
Meda	Zufriedenheit, Liebe, Hingabe, Gleitfähigkeit	Einsamkeit, fehlende Liebe, mangelnde Gleitfähigkeit und Trockenheit der Schleimhäute
Asthi	Unterstützung, Mut, Kreativität, Aktivität	Unentschlossenheit, kann sich nicht stellen oder eigenen Standpunkt vertreten, fehlende Kreativität, Mutlosigkeit, Selbstzweifel
Majja	Fülle, Selbstsicherheit	Verlust von Kraft und Selbstvertrauen; das Gefühl, alt zu werden; Festhalten an der Vergangenheit
Shukra	lebhaft, romantisch, kreativ und fruchtbar, zielbewusst	keine Freude, keine Romantik, das Leben verdorrt, Ojas geht zur Neige

Das ganzheitliche Ayurveda-Kosmetikkonzept für die Haut

Das ayurvedische Kosmetikkonzept ist sehr einfach: Wir geben dem Körper durch unsere tägliche Nahrung und Pflege alles, was er braucht, in einer Form, die er optimal verwerten kann, und unterstützen damit den eigenen Selbsterneuerungsprozess.

Ayurvedische Kosmetikprodukte werden unter den gleichen Kriterien beleuchtet wie Nahrungsmittel, da der Stoffwechsel sie unmittelbar über die Haut aufnimmt und assimiliert. Unsere Haut »isst« direkt alle Nährstoffe, aber auch chemischen Zusätze wie Konservierungsmittel, Emulgatoren, die wir ihr von außen zuführen.

Mit hochwertigen Ölen, Frischfruchtmasken und Pflanzenelixieren wird im Ayurveda die Haut gesalbt und gepflegt und mit einer individuell ausgerichteten Ernährungsweise von innen gestärkt. Dies zusammen mit entspannenden Gesichtsmassagen und regenerierenden Schwitzbehandlungen ergibt ein umfassendes und äußerst wirkungsvolles Pflegekonzept, das jede Frau zu Hause mit viel Freude, Leichtigkeit und Kreativität umsetzen kann.

Konstitutionsbezogene Ernährungsempfehlungen für eine schöne und gesunde Haut

Im Ayurveda gibt es viele praktische Ernährungs- und Gesundheitsempfehlungen, die zu einer schönen, strahlenden und gesunden Haut verhelfen. Die richtige, auf die individuellen Bedürfnisse und Hautbeschaffenheit abgestimmte Ernährung ist das Fundament für ein gepflegtes und jugendliches Aussehen. Das regelmäßige Trinken von warmem Wasser ist die beste Kur, die Sie dem Feuchtigkeitshaushalt und Stoffwechsel Ihrer Haut angedeihen lassen können. Bereits mit einer dreitägigen Trinkkur werden Stirnfalten sichtbar weniger und die Haut wird straff und zart. Geben Sie in das warme Wasser noch einen kleinen Spritzer Zitronensaft oder Ingwerpulver, wird auch die Durchblutung und Zellerneuerung gefördert. Ist Ihre Haut jedoch eher gerötet und heiß, sollten Sie dem Wasser einen oder zwei Tropfen Rosenwasser hinzufügen.

Sehr wichtig und wohltuend für die Haut sind alle frischen, vitamin- und enzymreichen Speisen. Besonders Vitamin-A- und -E-haltige Nahrungsmittel, wie alle grünen Gemüse, Karotten, Weizenkeime, Weizenkeimöl, Olivenöl und frische Keimlinge, wirken erneuernd und regenerierend. Die reife Haut benötigt zudem einen hohen Gehalt an Vitamin C und essenziellen Fettsäuren. Der Genuss von einer oder zwei Orangen oder etwas Ananas täglich, Kirschen, gekochte Zwiebeln, Weißkraut, Ghee und Olivenöl sind dafür sehr empfehlenswert. Trockene und kalte Speisen, wie zum Beispiel Kichererbsen und andere Hülsenfrüchte, Rohkost ohne Öl und trockenes Brot verstärken die Alterung und Austrocknung der Haut. Ist die Haut sehr fettig oder unrein, sollten alle sehr süßen, sauren und scharfen Speisen gemieden werden. Bittere Gemüse, Salate, Rohkost und gekochte Getreide hingegen wirken beruhigend und heilend auf die Haut.

Ernährungsempfehlungen für die Vata-Haut

Haben Sie eine Vata-Haut, sollten Sie alle warmen, saftigen und mild zubereiteten Speisen bevorzugen. Sehr gut geeignet sind Suppen und Eintöpfe mit Reis, Dinkel, Kartoffeln, Karotten, Fenchel und Spargel. Vermeiden Sie bittere Gemüse (Spinat, Chicorée, Radiccio) und essen Sie ab 16.00 Uhr keine kalten und ungekochten Speisen mehr (zum Beispiel Salat und Rohkost).

Da Ihr Körper von Natur aus zu Trockenheit und Auszehrung neigt, sollten Sie auf eine ausreichende Fettzufuhr achten. Nehmen Sie täglich mindestens 4 EL Olivenöl und/oder 1 EL Butterfett in Ihrer Nahrung zu sich, und achten Sie auf eine geregelte Flüssigkeitszufuhr. Auch regelmäßige Massagen mit Sesam- oder Mandelöl können Ihrer Haut Wärme, Schutz und Geschmeidigkeit verleihen.

Wenn Sie Milch gut vertragen, sollten Sie einmal am Tag eine Tasse warme Milch mit Safran und etwas Kardamom zu sich nehmen. Dies nährt Ihre Körpergewebe und verleiht Ihnen neue Energie. Der regelmäßige Genuss von vier bis fünf Mandeln, Cashewnüssen und Pinienkernen versorgt Sie mit allen notwendigen Mineralien und B-Vitaminen. Gewürze wie Fenchel, Muskat, Nelke, Ingwer, Safran und Basilikum gleichen Ihren Hautstoffwechsel aus und schenken vitale Spannkraft.

Ernährungsempfehlungen für die Pitta-Haut

Als Pitta-Typ neigt Ihre rosige und oft sommersprossige Haut zu empfindlichen Reaktionen und leichter Reizung. Zu viel Sonne, scharfes Essen oder Stress ziehen sofort Hautrötungen, -jucken und -entzündungen nach sich. Für Sie ist es sehr wichtig, auf einen ausgeglichenen Säure-Basen-Haushalt zu achten: Vermeiden Sie deshalb alle sauren und scharfen Speisen. Als besonders störend können sich Zitrusfrüchte, Tomaten, saure Milchprodukte, Fleisch, Kaffee und Essig auswirken.

Empfehlenswert ist der Genuss von grünen und leicht bitteren Gemüsesorten wie Artischocken, Mangold, Endivien und Chicorée.

Auch Äpfel, Hirse, Reis, Kartoffeln und Gewürze wie Zimt, Kardamom, Kurkuma, Petersilie und Koriander sind sehr wohltuend für dem gesamten Organismus und die Haut. Generell sollte Ihr Essen nicht zu weich gekocht werden und immer einen größeren Rohkostanteil enthalten, das heißt, mindestens ein Drittel der Mahlzeit sollte aus Salat oder rohem Gemüse bestehen. Achten Sie darauf, Ihr Essen gut zu kauen, denn der Magen hat keine Zähne. Etwas Obst am Vormittag verleiht Ihnen immer wieder einen neuen Energieschub; Melone, Birne, Banane und Äpfel sind für Sie besonders bekömmlich.

Da Fleisch den Organismus leicht übersäuert und Ihre Haut sehr empfindlich auf Säure reagiert, sollten Sie höchstens ein- bis zweimal pro Woche etwas Fisch oder Huhn verzehren. Besser ist es, wenn Sie Ihren Eiweißbedarf mit Hülsenfrüchten decken. Das typische indische Nationalgericht Reis mit Dal und Gemüse ist die optimale Aufbaukost für Ihren Stoffwechsel und die Haut.

Ernährungsempfehlungen für die Kapha-Haut

Die Kapha-Haut ist in der Regel unempfindlich und belastbar. Bei feuchtkaltem Klima, Bewegungsmangel und sehr unreiner Nahrung kommt sie jedoch aus dem Gleichgewicht und reagiert mit übermäßiger Fettbildung, Pustel-Akne und Aufschwemmungen. In diesem Fall sollten Sie alle fettigen, schweren, gebratenen und salzigen Speisen meiden. Am besten reagiert Ihr Körper auf frische und anregende Gemüse- und Salatgerichte. Bevorzugen Sie scharfe und den Stoffwechsel anregende Gewürze wie Pfeffer, Knoblauch, Ingwer, Chili, Kurkuma und Kreuzkümmel zur Zubereitung Ihrer Hauptmahlzeit. Optimal wäre es, wenn Sie mittags Ihre Hauptmahlzeit einnehmen könnten und ab 19.30 Uhr nichts mehr essen würden. Meiden Sie Zwischenmahlzeiten und begnügen Sie sich stattdessen mit etwas Obst, Saft oder Rohkost.

Der Genuss von Käse, Süßigkeiten und fetten, gebratenen Speisen wirkt sich besonders ungünstig auf das Kapha-Hautbild aus und sollte möglichst gemieden werden. Stattdessen können Sie geröstete Nüsse, Reiscracker mit einem würzigen Brotaufstrich und Kräutertees unbedenklich genießen.

Alle Gemüsesorten – außer Gurken – wirken entwässernd und klärend auf das Hautbild. Besonders wohltuend sind Spargel, gedünsteter Chicorée, Radiccio, Spinat, Rosenkohl und grüne Bohnen. Ist das Gewebe lymphatisch und geschwollen, sollte der Salzkonsum drastisch reduziert werden, da Salz Wasser anzieht und bindet. Statt mit Salz können Sie die Speisen mit bitteren Kräutern und anregenden Gewürzen wie Knoblauch, Pfeffer, Ingwer, Kümmel oder Curry abgeschmecken. Joghurt, Käse und Milchprodukte aller Art wirken sehr verschleimend und fördern die übermäßige Talgproduktion.

Die ayurvedische Hautpflege

Ebenso wie die ayurvedische Ernährung individuell auf den Stoffwechsel des Einzelnen abgestimmt wird, wird auch die äußere Nahrung der Haut – die pflegenden Öle, Masken, Packungen und Tonika – auf die Konstitution und Bedürfnisse der betreffenden Person abgestimmt. Der wichtigste Teil der Hauternährung wird über die täglichen Speisen und den Verdauungstrakt gesteuert. Hautpflegeprodukte dienen dem Körper ebenfalls als Nahrung. Sie umgehen den Verdauungsapparat und gelangen mit voller Kraft direkt ins Blut, wo sie – wie alle aufgenommenen Substanzen – als Rohmaterial für den Aufbau neuen Körpergewebes verwendet werden.

Ölmassage für das Gesicht (Mukabhyanga)

Das Herz ayurvedischer Kosmetik ist die Gesichtsmassage Mukabhyanga mit ihren

reinigenden und nährenden Massageölen. Als Basisöl wird eine individuelle Mischung mit einem Grundöl (Sonnenblumen-, Sesam-, oder Mandelöl), etwas Weizenkeimöl und ätherischen Ölen oder Kräuterauszügen nach Wunsch empfohlen.

Für die trockene Vata-Haut sind Sesam-, Avocado-, Oliven-, Mandel-, Walnuss-, Erdnuss- und Rizinusöl zu empfehlen. Als ätherische Zusätze eignen sich Muskat, Ingwer, Zimt, Safran, Champaca, Jasmin, Geranie, rote Rose, rotes Sandelholz, Zitrone, Neroli und Vanille. Generell sollten dem Vata-Öl nur sehr fein dosierte Aromaöle zugesetzt werden, da die Vata-Nase leicht zu irritieren ist.

Für die empfindliche Pitta-Haut eignen sich Mandel-, Kokos-, Sonnenblumen-, Aprikosenkern- und Olivenöl hervorragend für die tägliche Massage und Gesichtspflege.

Weiße Rose, Sandelholz, Zitrone, Vetiver, Koriander, Cumin, Minze, Ylang-Ylang und Kampfer sind in der richtigen Dosierung eine wertvolle Unterstützung zum Beruhigen und Abkühlen der hitzigen Pitta-Haut.

Für die oft fettige Kapha-Haut sollte Raps-, Mais-, Distel-, Traubenkern-, Mandel- oder Aprikosenkernöl verwendet werden. Ätherische Zusätze wie Zitrone, Zypresse, Wacholder, Patchouli, Eukalyptus, Kampfer, Nelke, Lavendel und Bergamotte bewirken neben der manuellen Massage und Lymphdrainage eine weitere Aktivierung des Hautstoffwechsels und die Ausleitung von Schlacken.

Um die empfindliche und strapazierte Gesichtshaut optimal zu nähren und zu pflegen, eignen sich auch die kosmetisch betrachtet hochwertigsten Öle der Wildrose oder eine Mischung aus Jojoba- und Nachtkerzenöl.

Schwitzen (Svedana) mit Heilpflanzen

Dampfbäder sind eine klassische Methode des Ayurveda, die Haut zu reinigen, die Poren zu öffnen und die Ausleitung von Schlackstoffen zu stimulieren. Durch die Hitze und Feuchtigkeit werden die Durchblutung angeregt, abgestorbene Hautzellen gelöst und der Teint erfrischt und ausgeglichen. Besonders wirkungsvoll ist ein Dampfbad bei unreiner und Akne-Haut. Trockener, reifer und Vata-betonter Haut sollte man nicht öfter als zweimal im Monat ein Gesichtsdampfbad verabreichen.

Jeder Dampfanwendung können durchblutungsfördernde, entschlackende, beruhigende und heilende Essenzen zugefügt werden. Besonders hervorzuheben sind hierbei die ätherischen Öle des Lorbeers (durchblutungsfördernd) und des Süßholzes (entschlackend).

Für die Vata-Haut ist eine Mischung aus Lorbeer, Süßholz, Kamille, Beinwell, Dashmula, Löwenzahn, Rose, Sandelholz, Eibisch und/ oder Orangenschale zu empfehlen.

Für die Pitta-Haut sind Lorbeer, Süßholz, Löwenzahnwurzel, Lemongras, Schafgarbe und Minze zu empfehlen. Das Dampfbad sollte nur für maximal zwei bis drei Minuten und bei einer Entfernung von mindestens fünfzig Zentimetern angewendet werden.

Für die Kapha-Haut sind Lorbeer, Süßholz, Beinwell, Fenchel, Lavendel, Melisse, Lemongras, Zitronenschalen, Zitronenverbene, Rose, Rosmarin und Sandelholz angebracht. Die dicke, etwas träge Kapha-Haut verträgt ein Dampfbad am besten, um die Durchblutung, Entgiftung und Erneuerung anzuregen.

Statt eines Dampfbads können Sie auch heiße Kompressen zur Anregung des Hautstoffwechsels und zur Reinigung verwenden. Diese sind viel leichter zu handhaben und oft auch besser verträglich. Sie öffnen ebenfalls die Hautporen, sind sehr wohltuend, trocknen aber die Haut nicht aus. In ihrer sanften Wirkung machen sie die Haut weich, geschmeidig und empfänglich für weitere Anwendungen. Kompressen eignen sich auch bei trockener, empfindlicher oder geröteter Haut mit Neigung zu erweiterten Äderchen. Für die individuelle Anwendung wird aus den oben genannten Kräutern der Dampfanwendungen ein Sud gekocht, in dem die Kompresse getränkt wird. Das heiße oder warme Tuch mindestens zwei bis drei Minuten auf die Haut legen, dabei Nase und Augen freilassen.

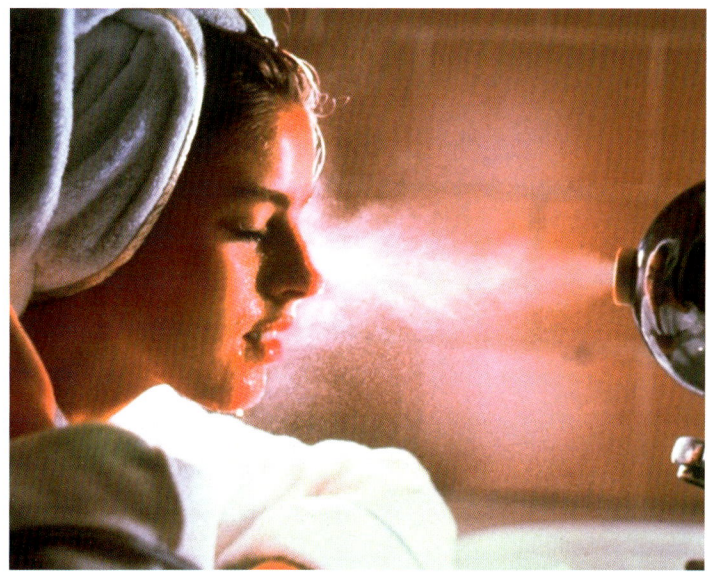

Ubatanas, die ayurvedischen Schälkuren

Als Schälkuren werden im Ayurveda Heilerde, Sandelholzpulver sowie Bohnen-, Getreide- oder Linsenmehl verwendet (siehe Bezugsadressen im Anhang). Versetzt mit pulverisierten Kräutern und Blütenblättern, befreien sie die Haut von Hornschüppchen und verfeinern das Hautrelief. Von groben, rauhen oder aggressiven Peelings mit Nussschalen oder zerstoßenen Aprikosenkernen sollten Sie lieber Abstand nehmen, da sie die Haut auf Dauer zu sehr reizen.

Das Mehl wird mit Wasser, Kräutertee, Sahne, Milch oder etwas Öl angerührt beziehungsweise angereichert und anschließend mit kleinen kreisenden Bewegungen auf die Gesichtshaut aufgetragen. Anschließend mit etwas tonisiertem Wasser abwaschen oder als Maske antrocknen lassen und abrubbeln. Mit einer Kompresse nachreinigen.

Für die normale Haut eignen sich am besten Hafermehl mit einem Anteil von Sandelholz- und Rosenholzpulver, vermischt mit Quellwasser, Beinwelltee oder Rohmilch.

Für die Vata-Haut können Kichererbsenmehl, feines Linsenmehl mit Weizenkeimen, Mandelpulver, Agar-Agar, Ashwagandha, Bocks-

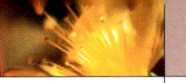
hornklee, Tulsi, Holunder und Rosenblüten als Ubatana verwendet werden. Gemischt mit Milch, Sahne oder Aloe-Vera-Saft ergeben sie einen wunderbaren Breiumschlag, der eine weiche und gut versorgte Haut hinterlässt.

Für die Pitta-Haut sind Hafermehl und Heilerde mit Koriander, Ashwagandha, Bibitaki, Bockshornklee, Ingwer, Neem, einer Prise Kurkuma und Joghurt ein idealer Ausgleich.

Für die Kapha-Haut empfiehlt sich die Verwendung von Gerstenmehl mit Reiskleie, Koriander, Neem, Sandelholz und Lavendelpulver. Dies vermischt mit Quellwasser, Zitronensaft oder Aloe-Vera reinigt und belebt die Haut.

Masken

Die ayurvedischen Tonmasken, Frischfrucht- und Kräuterpackungen nähren die Haut von außen mit allen Mineralien, Vitaminen und Nährstoffen, die sie braucht. Zudem entziehen sie den tieferen Hautschichten Schmutzstoffe, beseitigen Mitesser und stimulieren die Neubildung der Epidermis.

Masken mit Ton- oder Heilerde
Zur Reinigung ist Ton als Maskengrundlage sehr gut geeignet, da er wie ein Magnet Toxine aus der Haut zieht. Zudem ist er äußerst mineralreich und verändert seine Wirkungsweise je nach Rezeptur.

Für die Vata-Haut sollte die Maske aus 6 Teilen Tonpulver, 2 Teilen Aloe-Vera-Saft, 1 Teil Honig und etwas Quellwasser bestehen.

Für die Pitta-Haut sind 6 Teile Tonerde, 2 Teile Jojobaöl und 1 Teil Joghurt empfehlenswert.

Für die Kapha-Haut eignen sich 5 Teile Tonerde, 1 Teil Honig, 1 Teil Aloe-Vera-Saft und etwas Fencheltee und/oder Zitronensaft.

Frischfrucht- und Gemüsepackungen
Die ayurvedische Kosmetik stammt aus einem reichen Garten an vitalstoffreichen Pürees, die man innerlich wie äußerlich einnehmen und

genießen kann. Die Frischfrucht- und Gemüsepackungen versorgen die Haut mit wertvollen Enzymen, beleben, erfrischen und reinigen. Als Werkzeug benötigen wir einen guten Mixer oder Pürierstab, um die exotischen und wohlschmeckenden Pasten herzustellen.

Für jeden Hauttyp sind Rezepturen mit Avocado, Banane, Pfirsich oder Zucchini sehr geeignet. Besonders ausgleichend und verjüngend wirkt eine Mischung aus Banane, Avocado, Apfel und Quark (je zu gleichen Teilen). Je empfindlicher die Haut, umso größer sollte der Quarkanteil sein, da so der Fruchtsäuregehalt der frischen Früchte verringert wird.

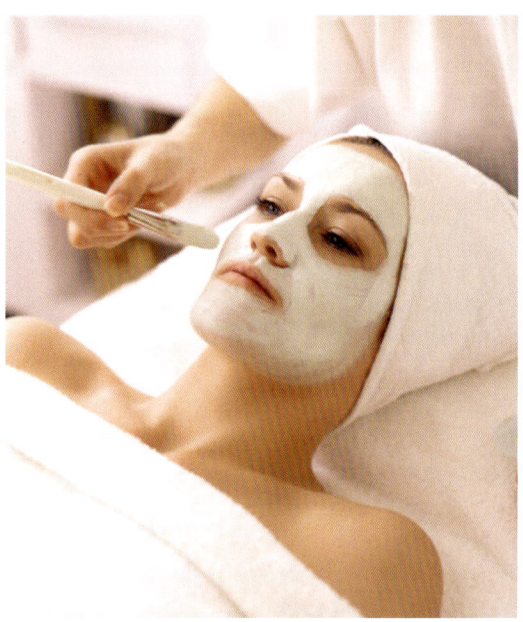

Für die Vata-Haut sollte der Hauptbestandteil der Packung aus Avocado mit einem Anteil Birne, Apfel, Karotte und Melone bestehen.

Für die Pitta-Haut sind Traube, Apfel, Kohl und Joghurt sehr zu empfehlen.

Die Kapha-Haut sollte mit einer Mischung aus Gurke, Zitrone, Tomate und Erdbeeren bedeckt werden.

Grundrezept
½ Avocado, ½ Banane und 30 g Quark im Mixer zu einer cremigen Masse pürieren und

auf das vorbehandelte Gesicht auftragen. Je nach Hauttyp können auch andere Zutaten verwendet werden.

Zitronen-Pinda

Ganze Zitronen vierteln, mit Schale lange einkochen, Honig hinzufügen. Masse in kleine Säckchen füllen (Pinda) und das ganze Gesicht mit den warmen Svedas abtupfen und ausstreichen. Strafft die Haut, belebt, reinigt, wirkt verjüngend.

Papaya-Enzympeeling

Papaya pürieren, etwas weiße Tonerde hinzumischen, auf die Haut geben, einwirken lassen und mit einem Peelingeffekt abrubbeln. Dies ist für das Gesicht und/oder den ganzen Körper eine erfrischende, aufbauende und glättende Verjüngungskur. Statt Papaya kann auch Ananassaft verwendet werden. Falls Bedenken bezüglich der Verträglichkeit bestehen, können die Früchte und Säfte auch eingekocht werden.

Alle Masken und Packungen für zirka zehn Minuten auf dem Gesicht einwirken lassen und anschließend mit einer Kompresse, klarem Wasser und etwas Tonikum abnehmen und nachreinigen. Als Tonika sind Rosenwasser, Orangenblütenwasser und Zaubernuss besonders geeignet.

Anleitung für die tägliche Gesichtspflege

Die frühen Morgenstunden sind die ideale Zeit, unsere Schönheit zu pflegen.

Am Morgen ist unser ganzer Stoffwechsel auf Ausscheiden und Reinigen ausgerichtet. Über Nacht laufen die Erneuerungsprozesse im Körper ab, und am Morgen werden die Restprodukte und Stoffwechselschlacken abtransportiert. So scheiden wir zwischen 5.00 Uhr und 8.00 Uhr überschüssige Säuren über den Harn und den Schweiß aus; die Zunge ist oft etwas belegt und der ganze Verdauungstrakt aktiv.

Die Gesichtsmassage

Wir beginnen unsere Gesichtspflege mit einer kleinen Ölmassage, die nur das Gesicht, Hals und Dekolleté – oder auch den ganzen Körper umfassen kann. Für das Gesicht dürfen Sie sich ruhig ein wertvolles Öl, wie zum Beispiel Wildrose oder eine Mischung aus Jojobaöl und Nachtkerzenöl, gönnen. Sie können Ihrem Gesichtsöl natürlich auch ätherische Öle zusetzen, um es noch wirkungsvoller zu machen (siehe Tabelle).

Durch die sanfte Gesichtsmassage können wir die Haut erfrischen und unsere Schönheit neu erstrahlen lassen. Die Berührung mit den Händen spielt in der ayurvedischen Massage eine entscheidende Rolle für Schönheit, Wohlbefinden und natürliche Ausstrahlung. Unsere Sinnesorgane, durch die wir die Welt wahrnehmen und uns selbst der Welt mitteilen, befinden sich fast alle im Gesicht (Nase, Mund, Ohren, Augen). Eine Massage des Gesichts schärft daher unsere Sinne, stärkt die Sehkraft und harmonisiert alle übrigen Körperorgane durch die indirekte Wirkung auf das Gehirn.

Verteilen Sie das warme Gesichtsöl in den Händen, und tragen Sie es behutsam auf das Gesicht auf. Beginnen Sie Ihre Gesichtsmassage rund um die Augen, und gehen Sie dann fließend über zu den Schläfen, umkreisen diese mit den Fingerspitzen – mal mit mehr Druck, mal mit weniger Druck, mal nur hauchzart.

An der unteren Seite der Schläfen können Sie einen Knochen spüren. Lassen Sie sich von ihm führen, dann gelangen Sie automatisch zum Wangenknochen, an dem Sie kreisend entlangfahren. Sie kommen bei der Nasenwurzel an und streichen mit drei Fingerspitzen einer Hand auf dem Nasenrücken entlang bis zur Nasenspitze und wieder zurück. Nun sind Sie bei den Augenbrauen, an denen Sie beidseitig entlangstreichen, diese dann zwischen Daumen und Zeigefinger nehmen und leicht kneten. Hier befinden sich sehr viele Marma-Punkte, die Vitalpunkte der ayurvedischen Massage.

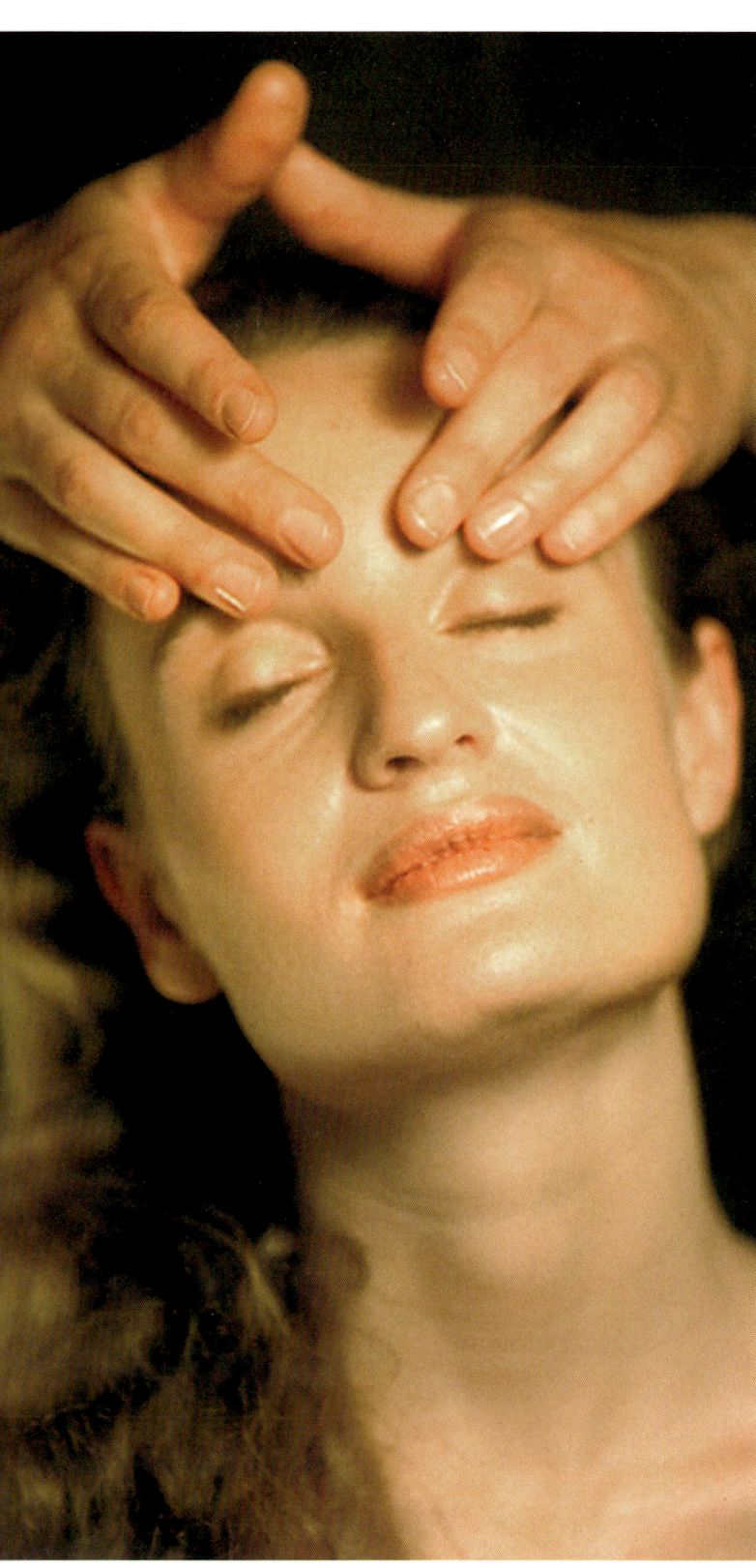

Nochmals die Schläfen umkreisen und dann direkt am Ohr entlang hinunterstreichen, bis Sie die verschiedenen Knochen spüren. Öffnen Sie leicht den Mund, und erfühlen Sie die Bewegung des Kiefergelenks unter Ihren Fingerspitzen. Führen Sie nun Ihre kreisenden Bewegungen entlang des Unterkieferknochens, bis Sie zum Kinn gelangen. Das Kinn mit einem Handteller kreisend massieren. Anschließend mit den Fingerspitzen zum Oberkiefer streichen und diesen ebenso kreisend massieren, an der Nase beginnend Richtung Ohren und dann entlang der weichen Wangen streichen. Zum Abschluss mit den Fingerspitzen leicht auf dem ganzen Gesicht klopfen.

Da die Gesichtsöle sehr gehaltvoll und wirkungsvoll sind, sollten sie mindestens für fünfzehn Minuten auf der Haut bleiben. Währenddessen können Sie ayurvedische Morgenrituale vollziehen oder ein kleines Gymnastikprogramm praktizieren.

Die heiße Kompresse

Legen Sie nach der Gesichtsmassage eine heiße Kompresse auf Ihr Gesicht (einfach ein Gästehandtuch oder Gazetuch in heißem Wasser oder einem Kräutersud tränken und auf das Gesicht legen); atmen Sie dreimal tief durch. Mit dem Tuch das Öl entfernen und die Haut mit etwas Gesichtswasser, Rosenwasser oder Hydrolat nachreinigen.

Die Maske

Je nach zur Verfügung stehender Zeit tragen Sie jetzt entweder direkt die Gesichtscreme auf, oder Sie machen noch vorher ein Maske. Als Masken und Peeling zugleich praktiziert man im Ayurveda ein Ubatana. Ubatanas sind Mischungen aus Heilerde, Tonerde, Sandelholzpulver und Kichererbsenmehl, die die Haut nähren und verfeinern. Sie werden mit Wasser oder Sahne angerührt, nach der Ölmassage auf die Haut aufgetragen und nach dem

Antrocknen wieder abgerubbelt. Auf diese Weise wird die Haut optimal genährt, beruhigt und das Hautrelief verfeinert. Natürlich können statt eines Ubatana auch Frischfruchtmasken oder Kräuterpackungen als Hautpflege aufgelegt werden.

Mit der Kompresse nachreinigen und Gesichtscreme auftragen

Anschließend nochmals mit einer Kompresse nachreinigen, die Haut mit Rosenwasser abtupfen und die Gesichtscreme auftragen.

Die folgenden Pflegeprodukte sind für jeden Hauttyp geeignet und generell verträglich und wirkungsvoll:

- Öl für die Gesichtsmassage: Wildrose, Jojobaöl, Nachtkerzenöl (auch als Mischung sehr zu empfehlen)
- Kompresse oder Dampfbad: Sud aus Lorbeer oder Süßholz, Rosenwasser
- Ubatana: Sandelholzpulver oder Hafermehl angerührt mit Rosenwasser, Beinwelltee oder Quellwasser
- Ätherische Öle: Rose, Jasmin, Sandelholz, Neroli zur Anreicherung

Auswahl der wichtigsten Produkte für die konstitutionelle Hautpflege

	Vata	**Pitta**	**Kapha**
Massageöl	Sesam, Mandel - oder Avocadoöl	Sonnenblumen-, Mandel- oder Kokosöl	Jojoba-, Mais- oder Aprikosenkernöl
Kompresse	Rosenwasser oder Sud aus Kamille, Rose oder Sandelholz	Rosenwasser oder Sud aus Neroli, Schafgarbe	Cystrosenwasser oder Sud aus Fenchel, Beinwell, Rosmarin
Ubatana	Kichererbsenmehl, Mandelpulver, Sandelholzpulver, Weizenkeime vermischt mit Sahne	Hafermehl, Heilerde, 1 Msp. Kurkuma vermischt mit Joghurt oder Rosenwasser	Gerstenmehl, Sandelholzpulver, 1 Spritzer Zitronensaft vermischt mit Beinwelltee oder Cystrosenwasser
ätherische Öle als Zusatz	Ylang-Ylang, Sandelholz, Zimt, Jasmin, Muskat	Vetiver, Minze, Neroli, Rose	Zitrone, Lavendel, Zypresse, Bergamotte

Praktische Empfehlungen bei Hautbeschwerden

Für eine gesunde Haut bedarf es einer ausgewogenen Ernährung, einer harmonischen Lebensgestaltung und einer ganzheitlichen Pflege. Ich möchte Sie in diesem Kapitel mit den praktischen Empfehlungen der ayurvedischen Schönheitslehre vertraut machen und Ihnen die wichtigsten Kosmetik- und Ernährungsregeln zum Selbstanwenden vermitteln.

Hautbeschwerden hängen immer mit einem gestörten Dosha-Gleichgewicht und einem überlasteten Stoffwechsel zusammen. Um dies wieder in sein natürliches Gleichgewicht zu bringen, bedarf es vieler kleiner Therapieschritte, die von innen und von außen die Haut mit allem versorgen, was sie braucht. Psychische Elemente können hier genauso förderlich für den Heilungsprozess sein wie spezielle Diätempfehlungen, Heilpflanzen und Behandlungsweisen. Besonders auf eine ganzheitliche Entsäuerung der Haut und des Stoffwechsels ist zu achten, da diese die Leberfunktionen und Aufbauprozesse des Körpers beeinflusst.

Wichtig ist, die Hautbeschwerden immer als Hilferuf und Warnsignal des Körpers zu verstehen, dass grundlegende Funktionsweisen im Organismus überlastet sind. Bevor er darauf mit inneren Krankheiten und Immunschwäche reagiert, zeigt er zuerst Symptome der Haut. So dient eine gezielte Hautkur der Regeneration und Heilung des ganzen Körpers und des Stoffwechsels.

Akne

Aus ayurvedischer Sicht ist Akne eine Dosha-Störung, welche durch Verschlackung, Über-säuerung und Kapha-Ansammlung im Blut verursacht wird. Eine Akne kann alle drei Doshas betreffen und kann sich folgendermaßen zeigen:

Die Kapha-Akne verstärkt sich besonders bei feuchtkaltem Wetter, durch schweres, fetthaltiges Essen und durch Süßigkeiten. Die betroffene Person fühlt sich oft müde, schwer und antriebslos; die Haut ist ölig, talgig und kühl.

Die Pitta-Akne ist sehr viel entzündlicher und aggressiver. Die Haut hat rote und eitrige Akne-Pusteln, welche sich durch scharfe Gewürze, saure Lebensmittel und übermäßige Hitze noch vermehren.

Die Vata-Akne lässt die Haut trocken und rauh werden, sie spannt und vernarbt. Bei kaltem und trocken-windigem Wetter, Stress und einer unregelmäßigen Lebensweise verstärkt sich dieses Hautbild.

Behandlungsempfehlungen für alle Akne-Hautbilder

- Alle öligen, fettigen und unreinen Nahrungsmittel meiden.
- Alle Milchprodukte, insbesondere Käse meiden.
- Alle sauren Speisen wie Zitrusfrüchte, Tomaten, Fleisch, Alkohol und Kaffee meiden.
- Bittere Gemüse und Salate bevorzugen.
- Bittere Kräutertees aus Brennnessel, Beifuß, Quendel oder Wermuth mehrmals täglich trinken.
- Mit Kurkuma gewürzte Milch trinken.
- Tinktur aus frischem Grünkohlsaft auf die Pusteln auftragen. Hierzu den Grünkohl aufschneiden, auspressen und mit etwas Zitro-

nensaft beträufeln. Den Saft auf die akuten Hautstellen auftupfen.

- Die betroffenen Hautstellen mit einer Scheibe frischem Knoblauch sanft massieren (Vorsicht, nicht bei Vata-Akne!).
- Koriander-Kalmus-Paste auftragen. Hierzu Koriandersamen und Kalmuswurzeln zu gleichen Teilen mahlen und mit frischer Buttermilch zu einer festen Paste verrühren. Die Haut mit Sesamöl einreiben und anschließend die Koriander-Kalmus-Paste auftragen. Nach zirka zehn Minuten mit warmem Wasser abwaschen.
- Vitamine A und E in Form von Nachtkerzenöl innerlich einnehmen und äußerlich auftragen.

Couperose

Couperose ist eine häufig auftretende Alterserscheinung der Haut, welche eine nachlassende Gefäßspannung mit leicht entzündlichen Äderchen anzeigt. Erhöhtes Vata- und Pitta-Dosha machen die Haut sehr sensibel.

Empfehlenswert sind alle Vata- und Pittasenkenden Nahrungsmittel und eine ruhige Lebensweise. Die Hautpflege sollte mit milden, feuchtigkeitshaltigen, aber nicht fettigen Produkten auf Basis von Hafermehlextrakten, Lassi oder Aloe Vera durchgeführt werden. Für eine Gesichtsmassage eignet sich etwas Ghee, das an den betroffenen Hautstellen ganz sanft mit den Fingerspitzen einmassiert werden kann. Jegliche Wärmebehandlungen und starke Temperaturschwankungen sollten gemieden werden. Die Einnahme von Vitamin-E-haltigen Nahrungsergänzungen (Lebertran, Nachtkerzenöl), Amla-Pulver, Cheyawanbrush und Shatavari-Kapseln können die Couperose mildern.

Hautentzündungen und Ekzeme

Die Ursache für Ekzeme sowie toxischer und allergischer Hautentzündungen sind ein stark erhöhtes Kapha, ein schwaches Agni, eine übermäßige Ansammlung von Ama und der Genuss von saurer, schwerer, unverdaulicher Nahrung. Der Aufbau der Dhatus wird gestört, und in der Regel sammeln sich alle drei Doshas krankhaft in der Haut, im Blut, in der Lymphflüssigkeit und im Muskelgewebe an. Mit der richtigen Ernährung kann man schnelle Abhilfe bei Ekzemen und toxischen Hautentzündungen erreichen. Alle sauren Früchte und Milchprodukte müssen streng gemieden werden. Ebenso werden sehr süße, schwere und fettige Nahrungsmittel nicht empfohlen.

Um das Kapha zu reduzieren und das Agni anzuregen, sollte eine Mahlzeit erst eingenommen werden, wenn die vorherige bereits vollständig verdaut ist. Auch zu viel Essen und der Genuss von kalten Speisen schaden dem Körper. Um den Juckreiz zu mindern, sind sanfte Massagen mit Ghee oder Jojobaöl sehr hilfreich. Anschließend etwas Aloe-Vera-Gel (etwa erbsengroß) mit Kurkuma auf die betroffenen Hautstellen auftragen.

Eine Paste aus gemahlenen Senfsamen wirkt ebenfalls beruhigend und lindernd. Hierzu 1 EL Senfsamen mit dem Mörser zermalmen und mit etwas Wasser in einem geschlossenen Tontopf (oder Metall) zu einem Brei aufkochen. Die Paste auf die betroffenen Hautstellen auftragen und antrocknen lassen.

Herpes

Die Virusinfektion Herpes simplex ist nicht nur sehr unangenehm, sondern auch äußerst ansteckend. Besonders bei emotionalen Stresssituationen, Aufregung und einer psychisch bedingten Immunschwäche (zum Beispiel Depressionen) werden durch eine akute Pitta-Störung mit Vata-Anteilen die Herpes-Viren aktiv, welche die Bläschen am Mund (oder Genitalbereich) auslösen.

Als Behandlungsmethode werden im Ayurveda regelmäßige Entspannung, Meditation und Yoga empfohlen. Die Ernährung sollte stark Pitta-reduzierend sein, das heißt, alle sauren und scharfen Speisen sind zu meiden; auch Fett ist schwer verdaulich und nicht geeignet. Als sehr hilfreich erweist sich die Einnahme von Süßholztee, Lebertran-Kapseln und Triphala-Kapseln aus. Zur äußeren Behandlung eignen sich Pasten aus gemahlener Kalmuswurzel mit etwas Zitrone, rotem Sandelholz oder aus frischer Gurke mit Wiesengras.

Krampfadern

Krampfadern sind eine Bindegewebsschwäche, die zu einer Verengung der Venen führt. Bewegungsmangel, Haltungsfehler, Übergewicht, zu enge Kleidung und die Einnahme von Hormonpräparaten (zum Beispiel Anti-Baby-Pille) sind die äußeren Einflüsse, welche zu Krampfadern führen können. Im Ayurveda werden eine übermäßige Ansammlung von Vata und Kapha sowie eine Störung des Rasa- und Rakta-Dhatus als Ursache angesehen. Auch durch altersbedingte Gewebeschwäche (durch Vata verursacht) und schwere, schlecht verdaute Nahrung sammeln sich Toxine (und Doshas) im Blut, welche sich dann in den Varizen ansammeln.

Durch ein regelmäßiges Yogaprogramm mit speziellen Übungen (Umkehrhaltungen und Standübungen) wird die Zirkulation angeregt und das Gewebe gestärkt. Ebenso kann ein leichtes Schwitzbad (maximal 40 Grad) den Linderungsprozess fördern. Eine sanfte Ölmassage mit einem medizinischen Kräuteröl hilft, Blutstauungen vorzubeugen und sie zu lindern:

Medizinisches Kräuteröl

> *250 ml Sesamöl*
> *1 Liter Wasser*
> *50 g Salbei*
> *50 g Beinwell*

Alles zusammen so lange köcheln lassen, bis das gesamte Wasser verdampft ist und sich die Flüssigkeit wieder auf 250 ml reduziert hat.

Die Kräuter absieben und das Öl in eine Flasche füllen. Es kann bedenkenlos vier bis sechs Monate aufbewahrt werden.

Eine der intensivsten Behandlungsformen sind Einläufe mit Sesamöl, welche das überschüssige Vata und die Schlackstoffe in den Dhatus und Shrotas ausgleichen. Als bewährte Hausmittel sind Kräutertees mit Basilikum oder Himbeerblättern und Sitzbäder mit Salbei zu empfehlen.

Nesselsucht

Bei Nesselsucht bilden sich hellrote, stark juckende und mit Wasser gefüllte Quaddeln am ganzen Körper. Meist werden sie durch verschiedene Allergene, unverträgliche Nahrungsmittel, Hitze, Kälte, extreme Temperaturwechsel und psychische Überlastung verursacht. Vata und Kapha sammeln sich an und verbinden sich in der Haut mit Pitta. Dies führt zu starkem Juckreiz, Brennen der Haut, Fieber und Erbrechen.

Bei einer Nesselsucht sollten alle salzigen und sauren Nahrungsmittel gemieden werden. Besonders Zitrusfrüchte, Tomaten und Essig können die Hautreizungen verstärken. Fleisch, Kaffee und Milchprodukte wirken ebenfalls sehr störend. Als heilende Nahrungsmittel werden besonders alle bitteren Gemüse wie Spinat, Rosenkohl, Brokkoli, Chicorée und Artischocken empfohlen. Auch Fenchel, Stangensellerie, Spargel, gekochte Zwiebeln und Knoblauch gleichen die Doshas aus.

Gegen den Juckreiz direkt wirkt die äußere Anwendung von Jojobaöl, Nachtkerzenöl oder Senföl. Diese können an den betroffenen Stellen aufgetragen und sanft einmassiert werden. Senföl sollte allerdings nicht in der Kopfpartie eingesetzt werden, da es stark erhitzend wirkt. Ein bewährtes Rezept gegen Nesselsucht ist eine Paste aus den Gewürzen Kurkuma, Ingwer und Adjwein, welche gemahlen, vermischt und dreimal täglich mit etwas Wasser vermischt eingenommen werden.

Neurodermitis

Neurodermitis ist eine genetisch bedingte Ekzemerkrankung, welche sich charakteristisch mit starkem Juckreiz sowie trockener und geröteter Haut mit kleinen Bläschen äußert. Als Ursache für Neurodermitis werden ein schwaches Verdauungssystem und Nahrungsmittelunverträglichkeiten genannt. Auch psychische Belastungen, Stress und Allergien (besonders Hausstaub, Tierhaare und Pollen) können Auslöser oder Verstärker von Neurodermitis sein. Aus ayurvedischer Sicht sind bei Menschen mit Neurodermitis das Vata- und Kapha-Dosha stark erhöht, und Agni ist sehr geschwächt. In der Haut äußern sich die Dosha-Störungen durch Trockenheit (Vata) und Jucken (Kapha).

Das Hauptmerkmal der ayurvedischen Behandlungsweise liegt in der Stärkung des Verdauungsfeuers und Linderung der oft psychosomatisch bedingten Vata-Störungen. Hierzu sollten alle trockenen und schweren Nahrungsmittel (wie zum Beispiel Knäckebrot, ungekochtes Getreide, scharfe Gewürze und zu viel Öl) gemieden werden. Auch Zucker, Nahrungsmittelzusätze (wie Emulgatoren, Konservierungsmittel und Glutamat) und Hefeprodukte schaden dem Körper und verstärken das Krankheitsbild. Alle rohen, ungekochten und schweren Nahrungsmittel sollten gemieden werden.

Als sinnvolle Ernährungstherapie ist der Verzehr von ausschließlich frischen und direkt zubereiteten Speisen sehr empfehlenswert. Die Einnahme von ungesättigten Fettsäuren (insbesondere Gamma-Linolensäure) in Form von Nachtkerzenöl oder Borretschöl ist ebenfalls eine sinnvolle Unterstützung der Stoffwechselaktivitäten. Zur äußeren Anwendung eignen sich Nachtkerzenöl, Jojobaöl und Ghee.

Für Neurodermitiker sind Hautkontakt und liebevolle Berührung oder Massage die wichtigsten Elemente, um die psychosomatischen Beschwerden der Selbstablehnung zu überwinden. Bei juckender Haut mit Schuppen und klebrigen Absonderungen wirkt Jojobaöl sehr beruhigend. Bei sehr trockener, rauher und rissiger Haut zeigen Avocado- und Mandelöl eine wohltuend Vata-ausgleichende Wirkung. Ist die Haut sehr rot und entzündet, sind Ghee oder Kokosöl die besten Pflegemittel. Bei nässenden Ekzemen können Aloe Vera, Kurkuma-Pulver und der Absud von Neemblättern eine direkte Linderung verschaffen.

Schuppenflechte

Schuppenflechte (Psoriasis) zeigt sich durch eine gerötete, silbrig-schuppige Flechte auf der Haut. Meist tritt diese in den Innenseiten von Armen und Beinen, auf der Kopfhaut, dem Rücken und den Nägeln auf. Als Ursache für Schuppenflechte wird im Ayurveda verunreinigtes Blut, bedingt durch falsche Ernährung und ungesunde Lebensweise, angesehen. Auch übermäßiger Alkoholgenuss, Übergewicht, psychische Stresssituationen und akute Infekte können Schuppenflechte auslösen oder verstärken.

Zur Linderung der Schuppenflechte sollten alle scharfen, salzigen und fermentierten Nahrungsmittel vermieden werden. Ganz besonders aggressiv reagiert die Haut auf roten Chili, Meersalz, Joghurt, Quark, Käse, Tomaten und alle sauren Früchte. Äußerst wohltuend hingegen wirken alle grünen und bitteren Gemüsesorten wie Spinat, Mangold, Kohl, Brokkoli, Chicorée, Zwiebeln, Knoblauch, Spargel, Blumenkohl und Stangensellerie. Sie sollten so oft wie möglich gedünstet gegessen werden. Werden rohe Kohlblätter äußerlich auf die betroffenen Hautstellen gelegt, wirken diese ausgleichend und kühlend.

Zur Blutreinigung empfiehlt sich die regelmäßige Einnahme von Ghee (1–2 EL pro Tag), Kurkumawasser (1 TL Kurkuma in ½ Glas Wasser auflösen und einmal täglich trinken), Ingwerwasser und Tees mit blutreinigenden Kräutern wie Brennnessel, Wermut oder Kardamom. Der Saft einer halben Zitrone täglich regt die Leber in ihren Entgiftungs- und Aufbaufunktionen an; er kann einfach in einer Tasse warmem Ingwerwasser zugefügt werden.

Ebenfalls wirksam bei Schuppenflechte erweist sich die Einnahme und Einreibung mit Weizengrassaft. Täglich 1–2 TL Weizengrasextrakt in Wasser lösen und einnehmen oder frisches Weizengras mit Wasser in einem Mixer pürieren. Zur äußeren Anwendung sollte das Weizengraswasser mit Ghee zusammen aufgekocht werden und so lange köcheln, bis der gesamte Wasseranteil im Ghee verkocht ist.

Zellulite

Zellulite, die so genannte Orangenhaut, ist eine Störung der Fettverteilung im Unterhautfettgewebe, wobei sich die Fettzellen vergrößern und durch das elastische Bindegewebe sichtbar an die Hautoberfläche dringen. Aufgrund genetischer Veranlagung zu schwachem Bindegewebe, mangelnder Bewegung und zu fetter, süßer, schwerer und vitalstoffarmer Ernährung vergrößern sich die im Unterhautfettgewebe liegenden Fettzellen und dringen durch das elastische Bindegewebe sichtbar nach außen.

Da Frauen eine andere Struktur des Unterhautfettgewebes als Männer aufweisen, sind sie von Zellulite weitaus mehr betroffen. Begünstigt durch Gewichtszunahme und erbliche Veranlagung lässt sich Zellulite an den Hüften und Oberschenkeln meist nicht ganz vermeiden. Sie zeigt sich besonders an den Problemzonen Oberschenkeln, Hüften und Po sowie nach einer drastischen Gewichtsreduzierung an den Armen. Als Ursache für Zellulite wird im Ayurveda ein zu schwaches Lymphsystem angesehen, das für Kapha typisch ist.

Weitaus sinnvoller und effektiver als jegliche Kosmetikpräparate, Massagen und Rezepturen sind ein konsequentes Körpertraining mit speziellen Übungen für den Beckenboden und die Körperstraffung. Hier eignen sich besonders die Übungen des Callenetics und des Yoga.

Eine den Stoffwechsel anregende Ernährung mit viel bitterem Gemüse, frischen Früchten und Salaten sowie Agni-aktivierenden Gewürzen wie Cumin, Ingwer, Pfeffer und Senfsamen helfen ebenso wie ein ausgewogenes Behandlungsprogramm mit speziellen Bindegewebsmassagen und Schwitzkuren.

Als eine der sichtbar erfolgreichsten Behandlungsmethoden werden im Ayurveda Garshan- (Seidenhandschuh-Massage) und Pinda-Sweda-Behandlungen angewandt. Pinda Sweda ist eine recht zeitaufwendige (und Schmutz verursachende) Wärmebehandlung mit gefüllten Gazesäckchen. Da sie jedoch keine direkten Massagegriffe benötigt, ist sie auch für Laien praktizierbar. Als spezielle Zellulitis-Behandlung wird Jambira Pinda Sweda empfohlen, eine lokale Anwendung mit erhitzten Zitronenstückchen. Durch die zusammenziehende Wirkung der Zitrone hilft Jambira Pinda Sweda, überflüssiges Fett abzubauen und die Haut zu glätten.

Anleitung für Jambira Pinda Sweda

- Schneiden Sie 2 kg unbehandelte Zitronen in daumengroße Stücke.
- In einer schweren Pfanne Senföl erhitzen und leicht anbräunen; 200 g Kokosraspel hinzufügen und diese ebenfalls anbräunen. (Falls Sie Senföl nicht vertragen oder es nicht erhältlich ist, können Sie auch sehr gut Sonnenblumenöl mit ⅓ Anteil Weizenkeimöl verwenden.)
- Die Zitronenstücke zufügen und alles zusammen zirka drei bis vier Minuten köcheln lassen.
- Die Masse vom Herd nehmen, in vier Gazesäckchen füllen und zubinden.
- Die Bratpfanne auswischen, den Boden mit neuem Senföl bedecken. Die Pinda-Sweda-Säckchen zum Warmhalten hineinlegen.
- Jetzt jeweils mit zwei Gazesäckchen den vorher eingeölten Körper an den betroffenen Stellen massieren. Hierzu immer beide Seiten (zum Beispiel rechter und linker Oberschenkel) gleichzeitig in abwärts gerichteten Kreisbewegungen mit den Säckchen benet-

zen. Wichtig ist, dass immer vom Herzen weg massiert wird.

- Sobald die ersten beiden Packungen erkalten, die Anwendung mit den anderen zwei warm gehaltenen Pindas wiederholen.
- Nach der Behandlung die massierten Körperzonen mit warmem Wasser abwaschen.
- Spüren Sie die wohltuende Wirkung der Pinda-Sweda-Wärmebehandlung.

Ayurvedische Haarpflege

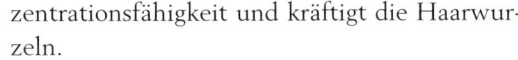

Gesundes, glänzendes und geschmeidiges Haar sind ein Merkmal guter Körpergewebe, besonders des Majja. Es bedarf einer gut versorgten Kopfhaut und kräftiger Haarwurzeln. Im Ayurveda werden die Haare, die Haarwurzeln und die Kopfhaut möglichst oft geölt und massiert, da sich am Kopf viele Nervenenden befinden. Nicht umsonst durchkämmen wir mit unseren Fingern die Haare, wenn wir müde oder überanstrengt sind. Eine regelmäßige Massage des oberen Kopfbereichs ist äußerst wohltuend für das gesamte Nervensystem, verstärkt die Konzentrationsfähigkeit und kräftigt die Haarwurzeln.

Jeder Konstitutionstyp weist besondere Eigenschaften des Haarwuchses und der Haarbeschaffenheit auf. Menschen mit einem hohen Vata-Anteil haben meist feines, helles und sprödes Haar. Die Kopfhaut neigt zu Trockenheit und Schuppenbildung. Ein vorrangiger Pitta-Anteil im Menschen äußert sich durch blonde oder rötliche Haare, welche frühzeitig ergrauen oder ausfallen können. Kapha-Menschen verfügen über dicke, feste und oft etwas fettige Haare und eine robuste Kopfhaut.

Übermäßige Trockenheit und Hitze sind besonders schädlich für jedes Haar. Zu viel Sonne trocknet das Haar aus und schwächt sowohl Kopfhaut als auch Haarwurzeln. Die Haare werden dünn, schütter und fallen aus. Auch übermäßige Pitta-Hitze im Körper steigt nach oben, verlässt ihn schließlich durch die Haarkrone. Da Pitta-Typen von Natur aus größere Körperhitze besitzen, sind sie besonders anfällig für frühzeitiges Haarergrauen und Kahlköpfigkeit.

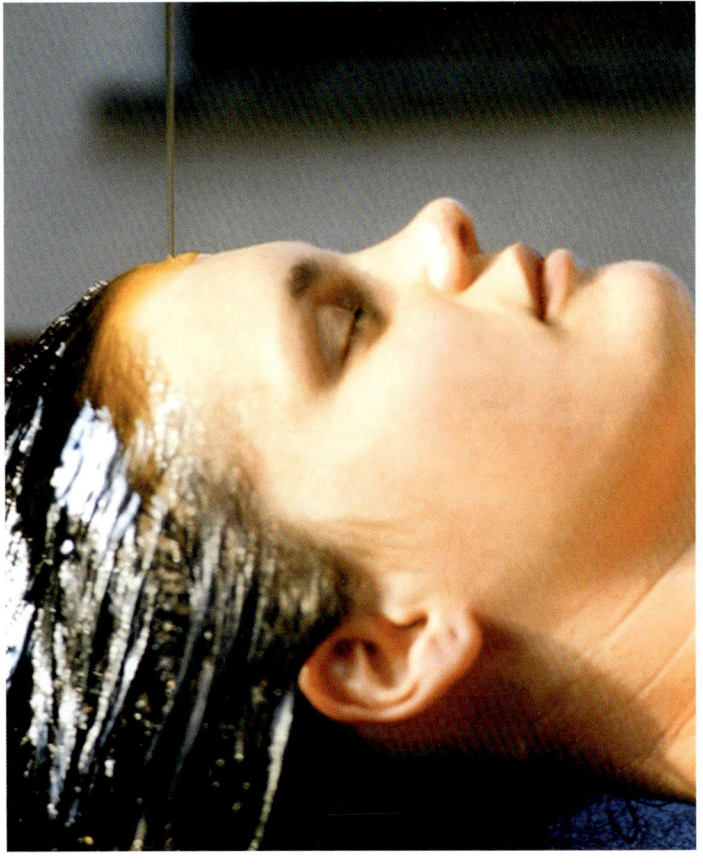

Sowohl das Gehirn wie auch die Kopfhaut bevorzugen angenehme Kühle. Aus diesem Grunde sollte man nach dem Haarewaschen den Kopf mit etwas kühlem Wasser nachspülen. Dies belebt die Kopfhaut, stärkt das Nervengewebe und eignet sich sehr gut zum Ausspülen von Seifenresten.

Ebenso können Sie eine Pflegespülung statt Wasser verwenden. Als natürliche Haarspülung oder Pflegepackung werden Zitronensaft, Essig, Eigelb oder Joghurt verwendet. Sie beseitigen Seifenreste und machen die Haare weich und geschmeidig. Werden die Haare nach dem Waschen mit etwas Kamillentee oder Ringelblumentee nachgespült, hellen sie auf; Rosmarin, Salbei und Bhringaraj dunkeln ab. Verwenden Sie schwarzen Tee, erhalten die Haare einen goldenen Glanz.

Eine vitalstoffreiche Ernährung mit ausreichenden Anteilen an Eiweiß, Mineralstoffen, Vitamin B, Vitamin C und essenziellen Fettsäuren ist ein wichtiges Fundament für gesundes Haar. Ist jedoch die Durchblutung der Kopfhaut durch Verspannungen oder Fettablagerungen blockiert, erreichen die Nährstoffe nicht die Haarwurzeln. Stoffwechselstörungen, Mineralstoffmangel sowie Ama- und Dosha-Ansammlungen lassen sich an den Haaren diagnostizieren. Durch eine ayurvedische Kopfmassage werden Spannungen gelöst, die Haarwurzeln von ausgetrockneten Talgschichten befreit und die Durchblutung gefördert.

Für die Kopfmassage werden traditionell warmes Sesamöl (wärmend, nährend) und Kokosöl (kühlend, ausgleichend) empfohlen. Aber auch Mandel- oder Kürbiskernöl sind sehr geeignet.

Praktische Empfehlungen bei Haarproblemen

Trockenes Haar

- Alle Vata-erhöhenden Faktoren in Ernährungs- und Lebensweise reduzieren.
- Regelmäßige Kopfmassage mit Sesamöl, angereichert mit ätherischem Lavendel-, Geranien- und Wacholderöl.

Fettiges Haar

- Alle Pitta-erhöhenden Faktoren in der Ernährungs- und Lebensweise reduzieren.
- Regelmäßige Kopfmassagen mit Jojoba- oder Neemöl, angereichert mit ätherischem Bergamott-, Zedernholz-, Zypressen-, Zitronen- und Lavendelöl.
- Regelmäßige Haarwäsche mit zitronenhaltigen Spülungen.

Schuppen

- Alle Ernährungsempfehlungen, welche das Agni verstärken.
- Milch, Milchprodukte, Erdnussbutter und fettes Fleisch meiden.
- Kopfmassage mit Jojobaöl, angereichert mit ätherischem Eukalyptusöl (stimulierend, reinigend) und Rosenöl (kräftigend, macht die Kopfhaut geschmeidig).

Juckende Schuppen

- Die Kopfhaut am Abend mit Jojobaöl und Geranium-, Lavendel-, Wacholder- und Sandelholzöl einmassieren, über Nacht wirken lassen und am nächsten Morgen auswaschen.

Fettige, trockene Kopfhaut

- In die Kopfhaut etwas Jojobaöl und Zedernholz-, Rosmarin-, Zitronenöl einmassieren.
- Petersilie in der Nahrung und als intensiven Sud wie eine Pflegespülung verwenden.

Haarausfall

Nach ayurvedischer Ansicht liegt Haarausfall immer eine Störung des Pittas zugrunde. Das Pitta sammelt sich an den Haarwurzeln und verbindet sich dort mit Vata, was wiederum die Ansammlung von Kapha im Blut bewirkt. In der Folge verstopfen die Follikel, und die Haare können nicht nachwachsen.

Neben erblich bedingten Faktoren werden Hormonstörungen, Mineralstoffmangel, Infektionskrankheiten und konstitutions- oder stressbedingte Pitta-Störungen verantwortlich gemacht. Diese Auslöser wirken nach einer Schwangerschaft, während der Wechseljahre, im Frühjahr oder im Herbst besonders intensiv. Um Haarausfall ganzheitlich zu behandeln, bedarf es einer umfassenden Diagnose und einer individuell abgestimmten Behandlungsstrategie mit Ernährungsempfehlungen, Pflanzen-heilmitteln, Massagen und Reinigungstechniken.

Als wirkungsvolle Behandlungsweise werden Kopfmassagen, Shirodara, Shirobasti und die Einnahme von Triphala und Ashwaganda empfohlen. Auch alle Dhatu aufbauenden Nahrungsmittel und frisches Gemüse können das Haarwachstum unterstützen. Zur Entlastung der strapazierten Leber sollten sehr schwere, saure, fetthaltige und falsch kombinierte Mahlzeiten vermieden werden.

Zusätzlich wird folgende Kräutermixtur empfohlen: 60 g Rosmarinspitzen und 40 g Schafgarbe in 1 Liter hochprozentigem Alkohol ansetzen und zwei Wochen stehen lassen. Dann abseihen, den Rückstand in 1 Liter Wasser geben und diesen nach zwei bis drei Stunden ebenfalls abseihen.

Ayurvedische Kopfmassage und Marma-Behandlung

Auf unserer Kopfhaut liegen viele Marma-Vitalpunkte, deren Berührung und Massage uns tief entspannen, ausgleichen und harmonisieren. Eine Kopfmassage mit warmen Ölen stärkt den Haarwuchs, pflegt die Kopfhaut und regeneriert das gesamte Nervensystem. Es gibt nichts Besseres als eine beruhigende Massage mit Kokosöl zum Pitta-Ausgleich oder mit Johaniskraut zur Vata-Regeneration. Bei Haarausfall, frühzeitigem Ergrauen und Kopfschmerzen erfahren wir eine wertvolle Hilfe mit regelmäßigen Selbstbehandlungen des Kopfes. Massieren Sie sich regelmäßig am Abend oder Morgen Ihren Kopf, und lassen Sie das Öl für mindestens eine Stunde auf der Kopfhaut wirken.

- Benetzen Sie Ihre Hände mit Öl, und verteilen Sie das Öl von der Stirn ausgehend auf dem Kopf. Beginnen Sie Ihre Massage, indem Sie die Kopfhaut wie beim Haarewaschen mit den Fingerkuppen lockern. Gehen Sie immer vom Haaransatz aus nach hinten, und streichen Sie die Finger über den Hinterkopf aus.

- Massieren Sie am Haaransatz entlang mit kleinen kreisenden Bewegungen von der Stirn zu den Ohren, am Ohransatz entlang bis zum Hinterkopf.

- Verschränken Sie die Hände hinter dem Nacken, und bewegen Sie den Kopf nach hinten. Spüren Sie den Druck des Halses gegen die Hände.

- Nun von hinten nach vorne massieren, indem Sie mit den Fingerspitzen Zickzackbewegungen auf der Kopfhaut machen.

- Schließen Sie Ihre Kopfmassage mit einer kleinen Marma-Behandlung ab. Diese wirkt besonders entspannend und fördert die Konzentrationsfähigkeit und einen guten Schlaf. Auf der Scheitellinie befinden sich drei Marma-Punkte, die nacheinander gedrückt werden sollten:

- Das erste Marma ist der Scheitelpunkt, es liegt auf der Mittellinie des Kopfes. Legen Sie Ihren Handballen auf die Nasenwurzel, und strecken Sie Ihren Mittelfinger nach oben aus. Der Punkt, an dem der Mittelfinger den Scheitel berührt, ist Mardhi Marma (siehe Abbildung). Geben Sie ein wenig Öl auf Ihren Mittelfinger und machen Sie zwanzig kleine Kreise im Uhrzeigersinn am Mardhi Marma.

- Der zweite Punkt wird Brahma Randra genannt und liegt direkt über der vorderen Fontanelle. Gehen Sie vom ersten Punkt drei Querfinger nach vorne, sind Sie beim Brahma Randra. Geben Sie ein wenig Öl auf Ihren Mittelfinger und machen Sie zwanzig kleine Kreise im Uhrzeigersinn am Brahma Randra.

- Der dritte Punkt befindet sich vier Finger breit hinter dem Scheitelpunkt und liegt direkt über der hinteren Fontanelle. Shiva Randra ist der höchste Punkt Ihres Scheitels; hier liegt das Zentrum der Konzentration und Gedächtniskraft. Geben Sie ein wenig Öl auf Ihren Mittelfinger und machen Sie zwanzig kleine Kreise im Uhrzeigersinn am Shiva Randra.

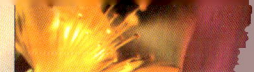

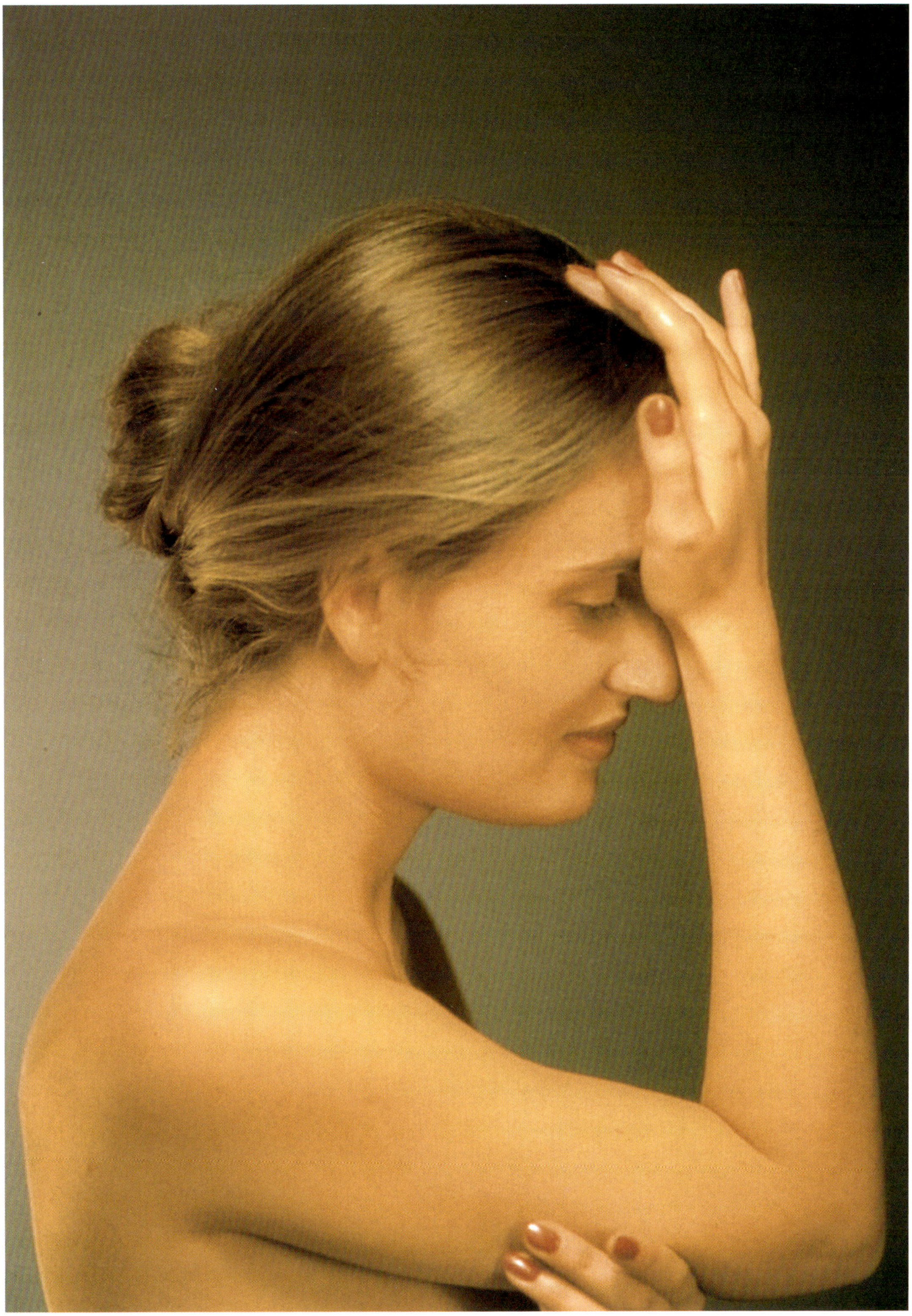

Marma-Massage des Mardhi Marma.

Baden in einem Meer von warmem Öl

Warmes Öl eignet sich ideal zum Genießen, Massieren und Dosha-Ausgleichen. Ein Strahl duftendes Pflanzenöl rinnt über den Rücken, tröpfelt auf die Stirn und salbt jedes Körperteil. Mit jeder Ölmassage empfangen wir wohlige Wärme, tiefe Kraft und inneren Frieden. Durch eine regelmäßige Selbstmassage verstärken wir den intensiven Kontakt mit unserem eigenen Körper und erfahren neue Ebenen von Nähe und Selbstliebe. Die sanfte Massage mit warmem Öl bezeichnet man im Ayurveda als Snehana, das mit »Liebestherapie mit fettiger Substanz« übersetzt wird. In der ayurvedischen Massage sprechen die Hände über liebevolle Berührungen und zarte Ausstreichungen zum Körper und öffnen sanft die Türen zum Herzen. Wenn Sie in einem Meer von warmem Öl baden, verbinden Sie sich mit der eigenen Kraftquelle und tauchen ein in den inneren Raum der Fülle und Liebe.

Für die Ölbäder werden hochwertige Pflanzenöle und medizinische Kräuteröle verwendet, mit denen Sie sich vor dem Bad die Haut einsalben. Sie sollten den ganzen Körper so lange einölen, bis sich auf der Haut eine Ölschicht gebildet hat. Diese lassen Sie zehn Minuten einwirken; spülen Sie diese anschließend in der warmen Wanne ab. Diese Badebehandlung wirkt äußerst reinigend und regenerierend für den Organismus. Der Körper erhält eine wertvolle Unterstützung in seiner Entgiftung, Verjüngung und dem Zellaufbau.

Falls es Ihnen nicht möglich ist, eine Abhyanga unter den liebevollen Händen zweier erfahrener Ayurveda-Therpeuten zu genießen, können Sie sich selbst eine heilsame Ölmas-

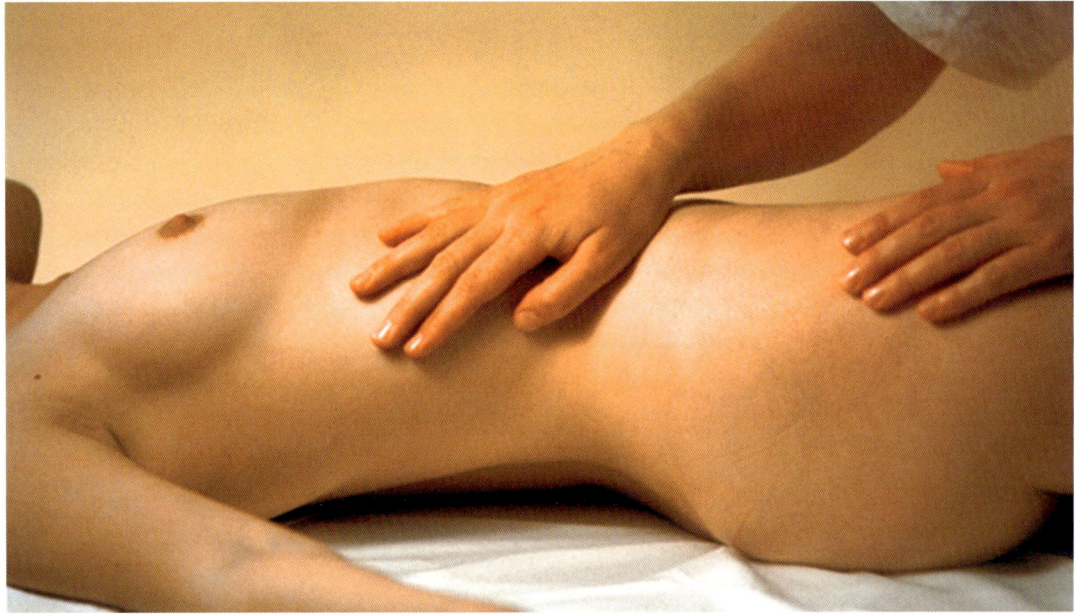

Snehana – Berührung und Entspannung durch Ölmassage.

sage geben. Sie sollten sich für die Selbstmassage etwa eine halbe Stunde Zeit nehmen. Massieren Sie stets in einem warmen, hellen und sauberen Raum. Lüften Sie kurz vorher. Achten Sie darauf, das keine lauten Geräusche, Zugluft oder grelles Licht Sie stören. Eine liebevolle Berührung erzeugt Nähe und das Gefühl von Selbstvertrauen. Die positive Einstellung zum Körper und die bewusste und fachgerechte Massagetechnik lassen eine Einölung eine »Behandlung liebender Hände« werden.

Vielen meiner Patientinnen empfehle ich, sich regelmäßig selbst einzuölen und dieses mit einem kleinen »Selbstliebe-Ritual« zu verbinden:

Massieren Sie sich den Körper ein, und sprechen Sie mit jedem einzelnen Körperteil. Üben Sie sich in positiver Selbstrede, und wählen Sie bewusst zwischen den Aussagen: »Ich liebe ...«, »ich mag ..., oder »ich akzeptiere meine ... (Hände, Brust, Oberschenkel, Füße usw.)«. Spüren Sie, wie Ihr Körper diese Liebkosung zugleich auf körperlicher und seelischer Ebene erfährt und wie Sie auf diese Weise einen liebevollen Kontakt zu sich selbst und Ihrem Körper aufnehmen.

Ein positiver Kontakt zum eigenen Körper ist auch eine wesentliche Voraussetzung zur Behandlung und Massage anderer, denn in der ayurvedischen Therapie wird sehr großer Wert auf die reine und ausgeglichene Geisteshaltung des Therapeuten gelegt. Traditionellerweise nimmt der ayurvedische Massagetherapeut vor seinen Behandlungen ein Bad und zieht sich frische Kleider an. Vor jeder Massage reinigt er sich Gesicht, Hände und den Geist durch eine kleine Meditation.

Individuelle Massageöle mit Kräutern und Essenzen

Als Snehana, fettige Substanz, können wir jedes beliebige Pflanzenöl oder Ghee verwenden. Je nach Dosha-Ausprägung werden bestimmte Öle empfohlen, die Sie selbst herstellen können.

Das Grundrezept zur Herstellung von ayurvedischen Ölen mit Kräuterzusätzen ist sehr einfach. Kochen Sie Wasser, Öl und die entsprechenden Kräuter so lange auf, bis das gesamte Wasser verdunstet ist. Vom Mengenverhältnis kommen auf 1 Tasse Öl immer 4 Tassen Wasser und ¼ Tasse Kräuter. Diese werden im offenen Topf so lange gekocht, bis sich die Flüssigkeit wieder auf eine Tasse reduziert hat. Anschließend das Öl abkühlen lassen und filtrieren, indem Sie die Flüssigkeit durch ein Sieb abgießen.

Hier einige einfache Ölrezepturen, welche sich zum Ausgleich der Doshas sehr bewährt haben:

Vata-Öl

4 Tassen Wasser
1 Tasse Sesamöl
¼ Tasse Kräutermischung aus gleichen Teilen Süßholz, Ginseng und Ingwer

Pitta-Öl

4 Tassen Wasser
1 Tasse Sonnenblumenöl
¼ Tasse Kräutermischung aus gleichen Teilen Fenchel, Minze und Süßholz

Kapha-Öl

4 Tassen Wasser
1 Tasse Sesamöl
¼ Tasse Kräutermischung aus gleichen Teilen Ingwer, Thymian und Salbei

Die Öle in der beschriebenen Weise zubereiten und zur hygienischen Aufbewahrung in eine verschließbare Flasche füllen.

Intensiver als die Abkochungen wirken die Körperöle mit ätherischen Ölzusätzen. Sie entsprechen nicht nur den therapeutischen Ansprüchen, sondern auch den kosmetischen. Je nach Bedürfnis können Sie Ihre individuelle Ölmischung abstimmen.

Optimal ist es, den ganzen Körper zuerst einzuölen und anschließend das Öl in der heißen Wanne oder unter der Dusche abzuspülen. Durch die Ölmassage wird der ganze Organismus angeregt und genährt. Abgelagerte Stoffwechselschlacken im Gewebe lösen sich, und das Lymphsystem wird aktiviert. Da sich in den Geweben nicht nur Toxine speichern, sondern auch unverarbeitete Gefühle, wirkt eine Ölmassage auf physischer wie psychischer Ebene gleichermaßen befreiend und klärend. Snehana, die sanfte Ölung mit liebenden Händen, ist somit eine wunderbare Behandlungsform, um sich selbst zu verwöhnen und Körper, Geist und Seele wieder in Einklang zu bringen.

Etwa fünfzehn Minuten nach der Ölmassage folgt ein Schwitzbad (Svedana) oder eine Waschung mit möglichst warmem Wasser. Mit der heißen Feuchtigkeit öffnen sich die Körperkanäle (Shrotas) und die gelösten Stoffwechselablagerungen können abtransportiert werden. Sie sollten unter dem feuchten Nass zum Schwitzen kommen, denn dies regt Agni, unser Verdauungsfeuer, an. Wenn Agni gut brennt, wird die Entgiftung fortgeführt; Ama (Schlacken) wird verbrannt und kann den Organismus verlassen. Dies geschieht am besten, indem Sie sich nach dem Ölen und Baden noch ein wenig ausruhen. Wickeln Sie sich in ein dickes Handtuch, und legen Sie sich entspannt für zehn Minuten ins Bett. So können sich der Kreislauf und das Vata-System regulieren, und der Körper hat genügend Zeit, den ausleitenden Entgiftungsprozess zu verstärken.

Der klassische Ayurveda empfiehlt für alle Ölanwendungen vorrangig Sesamöl, da dieses eine stark dämpfende Wirkung auf Vata ausübt, ohne das Kapha zu erhöhen. Sesamöl verleiht dem Organismus Kraft und Stabilität, schützt vor Hauterkrankungen und Pilzbefall, wärmt und kann als vaginales Reinigungsmittel verwendet werden.

Ist die Haut eines Menschen allerdings empfindlich oder allergisch, ist Sesamöl meiner Erfahrung nach weniger gut verträglich, da es von seinen Eigenschaften zu dick, schwer und wärmend ist. In diesem Fall sollte es besser gegen Sonnenblumenöl ausgetauscht werden. Natürliches Sonnenblumenöl bietet durch seine sanften, kühlenden und ausgleichenden Eigenschaften eine gute Alternative zum Sesamöl. Zudem stellt es für alle von Natur aus warmen und hitzigen Menschen das ideale Therapeutikum dar.

Ausgelassenes Butterfett, das so genannte Ghee, ist nicht nur ein Grundstein der ayurvedischen Küche, sondern gilt auch in der ayurvedischen Therapie als wertvoller Ölträger innerhalb einer Behandlung. Es ist besonders aufnahmefähig und hat eine regulierende Wirkung auf Vata und Pitta. Ghee besitzt die Fähigkeit, sich der persönlichen Energie eines Menschen anzupassen und diese in seiner natürlichen Ausdrucksform zu stärken.

Insgesamt werden über hundert Rezepturen von sehr wirksamen arzneilichen Ölen in den klassischen Schriften beschrieben. Die verschiedenen Ölmischungen mit ihren Kräuterzusätzen und ätherischen Ölen werden abgestimmt auf die Behandlungsformen, die Konstitution und die Bedürfnisse des Einzelnen.

Anleitung zur Selbstmassage (Abhyanga)

Die ayurvedische Selbstmassage beginnt am Kopf und endet an den Füßen. Zur Vorbereitung sollten Sie zirka 40 ml Öl erwärmen und in ein wärmehaltendes Gefäß füllen. Entspannen Sie sich kurz, und atmen Sie tief ein und aus. Fühlen Sie sich innerlich gelöst und ruhig? Dann können Sie mit der Massage beginnen:

Kopf

Träufeln Sie etwas Öl auf den Mittelscheitel, und massieren Sie das Öl wie beim Shampoonieren mit kleinen Kreisbewegungen Richtung Ohren in die Kopfhaut. Beugen Sie nun den

Kopf etwas nach vorne, und geben Sie Öl an den Haaransatz im Nacken. Das Öl mit leichten kreisenden Bewegungen entlang des Hinterkopfes in Richtung der Ohren massieren.

Um die Durchblutung und das Nervensystem anzuregen, können Sie jetzt mit den Fingerkuppen auf den Kopf klopfen und an den Haarwurzeln leicht ziehen. Zum Schluss noch einmal den Kopf sanft ausstreichen und das aufgetragene Öl gleichmäßig über den Kopf verteilen.

Gesicht

Tauchen Sie Ihre Fingerspitzen in das Öl, und massieren Sie Ihre Stirn von der Mitte ausgehend in kreisenden Bewegungen nach außen. Spüren Sie, welcher Druck und welche Geschwindigkeit für Sie am angenehmsten sind.

Streichen Sie anschließend das ganze Gesicht von der Mitte ausgehend nach außen aus – über die Stirn, unter und über den Augen, von der Nase über die Wangen, die Lippen und das Kinn. Beenden Sie die Gesichtsmassage mit einer sanften Streichbewegung von der linken zur rechten Unterkieferseite und umgekehrt. Tauchen Sie, falls nötig, zwischendurch Ihre Finger immer wieder in das warme Öl.

Hals

Bringen Sie die Hände nun zum Halsrücken, und streichen Sie den Hals hinauf und hinab. Fassen Sie von oben den Halsrücken, und streichen Sie nach vorne den Hals hinunter. Wiederholen Sie diesen Vorgang drei- bis viermal.

Arme

Nun werden die oberen Extremitäten massiert. Nehmen Sie etwas Öl in die rechte Hand, und verteilen Sie dieses mit kreisenden Bewegungen über Schultern, Ellenbogen und Handgelenk. Die Kreise sollten klein und kräftig sein,

um die stark ausgeprägte Armmuskulatur zu durchdringen. Streichen Sie nun die Muskeln des Ober- und Unterarms an seinen Konturen von oben nach unten aus, und fahren Sie sanft mit den Fingern am Außenarm wieder nach oben. Wiederholen Sie diesen Vorgang einige Male im harmonischen Rhythmus, und enden Sie mit einer abwärts gerichteten Bewegung am Handgelenk. Führen Sie den gleichen Massageablauf mit der linken Hand am rechten Arm aus.

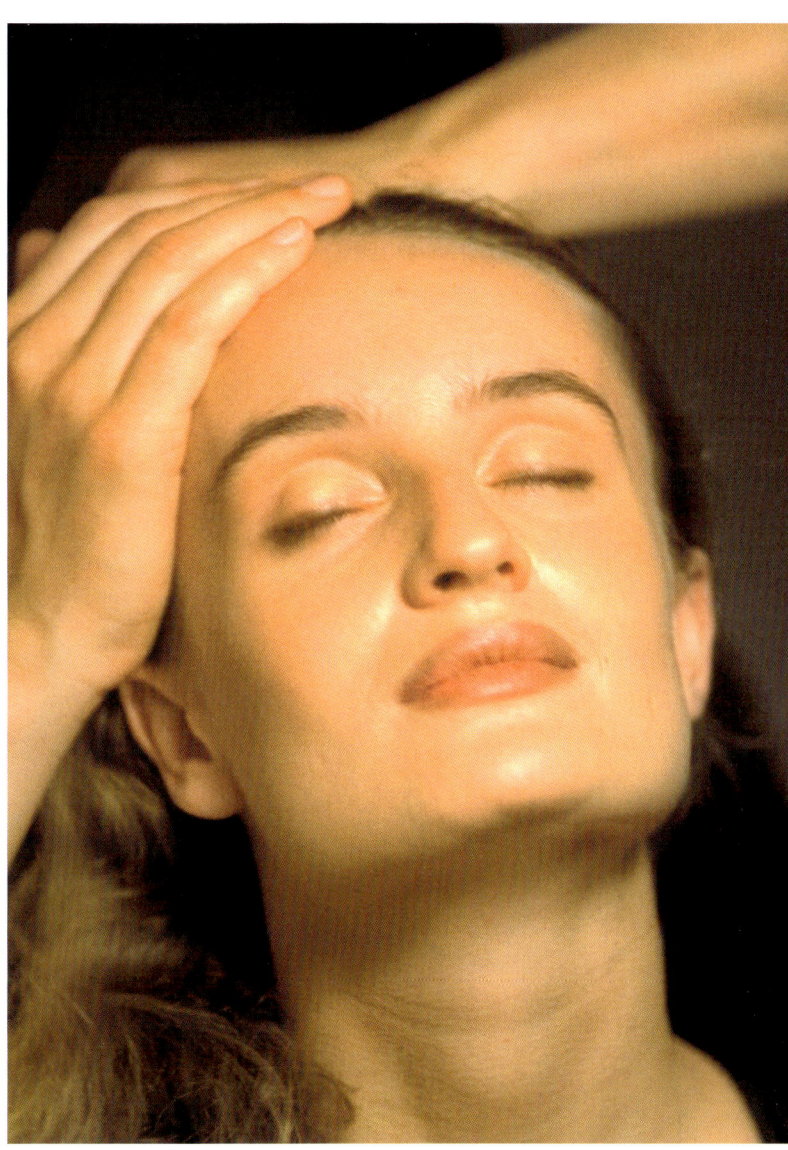

Ayurvedische Kopf- und Gesichtsmassage.

Hände

Streichen Sie vom äußeren Handgelenk den Handrücken hinunter. Behandeln Sie jeden einzelnen Finger, indem Sie mit dem Daumen und Zeigefinger der massierenden Hand sich langsam nach oben bewegen und dann von der Fingerkuppe aus an dem Finger leicht drehen und ziehen. Streichen Sie anschließend mit dem Daumen der einen Hand die Handfläche der anderen Hand aus. Beginnen Sie am Handballen, und arbeiten Sie sich über die Handflächen bis zu den Fingeransätzen vor. Wiederholen Sie den gleichen Massageablauf an der anderen Hand.

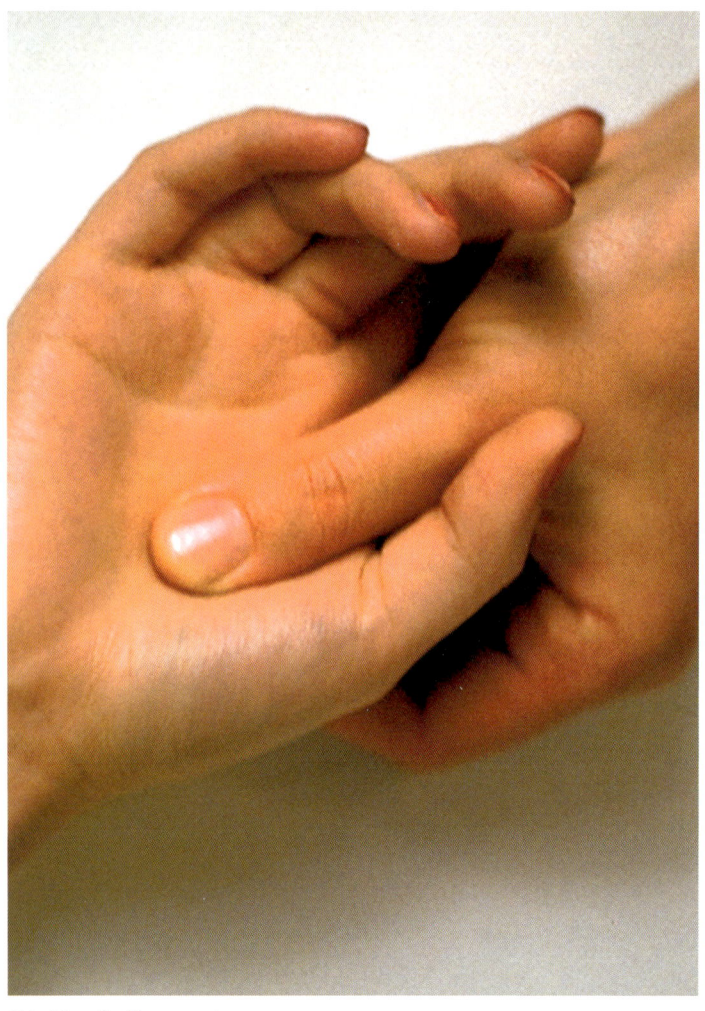

Die Handballen massieren.

Rumpf

Nun folgt eine großflächige Einölung des Rumpfes. Beginnen Sie an der Schulter, und massieren Sie mit großen Kreisen über die Brust bis zum Ende der Rippen. Arbeiten Sie immer von der inneren Mittellinie des Brustbeines nach außen, und üben Sie keine kräftigen Massagebewegungen auf den Brustbeinknochen und Rippen aus.

Nehmen Sie erneut Öl, und kreisen Sie sanft von Ihrem Bauchnabel ausgehend spiralenförmig über den gesamten Bauchraum. Um die Darmperestaltik zu unterstützen, sollten Sie stets von rechts nach links kreisen und im Unterbauch keinen Druck ausüben. Massieren Sie anschließend die Wirbelsäule und den Rücken vom Steißbein sanft nach oben, soweit Ihre Arme den Rücken erfassen können. Bitte geben Sie keinen Druck auf die Wirbelsäule, lediglich eine liebevolle Streichbewegung. Massieren Sie auch den seitlichen Rücken über die Rippenbögen bis zu den Schulterspitzen.

Beine

Zum Schluss werden die Beine und Füße mit Öl massiert. Beginnen Sie an den Gesäßbacken mit großen Kreisbewegungen im Uhrzeigersinn. Fahren Sie nun am rechten Bein hinunter, und massieren Sie es mit beiden Händen, indem Sie mit der einen die Innenseite und mit der anderen die Außenseite des Beines ausstreichen. Bei Wasseransammlungen und Zellulite können Sie auch ein wenig kräftiger streichen und die nach oben führende Bewegung betonen.

Streichen Sie noch die Vorderseite des Unterschenkels aus, und kreisen Sie sanft um die Kniescheibe. Dann geht es abwärts zu den Fußknöcheln, um die Sie ebenfalls sanft kreisen. Gehen Sie vom Knöchel über die Achillesferse zur Wade, und massieren Sie das Bein nach oben, über die Kniekehle zum Oberschenkel. Wiederholen Sie den gleichen Vorgang mit dem anderen Bein, und wenden Sie sich anschließend den Füßen zu.

Streichen Sie sanft Ihre Füße vom Fußspann bis zu den Zehen aus, und massieren Sie sie mit kleinen Kreisbewegungen zwischen den Fußknochen. Massieren Sie in kleinen Kreisen und mit leichtem Lockern an jedem Fußzeh extra, genauso wie Sie es bereits bei den Fingern getan haben. Streichen Sie nun mit dem Restöl die Fußsohlen ein, und massieren Sie diese sanft an den Seiten. Wenn Sie möchten, können Sie zum Abschluss mit einer kleinen Fußreflexzonenmassage auch die inneren Organe behandeln.

Beenden Sie Ihre Abhyanga, indem Sie einen Tropfen Öl in jedes Ohr und Nasenloch geben. Ihr Körper sollte nun von Kopf bis Fuß von einer Ölschicht umnetzt sein. Ist das Öl an einigen Stellen vollständig eingezogen, verwenden Sie das nächste Mal etwas mehr, sodass die Haut satt bedeckt ist von Öl. Durch die Ölmassage können Sie abgelagerte Schlacken in den Geweben freisetzen und die Zirkulation anregen, um die gelösten Toxine auszuschwemmen.

Lassen Sie das Öl nun fünfzehn bis fünfundzwanzig Minuten einwirken, und entspannen Sie sich dabei. Ein kurze Meditation eignet sich jetzt hervorragend:

Visualisieren Sie, wie die heilenden Kräfte der Natur Sie durchdringen und erneuern. Stellen Sie sich bildlich vor, wie ein Mantel aus strahlend weißem Licht Sie umhüllt und wie jede Zelle Ihres Körpers dieses Licht in sich aufnimmt. Spüren Sie die neue, frische Lebensenergie, die durch jede Faser Ihres Körpers fließt. Bedanken Sie sich bei Gott für seine Liebe und Gnade, mit der er Sie jeden neuen Tag in Freude und Leichtigkeit das Leben genießen lässt. Wenn Sie diese Übung einmal ausprobieren möchten, bedanken Sie sich auch bei Gott, wenn Sie sich gerade nicht in Freude und Leichtigkeit fühlen. Ihr Unterbewusstsein hört die Botschaft trotzdem und erfüllt Ihren Dank.

Duschen Sie nun das Öl mit möglichst heißem Wasser ab. Nach klassischer Methode benutzt man zur Entfernung des Öls eine Paste aus gemahlenem Kichererbsenmehl, Wasser und Milch, die vor dem Duschen auf die Haut aufgetragen wird. Wenn Ihnen das zu umständlich ist, verwenden Sie eine pH-neutrale und besonders milde Seife mit Ölsubstanzen, um die Wirkung der Abhyanga nicht zu schmälern.

Durch die heiße Dusche werden die Scrotas in Ihrem Körper erweitert. Die durch die Massage gelösten Ablagerungen können jetzt verarbeitet und ausgeschieden werden. Rubbeln Sie sich nach dem Duschen kräftig ab, um die Durchblutung erneut anzuregen. Ruhen Sie sich ein wenig im Liegen aus, sodass der Entgiftungsprozess vollendet werden kann.

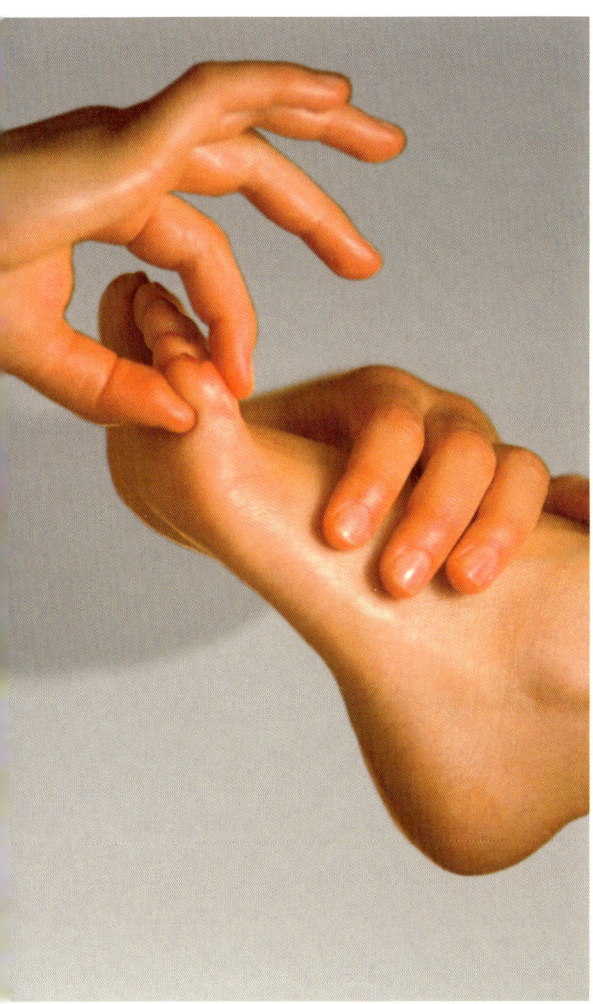

Die Fußzehen lockern und kreisen.

Schönheitsbäder für Körper, Geist und Seele

Duftende Bäder mit Blütenessenzen und Kräutern sind im Ayurveda eine Zeremonie der körperlichen und geistigen Entspannung. Sie reinigen den Körper, wirken anregend und aphrodisierend. Durch das regelmäßige Bad kommt Ihre Lebensenergie wieder zum Fließen, und Sie gewinnen eine tiefe Verbindung zu Ihren Emotionen. Besonders aufnahmefähig für die pflegenden Wirkstoffe der beschriebenen Schönheitsbäder ist die Haut am frühen Abend zwischen 17.00 und 19.00 Uhr.

Wärmende Bäder mit edlen Essenzen bauen den Organismus auf und wirken besonders heilsam auf Vata. Sie können in kurzer Zeit entspannen, loslassen und auftanken. Wird das Bad mit ätherischen Ölen wie Rose, Sandelholz und Lavendel angereichert, erfährt Ihr Vata einen effektiven Ausgleich. Sie erhalten wohlige Wärme und bekommen eine glatte und geschmeidige Haut.

Kühlende Waschungen gleichen das innere Pitta-Feuer aus. Ein Bad mit Pfefferminze, Jasmin und Salbei harmonisiert nicht nur das gesamte Pitta-Prinzip, sondern kann auch unreine oder entzündliche Hautzonen heilen.

Kapha schwelgt gerne in wohltemperierten Bädern, die mit kostbaren Parfüms, Ölen und Essenzen angereichert sind. Als Stoffwechselanregung und Vitalitätsspritze gibt es nichts Besseres als ein aktivierendes Kräuterbad mit Rosmarin, Patchoulie und etwas Zitrone.

Alle Bäder sollten ausschließlich mit natürlichen Ölen angereichert und nicht länger als fünfzehn Minuten genossen werden. Optimal ist eine Temperatur zwischen 35 und 39 Grad. Weist das Wasser über 40 Grad auf, wirkt es ermüdend und energieraubend. Eine schöne Atmosphäre mit Kerzen, Blumen, Duftlampe und Déco-Accessoires verstärkt die regenerierende und erfrischende Wirkung Ihres Badezermoniells.

Eine Haut wie Samt und Seide erhalten Sie mit einer luxuriösen Badesubstanz aus Milch, Honig und etwas Rosenessenz. Nehmen Sie zwei Tassen frische Vollmilch (für Vata: Sahne), und mischen Sie diese im Badewasser mit einer Tasse Bergblütenhonig und 4–5 Tropfen Aromaöl aus Rosen. Ihre Haut wird nach diesem Bad zart, geschmeidig und erhält einen strahlenden, jugendlichen Glanz.

Frisch und frei fühlen Sie sich nach einem Essigbad. Hierzu werden einfach 30 ml Obstessig oder Apfelessig in das Badewasser gegeben. Reichern Sie dies noch mit etwas Basilikum- oder Minzessenz an, erfahren Sie eine Belebung für Körper, Geist und Seele.

Schönheitsbäder für die Haut

Spezielle ätherische Ölmischungen für die Haut wirken heilend und reinigend. Ihre differenzierte Zusammenstellung verstärkt die Wirkung der einzelnen Substanzen und hat einen stark synergetischen Effekt. Sie unterstützen die regenerierende Wirkung der Ölmassage und schenken dem ganzen Organismus neue Lebenskraft.

Ist der Körper bereits geölt, können die ätherischen Öle in Wasser verdünnt und als abschließendes Bad angewendet werden. In Verbindung mit einem fettenden Trägeröl hingegen können sie auch allein als wohltuendes Bad genossen werden. Als Waschung für Gesicht und Dekolleté genügt ein Drittel (beziehungsweise die Hälfte) der angegebenen Menge, um es als Kompressenwasser und/oder Gesichtsspülung zu verwenden.

Zur Reinigung und Entgiftung der Haut

4 Tropfen Basilikum
3 Tropfen Rosmarin
3 Tropfen Zitrone

mit 1 EL Salz zusammen in das Wasser geben.

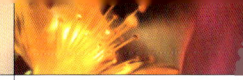

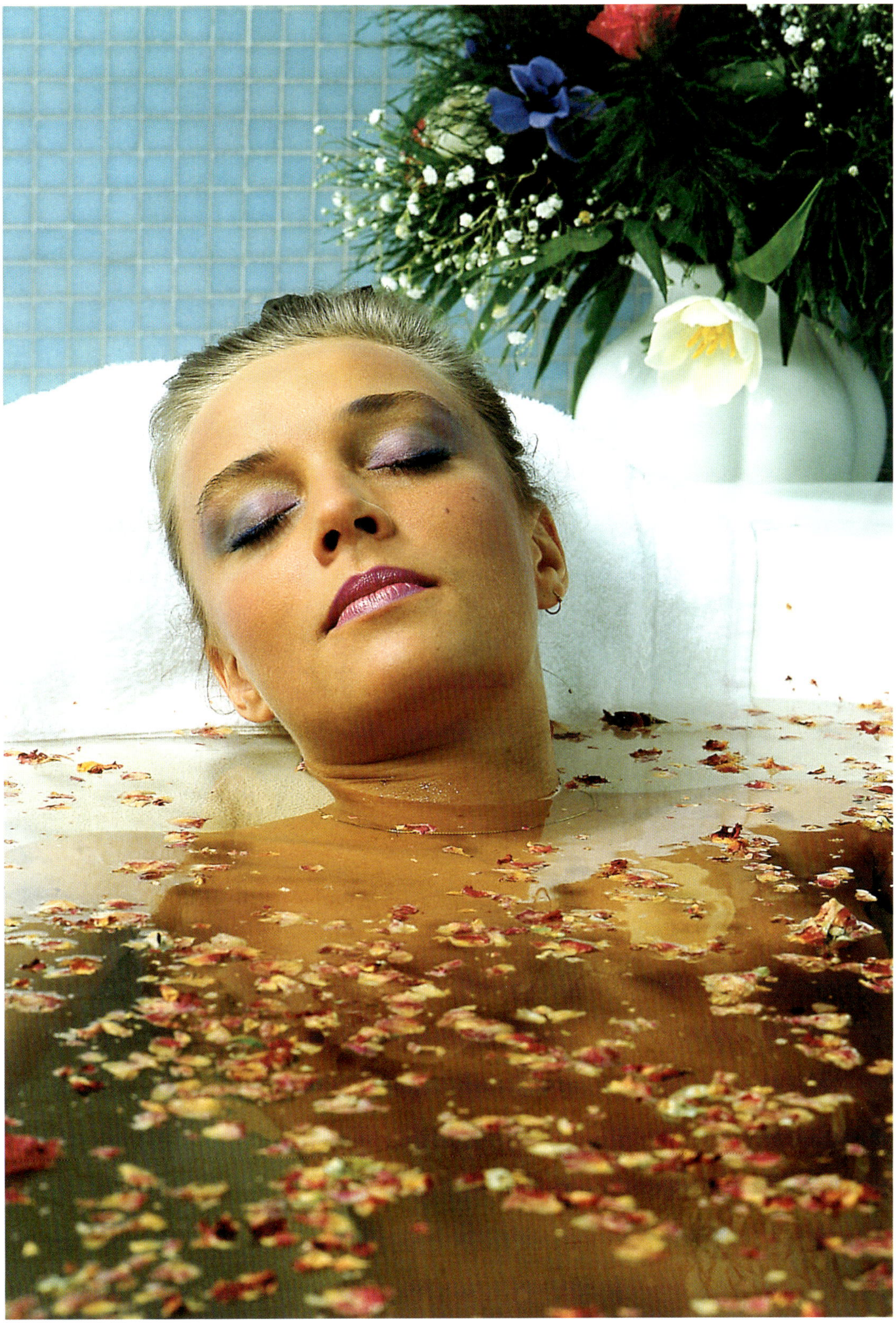

Für die fettige Haut

> 5 Tropfen Basilikum
> 2 Tropfen Zitrone
> 2 Tassen Apfelessig

in das dampfende Wasser geben; vor und nach dem Bad die Haut mit einem Garshan- oder Luffa-Handschuh entgegen der Haarwuchsrichtung am ganzen Körper ausstreichen.

Für die trockene Haut

> 6 Tropfen Bergamotte
> 6 Tropfen Rosa mosquita
> 2 EL Avocadoöl
> 1 EL Sahne

Für die normale Haut

> 5 Tropfen Neroli
> 3 Tropfen Rose
> 1 Tasse Milch
> 1 EL Honig

Gegen Hautunreinheiten

> 5 Tropfen Teebaumöl
> 5 Tropfen Lavendel
> 2 Tropfen Muskatellersalbei
> 1 Tasse Apfelessig

in das warme Wasser geben. Vorher die Haut mit Reismehl, gemischt mit ¼ TL Kurkuma und Aloe-Vera-Saft an den unreinen Hautstellen abreiben.

Gegen Sonnenbrand und entzündete Hautstellen

> 6 Tropfen Pfefferminze
> 9 Tropfen Lavendel
> 3 EL Jojobaöl
> ½ EL Honig

in das warme Wasser geben (nicht zu heiß!), die Haut anschließend mit etwas Jojobaöl oder Nachtkerzenöl an den betroffenen Hautstellen einreiben. Ein lauwarmer Kräutertee mit ½ TL Minze, ½ TL Fenchel, 1 Msp. Koriander und etwas Kandiszucker unterstützt ebenfalls die Wirkung.

Bademischungen für die Sinnlichkeit und zur Erneuerung der Lebenskräfte

Zur sinnlichen Anregung und Träumerei

> 2 Stück Zimtrinde
> 1 Handvoll Melisseblätter
> 1 Handvoll Rosmarin

zu einem starken Aufguss verkochen und in das warme Bad zugeben.

Aphrodisierende Ölmischung

> 10 Tropfen Sandelholz
> 4 Tropfen Ylang-Ylang
> 3 Tropfen Jasmin
> 1–2 EL Mandelöl

in das Badewasser geben und mit Kerzenschein und romatischer Musik genießen.

Zur Erweckung neuer Lebenskräfte

> 10 Tropfen Rosmarin
> 5 Tropfen Lavendel
> 5 Tropfen Basilikum
> 2 Tropfen Nelke
> etwas Meersalz oder Sonnenblumenöl

in das lauwarme Wasser geben und für zehn Minuten darin baden. Wenn Sie vorher den ganzen Körper mit einem Seidenhandschuh oder einer Wurzelbürste sanft abreiben (entgegen der Haarwuchsrichtung), ist die belebende Wirkung besonders intensiv.

Effektive Gewichtsreduktion mit Ayurveda

Das gängige Schönheitsideal unserer Gesellschaft wird in der Regel mit dem Maßband und der Waage gemessen. »Schön sein« bedeutet in unserer Kultur normalerweise, eine schlanke Figur und ein straffes, jugendliches Gewebe zu haben. Dies ist nur mit einer richtigen Ernährung und konsequentem Körpertraining zu erreichen und zu halten. Ayurveda vermittelt uns eine Fülle ganzheitlicher Lebensempfehlungen, die inneres Wohlgefühl, Gesundheit und jugendliche Schönheit vereinen.

Bei zum Beispiel Gewichtsproblemen oder Gewebsveränderung ist es sinnvoll, die Ursachen genau zu beleuchten. In der Regel gibt es neben einer falschen Ernährung und einer einseitigen Lebensweise viele psychosomatische Auslöser eine Stoffwechselstörung. Unbewusste Bilder bestimmen das Aussehen und den Ausdruck unseres Körpers. Bleiben diese unverändert negativ, wird kein Schönheitsprogramm langfristige Wirkung zeigen.

Mit einem täglichen Bewegungsprogramm haben wir den stärksten Einfluss auf körpereigene Stoffwechselverbrennung und Entschlackung. Mit der im Körper produzierten Hitze öffnen und reinigen sich die Körperkanäle und Ausscheidungswege, sodass eine gute Versorgung mit Nährstoffen erfolgt und die Muskulatur gestärkt wird. Zu den passiven Bewegungsformen zählen unter anderem Massage und Lymphdrainage; ebenfalls wichtig sind jedoch auch aktive Bewegungsarten wie Sport, Yoga und Gymnastik. Neben einer ausgewählten Ernährungsweise ist Bewegung unerlässlich, wenn wir unsere äußeren Formen verändern und Gewicht reduzieren möchten.

Ganzheitliche Ernährung und Gewichtsreduktion mit Ayurveda

Statistiken besagen, dass in Mitteleuropa mindestens siebzig Prozent aller Frauen Essstörungen haben und fast jede zweite Frau unter Gewichtsproblemen leidet. Essen dient häufig als Kompensationsmittel, das weit über die reine Versorgungsaufgabe hinausgeht. Egal, welche Emotionen unser Inneres bewegen, sie spiegeln sich in unseren Ernährungsgewohnheiten und Gelüsten wider. Im Ayurveda sagt man, der Appetit ist der beste Indikator für Gesundheit. Sind wir sowohl körperlich als auch seelisch im Gleichgewicht, wählen wir automatisch die für uns richtige Nahrung. Werden wir jedoch von störenden Dosha-Kräften regiert, bestimmen diese die Menge und Auswahl unserer Nahrungsmittel. Unsere täglichen Ernährungsgewohnheiten werden meist nicht von der Vernunft, sondern von unseren Gefühlen und Lebensbedingungen diktiert.

Die tägliche Nahrung reflektiert unsere Bewusstheit und innere Einstellung zum Leben. Das persönliche Essverhalten zeigt den Grad an Harmonie, den wir mit uns selbst, der Welt, den universellen Gesetzen und der göttlichen Schöpfung erreicht haben. Die täglichen Mahlzeiten verbinden uns mit der kosmischen Energie und sollten ein Vorgang sein, den Lebensfreude und Lebendigkeit begleiten.

Durch die täglichen Ernährungsgewohnheiten kreieren wir ein Gefühl von Sicherheit, Stabilität und Geborgenheit. Ändern wir diese Gewohnheiten, gerät dieses Gefüge erst einmal in Unordnung. Dazu ist man oft nur bereit, wenn gewichtige Gründe, wie zum Beispiel schwere Krankheiten, tiefe Sinnsuche usw. vorliegen.

Renate ist Kapha-Pitta-Frau und führt als Mutter von drei Kindern und halbtags Berufstätige ein sehr aktives Leben. Sie ist von ihrem Wesen her fröhlich, mütterlich und lebenslustig. Ihr Beruf als Masseurin macht ihr viel Freude, und mit ihrer Familie fühlt sie sich voll ausgelastet.

Renate leidet seit vielen Jahren an Übergewicht. Da sie generell groß und kräftig gebaut ist, fallen die 85 Kilogramm Körpergewicht rein äußerlich keineswegs unangenehm auf, doch Renate fühlt sich in ihrem Körper unwohl und gehemmt. Trotz großen Anstrengungen mit Diäten, Fasten und Sport ist es ihr nicht gelungen, langfristig abzunehmen. Kaum hat sie sechs Kilos heruntergehungert, nimmt sie wieder zu. Als ich Renate bei einer Ayurveda-Wellness-Kur kennen lernte, war sie humorvoll verzweifelt und hatte den Traum von 15 Kilogramm weniger Gewicht fast aufgegeben. Als Renate mir ihre täglichen Lebensgewohnheiten schilderte, wurde die Ursache ihrer Problematik schnell sichtbar.

Renate lebte äußerst aktiv: Von morgens 7.00 Uhr bis abends 21.00 Uhr war sie für ihre Familie, Arbeit und anderweitige Verpflichtungen auf den Beinen. Eigentlich machten ihr alle Dinge Freude, doch sie fühlte sich auch oft überfordert, ausgelaugt und müde. Obwohl sie viel Kapha in ihrer Grundkonstitution hatte, lebte sie ein aktives Vata-Pitta-Leben. Durch ihr nicht genügend beachtetes Kapha-Element fühlte sie sich aber ständig in Stress, den der Stoffwechsel automatisch durch eine verringerte Verdauungstätigkeit auszugleichen versuchte. Das innere Bedürfnis nach mehr Ruhe äußerte sich durch ein träges Agni und verringerte Stoffwechselaktivitäten.

Renate begann ganz bewusst, weniger zu arbeiten und mehr nach ihrem eigenen Rhythmus zu leben. Sie genoss ruhige und entspannte Abende, pflegte verstärkt Freundschaften und nahm sich generell für jeden Tag nicht mehr so viel vor. Das Ergebnis war, dass sie sich insgesamt ausgeglichener und kraftvoller fühlte. Die abendlichen Heißhungeranfälle nach Schokolade, Chips und Käsebroten ließen nach, und Renate beobachtete, dass ihr Körper trotz guten und regelmäßigen Mahlzeiten an Gewicht verlor. Lymphschwellungen ließen nach, und das ganze Gewebe wurde straffer, da weniger Wasser gespeichert wurde. Da sie nun auch weniger erschöpft war, gelang es ihr, zweimal in der Woche schwimmen und spazieren zu gehen. So verlagerte sich mit einem entspannteren Lebenswandel Renates kraftvolle Energie auf die eigenen Stoffwechselprozesse, was ihrem Gewichtsproblem und ihrer seelischen Ausgeglichenheit sehr zugute kam.

Einige Menschen sind jedoch auch dann nicht bereit, ihre Ernährung umzustellen, wenn davon das eigene Leben abhängt. Dies zeigt, wie schwierig es ist, Verhaltensmuster zu ändern, und in welchem Maße diese mit unserem inneren Selbstbild verknüpft sind. Haben wir ein schwaches Selbstwertgefühl, Schuld, Angst und Hass, ist es langfristig nicht möglich, die Ernährungsweise und das Aussehen zu verändern, ohne diese Gedankenstrukturen aufzugeben.

Nicht selten dient Essen dazu, Gefühle, sexuelle Spannungen oder schmerzhafte Aspekte des Lebens zu unterdrücken. Selbstzerstörerische Gedanken sind häufig der Grund, zu viel Nahrung zu sich zu nehmen. Nicht wenige haben Angst vor ihrem innewohnenden Potenzial und stopfen sich lieber mit einer Tafel Schokolade zu. Das Überessen oder der Verzehr von schlechter, unreiner und zu schwerer Nahrung ist ein Weg, sich zu betäuben und sich den Herausforderungen des Lebens nicht zu stellen. Aber auch eine zu asketische und extreme Ernährungsweise lenkt ab von der eigenen Gesundheit und Lebenserfüllung, da sie zu viel Energie, Aufmerksamkeit und lebensverneinende Gedanken fordert.

Viele übergewichtige Personen fürchten sich unbewusst, wieder ein normales Gewicht und eine wohlgeformte Figur zu erreichen. Ohne den Schutz und die Geborgenheit der umhüllenden Fettschichten entstehen Ängste vor körperlicher Nähe, Sexualität und Intimität. Andere befürchten, dass sie durch ein attraktives Äußeres die Missgunst und die Ablehnung der Außenwelt auf sich ziehen könnten. Besitzt eine Person ein geringes Selbstwertgefühl, vermeidet sie es möglicherweise, große Aufmerksamkeit auf sich zu lenken, die ihr andere aufgrund positiver Veränderungen schenken könnten. Einem anderen Verhaltensmuster liegt die Programmierung zugrunde, dass sich durch Essen das Wohlwollen und die Zustimmung anderer (zum Beispiel der Eltern) sichern lässt. In diesem Fall wird Essen mit Liebe, Aufmerksamkeit und Zustimmung assoziiert oder verwechselt. Überessen dient auch häufig dazu, Gefühle von Trauer, Ablehnung, Einsamkeit und Schmerz zu unterdrücken.

Einer bulemischen Essstörung liegen die gleichen Strukturen wie einer Esssucht zugrunde, nur dass der zerstörerische Selbsthass ausgeprägter ist. Durch das Überessen oder die Essensverweigerung können die Betroffenen den Eltern, dem Partner oder dem Leben an sich Widerstand bieten und die eigene Willensstärke und Zerstörungskraft demonstrieren.

Fett kann zu einem unbewusst aufgebauten Panzer zur Vermeidung von menschlicher Nähe und Zuwendung werden. In den überschüssigen Fettpolstern werden nicht nur sehr viele Schlacken und Ama gespeichert, sondern auch negative Emotionen von Selbsthass, Schuld, Depressionen, Einsamkeit, Hilflosigkeit, Ärger, Angst vor anderen, Angst vor sich selbst und Selbstmitleid. Nur wer bereit ist, diese Gefühle loszulassen und zu transformieren, vermag sich von den überschüssigen Fettschichten und Schlackstoffen befreien, die vor dem Schmerz des eigenen Weltbildes schützen sollen.

Demnach sind eine sinnvolle Diät und Gewichtsreduzierung immer von einem psychischen Auflösungsprozess begleitet. Wir müssen wieder lernen, dass Essen ein Vorgang besonderer Freude und Liebe zum eigenen Körper und Leben sein kann.

Ayurveda lehrt, dass jeder Stoffwechsel seine individuellen Eigenarten hat. Manche Menschen nehmen zum Beispiel bei Stress zu (der Stoffwechsel ist überlastet) und andere nehmen bei Stress ab (der Stoffwechsel ist überaktiv). Manche können essen, was sie wollen, ohne zuzunehmen, und andere werden bereits »vom Zuschauen« dick. Wie der Körper auf die Nahrung reagiert, ist abhängig von den Funktionen des Agnis und der Dominanz der Doshas. Eine Kapha-Konstitution wird immer etwas kräftiger sein und mehr zur Fülle neigen als eine Vata- oder Pitta-Konstitution.

Eine gesunde und bleibende Gewichtsreduktion ist nicht durch eine Diät zu erreichen, sondern durch eine ausgewogene und individuell abgestimmte Ernährungsweise. Der Körper sollte nicht mehr als maximal 500 Gramm Fettgewebe pro Woche abbauen, da er sonst das neue Gewicht nicht halten kann. Körperliche Bewegung und die Auseinandersetzung mit den psychischen Ursachen der Gewichtsprobleme sind eine sinnvolle und notwendige Begleitung.

Kommt es während einer Kur zu den so genannten Kur-Krisen, ist es nicht sinnvoll, die Kur abzubrechen. Die Krise zeigt an, dass bereits ein tief greifender Reinigungsprozess auf physischer wie psychischer Ebene im Gange ist, und dieser sollte nicht gestoppt werden. Empfehlenswert ist eine kurze und kontrollierte Rückkehr in alte Ernährungsgewohnheiten, um die Intensität des Reinigungsprozesses etwas zu drosseln und so die baldige Fortsetzung der Kur zu gewährleisten.

Die wichtigsten allgemeinen Ernährungsempfehlungen zum Gewichtsausgleich

- Legen Sie im Geiste ein Idealgewicht fest, und kreieren Sie ein Bild von Ihrem Körper in seiner neuen, harmonischen Form.
- Essen Sie drei regelmäßige Mahlzeiten am Tag und vermeiden Sie Zwischenmahlzeiten.
- Essen Sie täglich frischen Salat und frisches Gemüse, und bevorzugen Sie alle bitteren und scharfen Speisen.
- Trennen Sie innerhalb einer Mahlzeit eiweiß- und kohlenhydrathaltige Nahrungsmittel (Trennkost).
- Nehmen Sie nur ein leichtes Frühstück ein, und trinken Sie viel warmes Wasser oder Kräutertee am Vormittag.
- Vermeiden Sie Zucker, Käse, Fleisch, Wurst und frittierte Speisen, und verwenden Sie regelmäßig Gewürze wie Ingwer, Chili, Kurkuma und Pfeffer.
- Essen Sie nur wenig Salz (max. ⅓ TL am Tag).
- Treiben Sie regelmäßig Sport, aber nicht direkt nach den Mahlzeiten.
- Bevorzugen Sie warme und gekochte Speisen (besonders am Abend), und nehmen Sie Rohkost niemals alleine ein.

- Beginnen Sie Ihre Mahlzeiten immer mit süßen Speisen (Getreide, süße Gemüse) und enden Sie mit den bitteren Speisen (Salat, frische Kräuter). Süße Nachtische und Desserts sollten Sie grundsätzlich meiden.

Empfehlungen für einen aktiven Stoffwechsel

Um wirkungsvoll abzunehmen, bedarf es eines aktiven Stoffwechsels, der mit allen Nährstoffen versorgt ist. Einseitige Diäten und Mangelernährung reduzieren die Verdauungs- und Stoffwechseltätigkeit, worauf der Körper langfristig mit Verschlackung, Wasseransammlungen, Gewichtszunahme sowie innerer und äußerer Trägheit reagiert.

Eine ausgewogene, enzymreiche und agnianregende Kost ist die Voraussetzung für funktionstüchtige Ausscheidungsorgane und gesundes Abnehmen. In jeder Diät sollte ein leber- und nierenunterstützendes Programm integriert sein. Ein notwendiges Begleitprogramm sind Schwitzbehandlungen, Massagen und regelmäßige körperliche Bewegung. Bei aufgeschwemmtem Gewebe und Zellulite bieten die Übungen des Callanetics ein ideales Training und Straffungsprogramm für Haut und Gewebe.

Empfehlungen für einen aktiven Leberstoffwechsel

- Täglich 1 Glas frisch gepressten Karottensaft mit etwas Sellerie, Rote Bete oder Apfel und 2–3 Tropfen Weizenkeimöl einnehmen.
- Täglich mindestens 2 Tassen Ingwerwasser trinken.
- Alle bitteren Gemüse wie Spinat, Mangold, Artischocken, Chicorée und Endivien bevorzugen.
- Täglich eine Portion geraspelte Rohkost oder grünen Salat essen.
- Als Nahrungsmittelergänzungen sind Nachtkerzenöl, Borretschöl, Spirulina, Gersten-

gras, Ginseng und Liv 52 zu empfehlenswert.
- Als Kräuter sind Bockshornklee, Süßholz, Teufelskralle, Mariendistel und La-Pacho-Tee zu empfehlen.
- Als Gewürze sind Ingwer, Pfeffer, Chili, Knoblauch, Kreuzkümmel, Kurkuma und Senfsamen geeignet.

Empfehlung für einen ausscheidungsaktiven Nierenstoffwechsel

- Täglich frisches Quellwasser im halbstündigen Rhythmus trinken.
- Täglich 15 Pinienkerne und 1 EL Kürbiskerne essen.
- Schwarzen und grünen Tee vermeiden.
- Kräutertee aus Brennnessel, Zinnkraut, Löwenzahn, Lindenblüten und Bärentrauben ein- bis zweimal pro Woche trinken.
- Wöchentlich ein Sitzbad mit Spitzwegerich nehmen.

Kräutertees zum Abnehmen

Schlankheitstee 1

30 g Faulbaumrinde
15 g Frauenmantelwurzel
20 g Kamille
10 g Rosmarin
30 g Salbei
30 g Schlehendorn

mischen und 2 TL Kräuter mit ¼ Liter Wasser überbrühen. Zehn bis fünfzehn Minuten ziehen lassen.

Schlankheitstee 2

30 g Blasentang
40 g Faulbaumrinde
10 g Liebstöckel
30 g Schafgarbe

20 g Wacholderbeeren
10 g Weintraubenblätter

mischen und 2 TL Kräuter mit ½ Liter Wasser überbrühen. Sieben bis zehn Minuten ziehen lassen und über den Tag verteilt trinken.

Das effektive Ayurveda-Schönheits- und -Schlankheitsprogramm

Schönheit und Gesundheit sind im Ayurveda keine statischen Idealzustände, sondern dynamische Prozesse. Nur eine liebevolle und schrittweise Umstellung alter Ernährungs- und Lebensgewohnheiten schenken sichtbaren Erfolg. Das folgende Programm ist individuell auf jeden Konstitutionstyp abstimmbar und lässt eine persönliche Zeitgestaltung offen. Beginnen Sie erst mit dem nächsten Schritt, wenn Ihnen die vorherigen zur täglichen Gewohnheit geworden sind und keine Anstrengung mehr verursachen.

Schritt 1

Kreieren Sie ein positives Zukunftsbild von Ihrer Traumfigur.
- Wie viel wiegen Sie jetzt?
- Wie viel möchten Sie wiegen?
- In welchem Zeitraum möchten Sie Ihr Gewicht reduzieren? Auf wie viel Kilogramm?

Beobachten Sie für drei Tage Ihre tägliche Ernährung, und schreiben Sie ganz genau auf, wann Sie was essen.
- Welche Fehler und schlechten Gewohnheiten haben sich in Ihre Ernährung eingeschlichen?
- In welcher Zeit ist es für Sie am schwierigsten, gesund und bewusst zu essen (zum Beispiel während des Arbeitens, abends usw.)?

Ändern Sie drei grundsätzliche Gewohnheiten in Ihrer Ernährungsweise, oder lassen Sie bestimmte (störende) Nahrungsmittel weg:

- Essen Sie nur dreimal am Tag. Als Zwischenmahlzeit sind Obst, Säfte und Rohkost erlaubt. Bei Heißhunger 3–4 Spirulina-Tabletten mit einem Glas Wasser einnehmen.
- Vermeiden Sie Käse und alle Fette, außer Ghee und Olivenöl.
- Essen Sie nur einmal am Tag Brot.
- Beginnen Sie mit einem täglichen Bewegungsprogramm von zirka zwanzig Minuten (zum Beispiel Yoga-Asanas).

Schritt 2

Trinken Sie weiterhin regelmäßig genügend warme Flüssigkeit über den Tag verteilt. Beginnen Sie direkt nach dem Aufstehen mit zwei Gläsern Wasser und bevorzugen Sie für den Tag Ingwerwasser, entschlackende Kräutertees und Quellwasser.

Nehmen Sie Ihr Frühstück nicht vor 9.00 Uhr ein, und essen Sie am Morgen entweder etwas Obst oder gekochten Getreidebrei. Vermeiden Sie Brot, Käse, Fett und Milchprodukte.

Essen Sie ab 19.00 Uhr nichts mehr, und nehmen Sie als Abendessen eine leichte Mahlzeit mit etwas Salat und Suppe zu sich. Auch Gemüse und Kapha-ausgleichende Getreide wie Hirse, Gerste, Buchweizen und Dinkel sind empfehlenswert. Vermeiden Sie alle Eiweiße (Fisch, Fleisch, Käse) und zu viel Fett am Abend.

Schritt 3

Essen Sie in der richtigen Kombination, und trennen Sie bei jeder Mahlzeit Eiweiß und Kohlenhydrate voneinander. Um den Stoffwechsel zu entlasten, sollten folgende Kombinationen eingehalten werden:
- Obst alleine essen.
- Eiweißreiche Nahrungsmittel wie Milchprodukte, Hülsenfrüchte, Nüsse, Fisch, Fleisch und Eier mit Salat, Gemüse und Reis kombinieren.

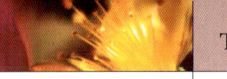

- Kohlenhydratreiche Nahrungsmittel wie Getreide, Teigwaren, Brot und Kartoffeln mit Salat, Gemüse, Fett und Süßmitteln kombinieren.
- Milch nur wenig und allein trinken.

Gönnen Sie sich alle zwei Wochen ein Essen, wie Sie es auch immer wünschen. Vergessen Sie alle Ernährungsregeln! Genießen Sie es allein oder in netter Gesellschaft.

Legen Sie im Wechsel zu der vorherigen Regel alle zwei Wochen einen Reinigungstag ein:
- morgens Obst (Trauben, Äpfel, Aprikosen, Kirschen) essen,
- mittags Salat und Rohkost mit etwas Zitronensaft/Olivenöldressing,
- abends eine Suppe mit Gemüse und Reis.

Trinken Sie täglich zirka 3 Liter warmes Wasser. Kommen Sie einmal am Tag ins Schwitzen (Sport oder Sauna).

Schritt 4

Vermeiden Sie alle glutenhaltigen und milcheiweißhaltigen Nahrungsmittel für die nächsten vier Wochen.

Verstärken Sie Ihr regelmäßiges Gymnastik- und Sportprogramm, und gehen Sie einmal täglich an die frische Luft.

Visualisieren Sie sich immer wieder Ihre innere und äußere Leichtigkeit. Spüren Sie die Kraft und Lust, dem Leben neu zu begegnen.

Schritt 5

Nun ist die Zeit gekommen, einen neuen Ernährungs- und Lebensstil in das eigene Leben zu integrieren. Geben Sie folgenden Empfehlungen auch in Zukunft einen festen Platz in Ihren täglichen Gewohnheiten:
- Ein leichtes Frühstück einnehmen,
- regelmäßige Mahlzeiten mit viel Gemüse und Salat zu sich nehmen,

- einen Reinigungstag jeden Monat mit 3 Liter Flüssigkeit und leichter Nahrung wie Salat, Früchte, gekochtes Gemüse und Reis-Dal-Suppe einlegen.
- Ein regelmäßiges Bewegungs- und Ausgleichsprogramm mit Yoga, Gymnastik, Schwimmen oder Ähnlichem pflegen.
- Befolgen Sie die für Sie wichtigen Empfehlungen für einen aktiven Stoffwechsel.

Spannkraft und Lebensfreude mit Bewegung

Bewegung ist das Vata-Prinzip im Körper; ihm werden Leichtigkeit, Feinheit und Gewichtsabbau zugeordnet. Mit einem ausgewogenen Bewegungsprogramm aus Yoga, sanftem Sport oder Laufen harmonisieren wir den Energiefluss im Körper, leiten psychischen Stress aus (der sonst zu unkontrolliertem Essen führt) und stimulieren Stoffwechsel und Hormone in ihrem aktiven Ausgleich. Es gibt kein langfristiges Gesundheits- oder Schlankheitsprogramm ohne ein integriertes Bewegungsprogramm. Fettzellen werden verbrannt, Muskelzellen bauen sich auf, der ganze Körper gewinnt Spannkraft, Dynamik und Bewusstheit.

Je stärker unsere sitzende Lebensweise ausgeprägt ist, umso schwieriger wird es sein, das Gewicht zu verändern. Da allerdings eine vermehrte Körpermasse immer mit zu viel Kapha verbunden ist, fällt es den Betroffenen meist schwer, den eigenen körperlichen Aktivitätsradius zu erhöhen. Zu stark überwiegt noch das Gefühl von Schwere und Phlegma, um sich zu einem regelmäßigen Sportprogramm durchzuringen.

Zur Kapha-Reduktion ist es wichtig, einen ruhigen und beschaulichen Bewegungsstil zu fördern. Schnelles Laufen in der schönen Natur, Wildkräuterwanderungen, Schwimmen und Radfahren – das sind Sportarten, die dem bequemen Kapha-Element entgegenkommen und einen guten Einstieg in eine körperlich aktive Lebensweise bieten. Hat sich zu viel Kapha angesammelt, sollten Sie stets darauf achten, alle neuen Gewohnheiten nur langsam in den Alltag zu integrieren. So werden diese sich stetig aufbauen und einen festen Platz im Leben erhalten. Oft genügt es, wenn Sie Ihr Bewegungsprogramm erst einmal etwa eine halbe Stunde in der Woche praktizieren, dann auf zweimal pro Woche steigern und kontinuierlich erweitern. Gewöhnen Sie sich an, kurze Wege zu Fuß zu gehen oder mit dem Rad zu fahren. Ignorieren Sie nach einem langen Bürotag ruhig den Aufzug, und benutzen Sie das Treppenhaus. Die beste Zeit für Ihr Bewegungsprogramm ist der späte Nachmittag und frühe Abend zwischen 17.00 und 19.00 Uhr oder die Morgenstunden.

Yoga-Schönheitszyklus für eine gute Form und aufrechte Haltung

Diese Übungsreihe beinhaltet zehn einfache Yoga-Stellungen, die Ihren Körper geschmeidig machen, innerlich aufrichten und vitalisieren. Sie gewinnen mit jedem Üben an Lebensdynamik und neuer Spannkraft. Achten Sie bei allen Standübungen stets auf Ihre Fußstellung, denn mit einer richtigen Fußarbeit stellen Sie einen guten Kontakt zur Erde her.

Und sind Sie richtig geerdet, können Sie Balast loslassen.

Ihre Füße sollten immer möglichst parallel zueinander stehen und das Gewicht Ihres Körpers gleichmäßig verteilt tragen. Belasten Sie in allen Standübungen Fußballen, Innen- und Außenkanten, Fersen und Zehen gleichmäßig, und stehen Sie fest mit beiden Füßen auf der Erde.

Die aufrechte Haltung Ihres Beckens spielt ebenfalls für die effektive Wirkung der Übungen eine große Rolle. Stellen Sie sich Ihr Becken als eine mit Wasser gefüllte Schale vor. Wenn Sie diese Schale in irgendeine Richtung kippen, fließt das Wasser heraus. Befindet sich das Becken im Schiefstand, Hohlkreuz oder Flachrücken, kann sich der Oberkörper nicht frei aufrichten. Sie stehen in diesem Fall mit hängenden Schultern und gewölbten Bauch, was sich für die äußere Erscheinung nicht gerade günstig auswirkt.

Während des Übens sollten Sie ganz besonders auf den Fluss Ihres Atems und Ihre Gedanken achten. Ihre bewusste Achtsamkeit auf die feinen Energien machen die Yogaübungen zu Gesten der Seele, die Ihre weibliche Schönheit von innen heraus stärken und erneuern werden.

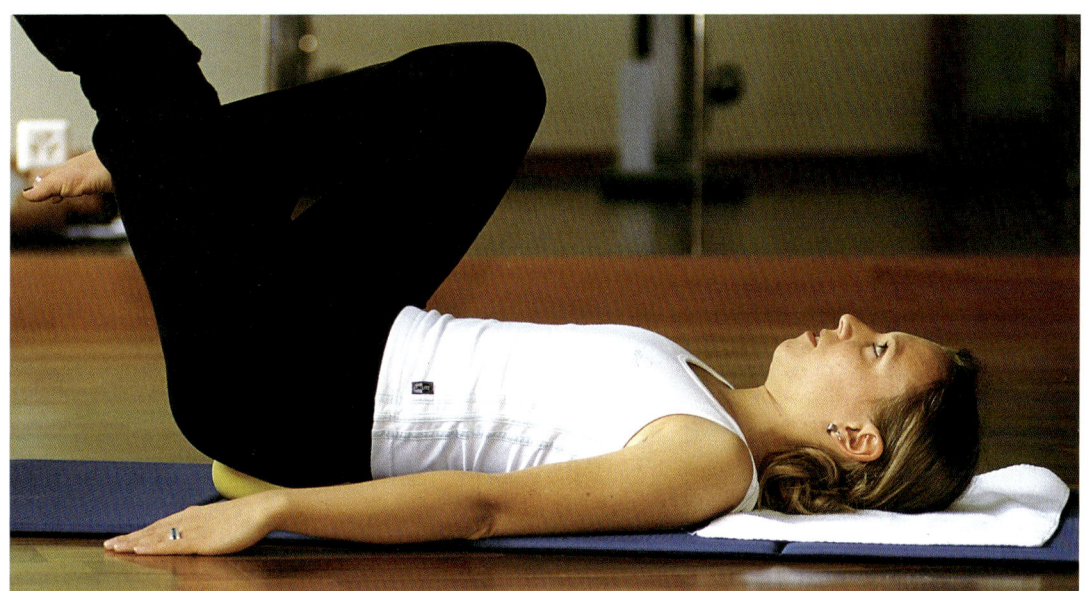

Ganzheitlicher Schönheitszyklus

1. Makarasana, Krokodilübung im Sitzen
2. Majerasana, die Katze
3. Purna Bhujasana, Armekreisen
4. Kaphoni Januasana, Ellenbogen-Knie-Stellung
5. Vrikshasana, Baum

6. Vaksa Stalasana, Schulterübung in der Waagerechten
7. Pavanmuktasana, windbefreiende Stellung
8. Sethubandasana, indische Brücke
9. Makarasana, Krokodilübung im Liegen
10. Savasana, Entspannung

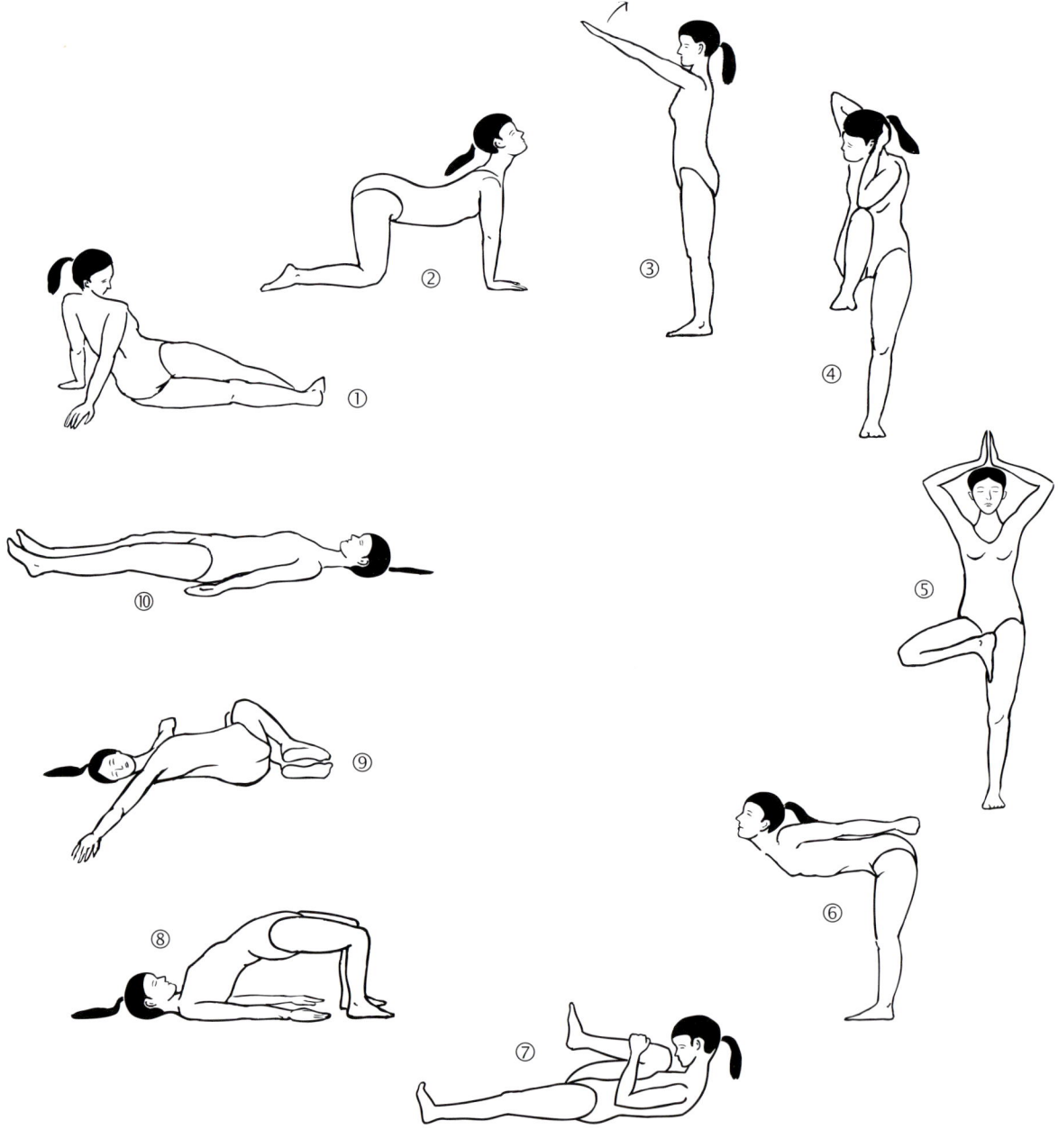

Anleitung zu den einzelnen Asanas

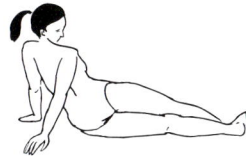

1. Makarasana, Krokodilübung im Sitzen

Diese Übung macht Sie geschmeidig und weich und formt sanft Ihre Oberschenkel, Po und Taille. Die genaue Beschreibung der Übung finden Sie im Kapitel »Menstruation und Menstruationsbeschwerden«, S. 91.

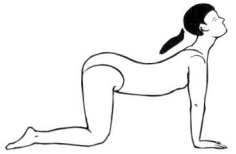

2. Majerasana, die Katze

Diese Asana öffnet die unteren Energiezentren und bringt die weibliche Energie aus dem Becken heraus zum Fließen. In Kapitel »In der Schwangerschaft mit der Schöpfung verschmelzen«, S. 102, erfahren Sie, wie es geht.

Unterstützen Sie die seelische Wirkung der Übung, indem Sie beim Einatmen denken: »Ich bin die Quelle aller Schönheit.« und beim Ausatmen: »Ich bin einmalig und begehrenswert.«

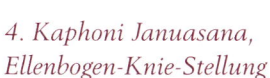

3. Purna Bhujasana, Armekreisen

Diese Übung schenkt Ihnen Kraft und Dynamik, befreit den Schultergürtel von Spannungen und öffnet Ihren freien Atemfluss. Stehen Sie aufrecht und gerade. Achten Sie darauf, dass die Füße hüftbreit auseinander und parallel zueinander stehen. Ihr Gewicht ist gleichmäßig auf den Füßen (Zehe, Ballen und Fersen) verteilt.

Einatmend die Arme gestreckt vor dem Körper nach oben führen, bis die Fingerspitzen zur Decke zeigen. Ausatmend die Arme in einem großen Bogen seitlich nach unten nehmen.

Wiederholen Sie die Übung, und lassen Sie dabei Ihre Atmung und Bewegung harmonisch miteinander verschmelzen. Denken Sie beim Einatmen: »Ich lasse die Strahlen der Sonne in mich hineinströmen.« Denken Sie beim Ausatmen: »Die wärmende Kraft des Lichts erneuert mich aus jeder Pore heraus.«

Führen Sie die Bewegung auch anders herum aus: Beim Einatmen die Arme an den Seiten des Körpers nach oben führen, und beim Ausatmen an der Körpervorderseite nach unten führen. Wiederholen Sie die inneren Leitsätze.

4. Kaphoni Januasana, Ellenbogen-Knie-Stellung

Diese Übung stärkt Ihre innere Zentrierung und macht die Bewegungen weich und anmutig. Eine beschwingte Leichtigkeit fließt durch die Hüfte, das Becken und den Schulterbereich. Stellen Sie sich aufrecht und gerade hin – die Füße etwas mehr als hüftbreit auseinander –, und verschränken Sie die Hände hinter dem Kopf. Beim Ausatmen die Knie und Ellenbogen kreuzweise zusammenbringen. Je weiter Sie das Knie nach oben heben, umso mehr öffnen Sie Ihre Hüfte. Einatmen, in die Ausgangsposition zurückkommen und beim Ausatmen wieder wechseln. Heben Sie während dieser Übung Ihre Füße ganz bewusst vom Boden ab, und atmen Sie ruhig und langsam ein und aus. Denken Sie beim Einatmen: »Ich entdecke das Zentrum meiner inneren Stabilität.« Denken Sie beim Ausatmen: »Meine Energie fließt weich und in Harmonie durch mich hindurch.«

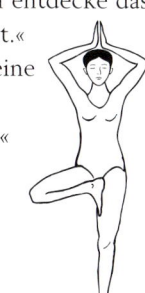

5. Vrikshasana, Baum

Diese Übung fördert Ihre Konzentrationsfähigkeit und innere Ruhe. Wie ein Baum in seiner vollen Blüte sind Sie kraftvoll, lieblich und voller Lebensenergie. Stehen Sie aufrecht und gerade. Die Füße parallel zueinander ausrichten, das Gesäß leicht anspannen, Schultern etwas nach hinten bringen. Tief und entspannt ein- und ausatmen.

Das Gewicht auf den linken Fuß verlagern, den rechten Fuß heben und gegen die Innenseite des linken Oberschenkels stellen, sodass die Ferse die Leistengegend berührt. Das linke Bein stabil halten und das Gewicht auf dem ganzen linken Fuß verteilen. Die Hände gefaltet vor die Brust nehmen, die Augen auf einen Punkt an der Wand konzentrieren, dann die Hände nach oben führen und auf den Scheitelpunkt des Kopfes setzen. Versuchen Sie die Stellung zu halten; atmen Sie gleichmäßig und entspannen Sie sich innerlich. Sagen Sie sich beim Einatmen: »Ich bin im Zentrum meiner weiblichen Kraft.« Denken Sie beim Ausatmen: »Ich bin sicher und lasse geschehen.«

Lösen Sie die Stellung, indem Sie zuerst die Arme beim Einatmen nach oben strecken, beim Ausatmen seitlich nach unten nehmen. Den rechten Fuß auf den Boden zurückstellen, tief atmen und kurz entspannen.

Nun die Übung auf dem rechten Bein ausführen.

6. Vaksa Stalasana, Schulterübung in der Waagerechten

Diese Übung öffnet Ihren Brustkorb, entspannt die ganze Schulterpartie und löst den Nacken. Stellen Sie sich aufrecht und gerade hin, die Füße hüftbreit auseinander und parallel zu einander stellen. Gewicht auf die Füße verteilen, Beine und Gesäß leicht anspannen, Finger auf dem Rücken ineinander verschränken, die Arme entspannen, tief ein- und ausatmen.

Ausatmend den gestreckten Oberkörper senken und waagerecht zum Boden halten. Einatmend den Kopf heben, zur Decke

schauen, die Schulterblätter mit den Rückenmuskeln zusammenziehen und die Arme nach hinten schieben, sodass die Schultern sich von den Ohren entfernen. Denken Sie beim Einatmen: »Ich öffne meinen Brustkorb.« Ausatmend die Schultern und den Kopf nach unten entspannen. Denken Sie beim Ausatmen: »Ich lasse meine Herzensenergie fließen.« Beim Einatmen wieder Kopf heben, Schulterblätter zusammenziehen und Arme nach hinten schieben. Ausatmen und loslassen. Im eigenen Rhythmus die Übung körperlich und gedanklich wiederholen.

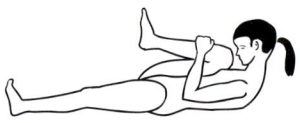

7. Pavanmuktasana, winbefreiende Stellung

Diese Übung macht Ihre Leisten weich und mobilisiert Ihre weibliche Erfolgsenergie. In dieser aufsteigenden Kraft können Sie mit Liebe und Klarheit alles ereichen, was Sie sich wünschen. Die Beschreibung der Übung finden Sie im Kapitel »Menstruation und Menstruationsbeschwerden«, S. 92.

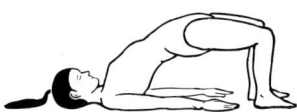

8. Sethubandasana, indische Brücke

Diese »indische Brücke« beinhaltet ein intensives Beckenbodentraining, welches Ihre Unterleibsorgane stärkt, die Bauchdecke strafft und die sinnliche Wahrnehmung erhöht. Im Kapitel »In der Schwangerschaft mit der Schöpfung verschmelzen«, S. 102, finden Sie die ausführliche Übungsanleitung.

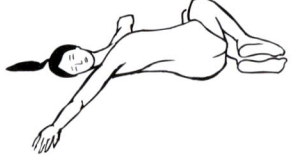

9. Makarasana, Krokodilübung im Liegen

Diese Übung schenkt Ihnen Spannkraft und Vitalität aus der Stille heraus und harmonisiert den gesamten Energiefluss im Körper. Die Beschreibung der Krokodilübung finden Sie im Kapitel »Menstruation und Menstruationsbeschwerden«, S. 91.

Denken Sie beim Einatmen: »Gottes Liebe fließt durch mich ...« und beim Ausatmen »... und strahlt von mir zu anderen aus.«

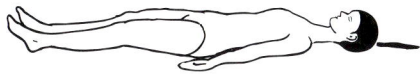

10. Savasana, Entspannung

Legen Sie sich ganz ruhig und entspannt auf den Boden. Vielleicht möchten Sie sich zudecken oder schöne, entspannende Musik hören. (Für diese Entspannungsübung eignet sich hervorragend das Lied von Joe Cocker »You are so beautyful«.) Achten Sie darauf, dass Ihr Körper gerade und symmetrisch liegt. Spannen Sie mit dem Einatmen noch einmal alle Muskeln kurz an, und lassen Sie beim Ausatmen alles los. Spüren Sie die Ruhe, die mit jedem Atemzug durch Sie fließt. Ihr Körper fühlt sich angenehm warm und schwer an. Ihre Augen sind ganz sanft geschlossen.

Stellen Sie sich vor, Sie liegen am Strand am Meer. Die Sonne scheint auf Sie herab. Sie spüren die warmen Strahlen auf Ihrer Haut und im ganzen Körper.

Ihre Aufmerksamkeit ist nun auf die Füße gerichtet.

- Die sanften Wellen des Meeres beginnen Ihre Füße zu umspülen. Sie sagen sich: »Meine Füße sind wunderschön.«
- Die Wellen umspülen sanft Ihre Waden. Sie sagen sich: »Meine Waden sind wunderschön.«
- Die Wellen umspülen sanft Ihre Knie. Sie sagen sich: »Meine Knie sind wunderschön.«
- Die Wellen umspülen sanft Ihre Oberschenkel. Sie sagen sich: »Meine Oberschenkel sind wunderschön.«
- Die Wellen umspülen sanft Ihren Po. Sie sagen sich: »Mein Po ist wunderschön.«
- Die Wellen umspülen sanft Ihren Bauch. Sie sagen sich: »Mein Bauch ist wunderschön.«

- Die Wellen umspülen sanft Ihre Hände. Sie sagen sich: »Meine Hände sind wunderschön.«
- Fahren Sie in derselben Weise fort mit Ihren Armen, Ihren Brüsten, Ihrem Rücken, Ihrem Hals, Ihrem Gesicht und Ihren Haaren.
- Zum Schluss sagen Sie sich: »Ich liebe meinen Körper von Kopf bis Fuß, so wie er ist. Ich fühle mich leicht und frei und genieße meine Schönheit.«

Atmen Sie entspannt weiter, und beobachten Sie, wie Sie sich fühlen. Genießen Sie noch einmal Ihre strahlende Schönheit und das tiefe Gefühl der Liebe zum eigenen Körper.

Atmen Sie tief ein und aus. Kehren Sie langsam wieder mit der Aufmerksamkeit zurück in den Raum. Recken und strecken Sie Ihren Körper, öffnen Sie die Augen und kommen Sie langsam wieder zum Sitzen.

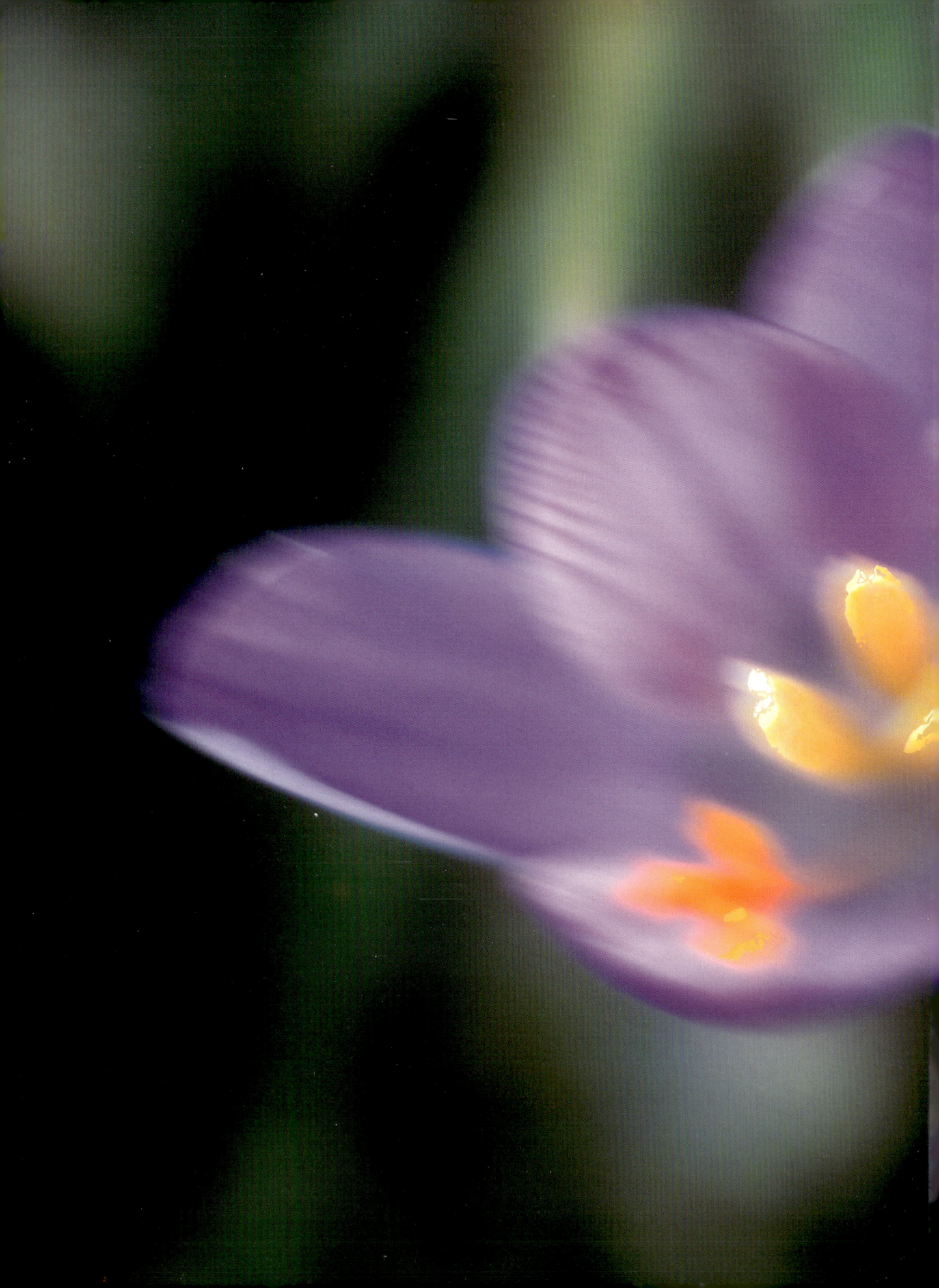